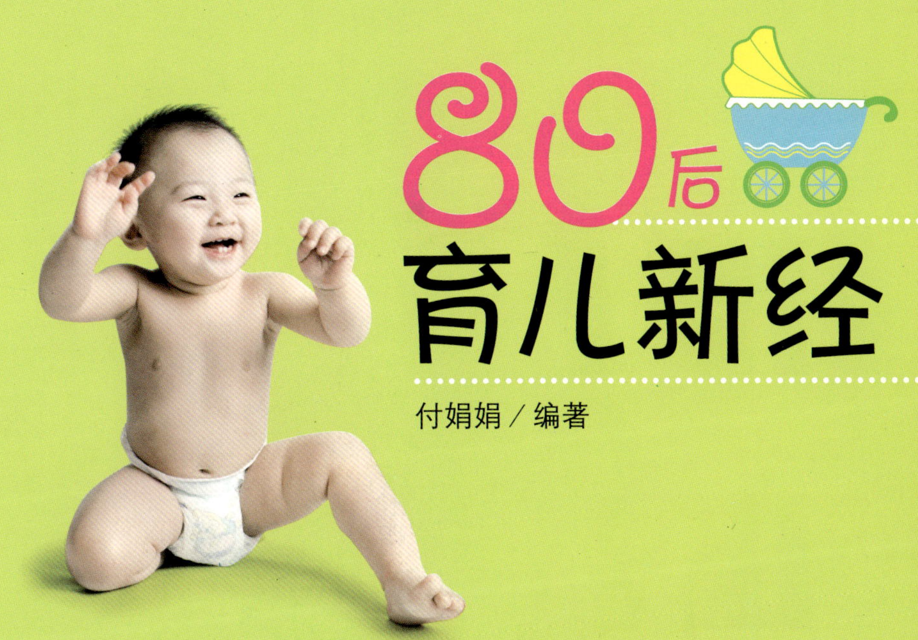

80后育儿新经

付娟娟 / 编著

中国人口出版社

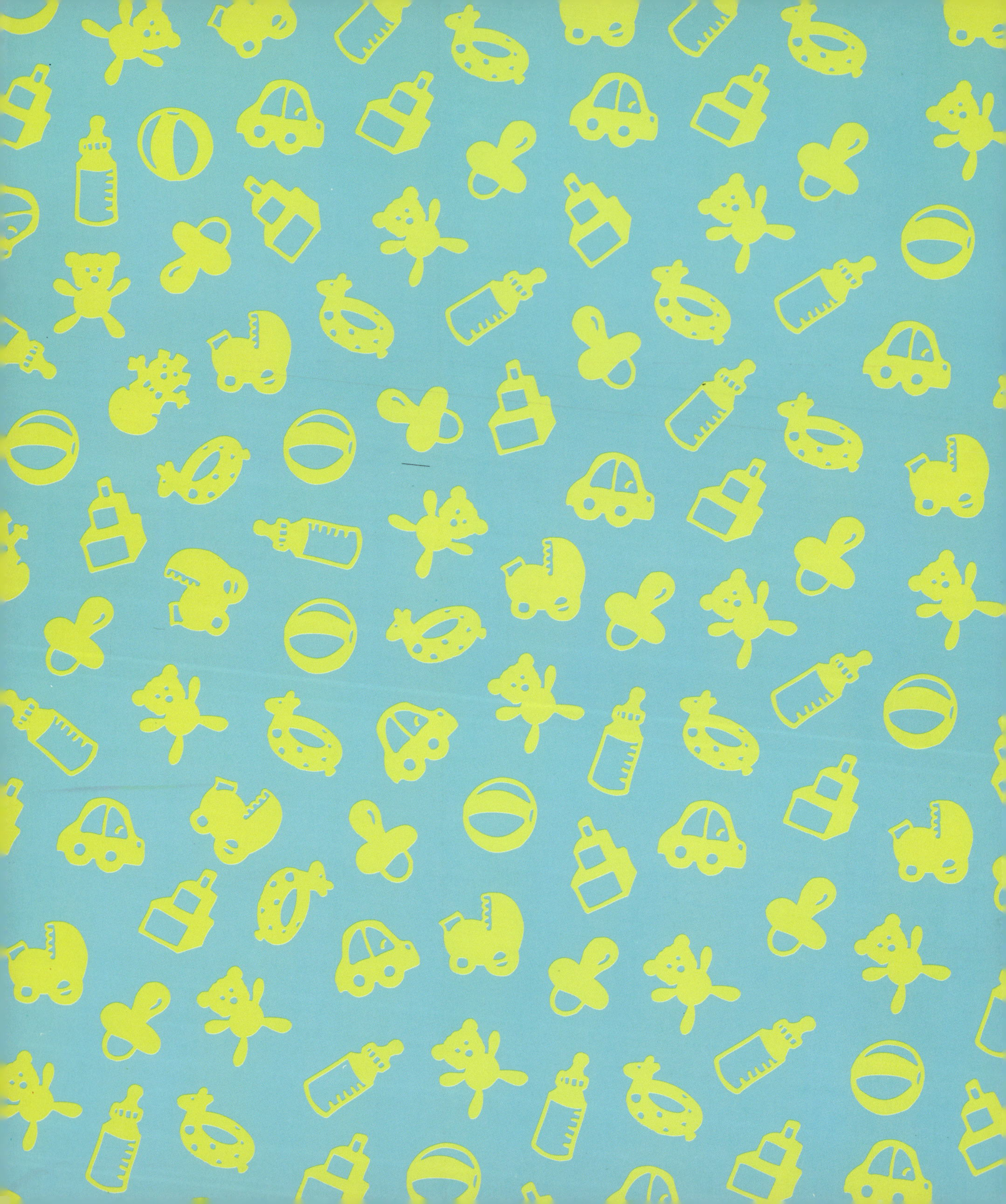

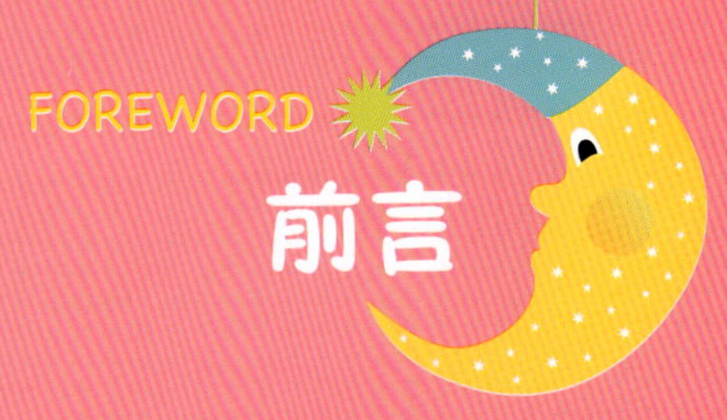

80后是社会对出生于改革开放之后的一代年轻人的称呼，他们出生于80年代，今天，80后已长大成人，到达了他们的事业期和生育期。

80后与自己的父辈及其他长辈们比较，是一个独具特色的群体，他们出生和成长在一个经济日益发达、国力日益强盛、卫生水平日益提升的黄金时代，受教育程度较高、视野广阔、思想前卫，他们的婚姻观、生育观与父辈们有一定差别，对孩子的期望值也更高，对科学的孕产育儿知识有更高的要求，也会遇到一些父辈们不曾出现的新问题。

本系列图书的目的是，结合80后年轻人的实际特点和需求，帮助80后年轻父母了解孕产育儿科普知识，解决孕产育儿过程中的疑难问题，获得一些有用的经验，掌握孕育一个健康聪明宝宝的实用方法。

这本书针对80后年轻父母的特点编写，帮助年轻父母了解宝宝，了解养育、护理宝宝的全程知识，解决宝宝吃、喝、拉、撒的种种问题，帮助年轻父母给宝宝成长进行科学测评，提供提升宝宝能力的好玩游戏和有效方法，对婆媳育儿矛盾给出科学解释和参考意见，为80后时尚妈咪提供更多精彩的好经验。希望本书能给80后年轻父母保驾护航，培育一个优秀而聪慧的宝宝！

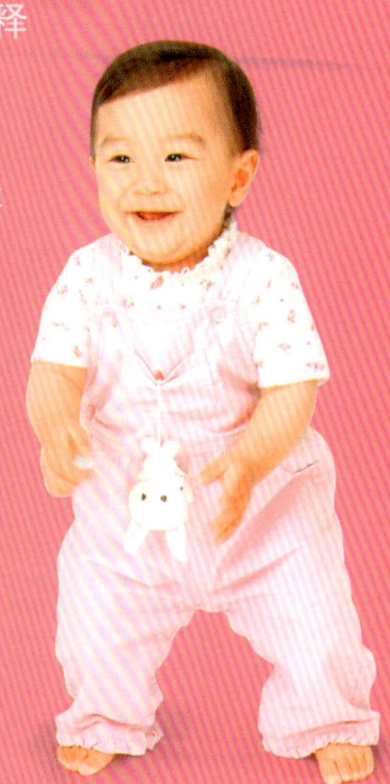

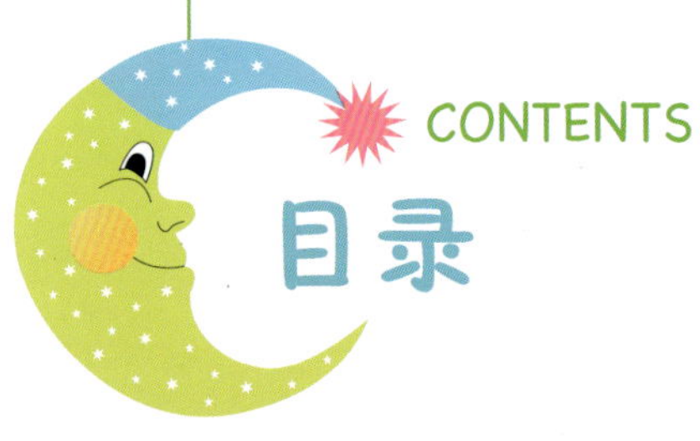

CONTENTS

目录

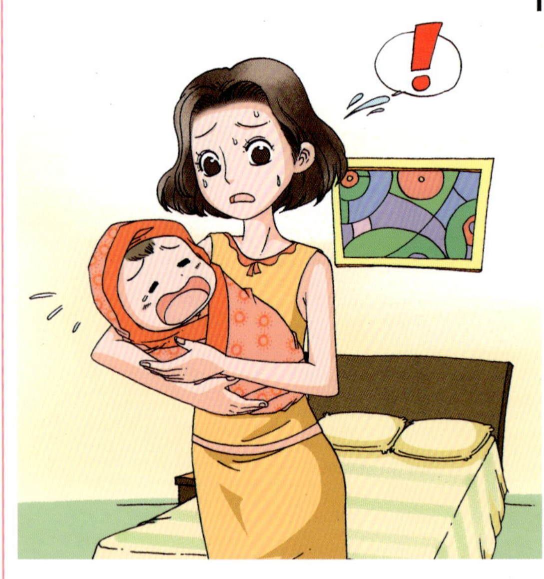

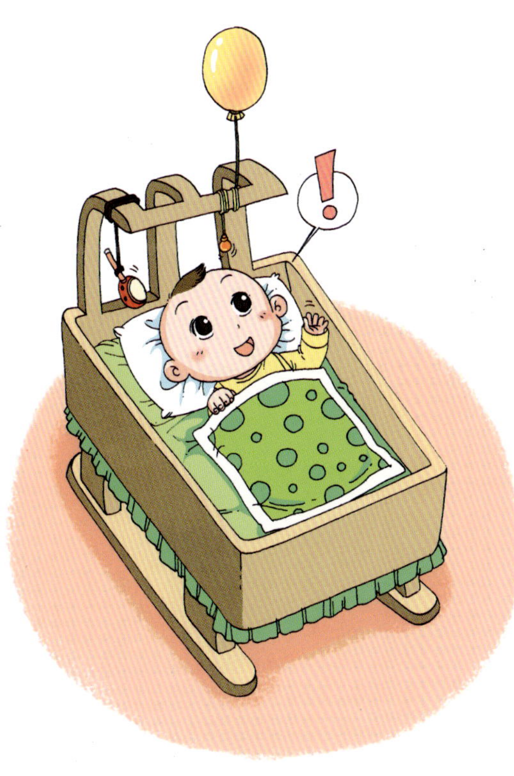

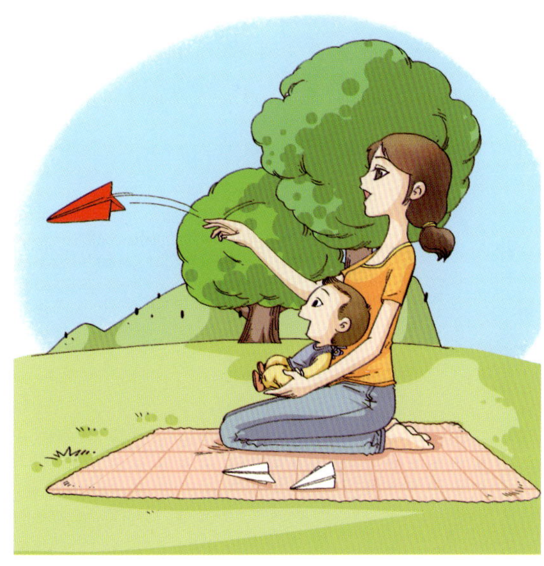

121··· 第五章 / 养育 4~5 个月宝宝

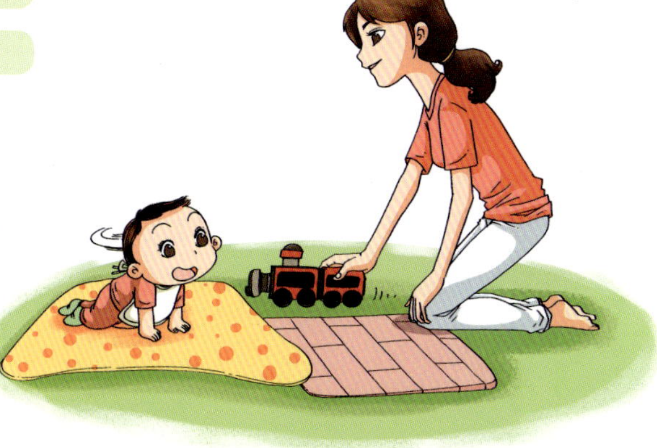

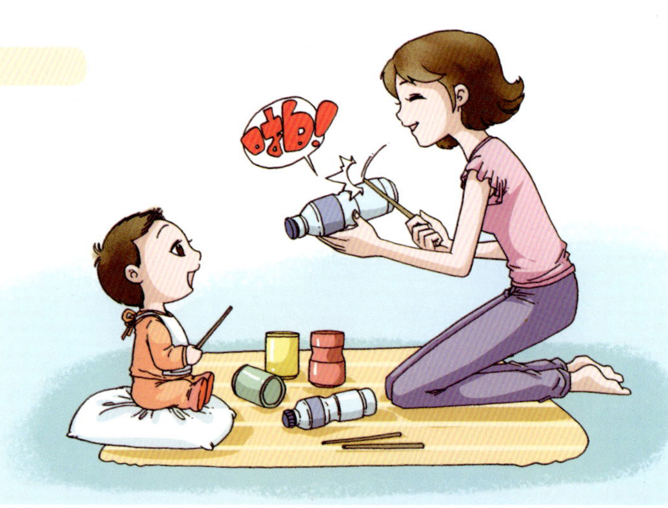

啪！

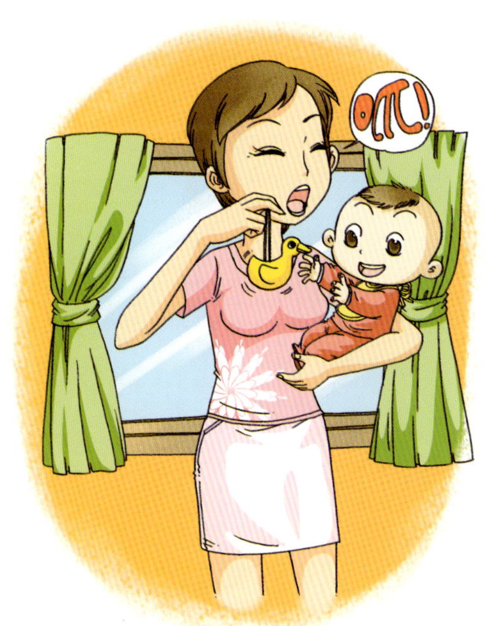

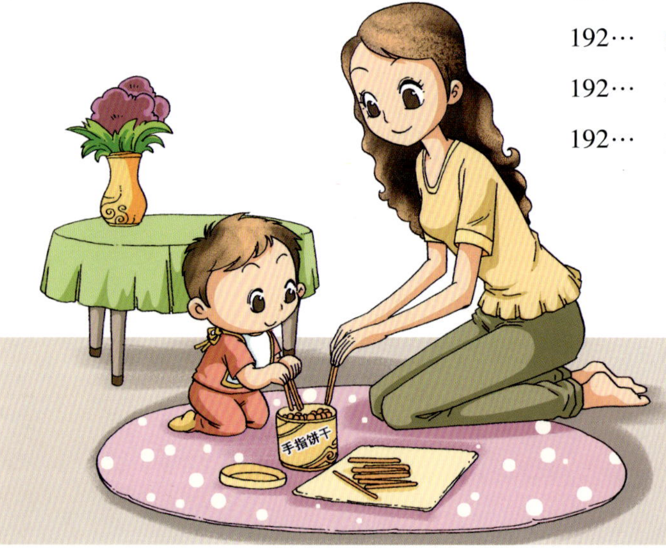
手指饼干

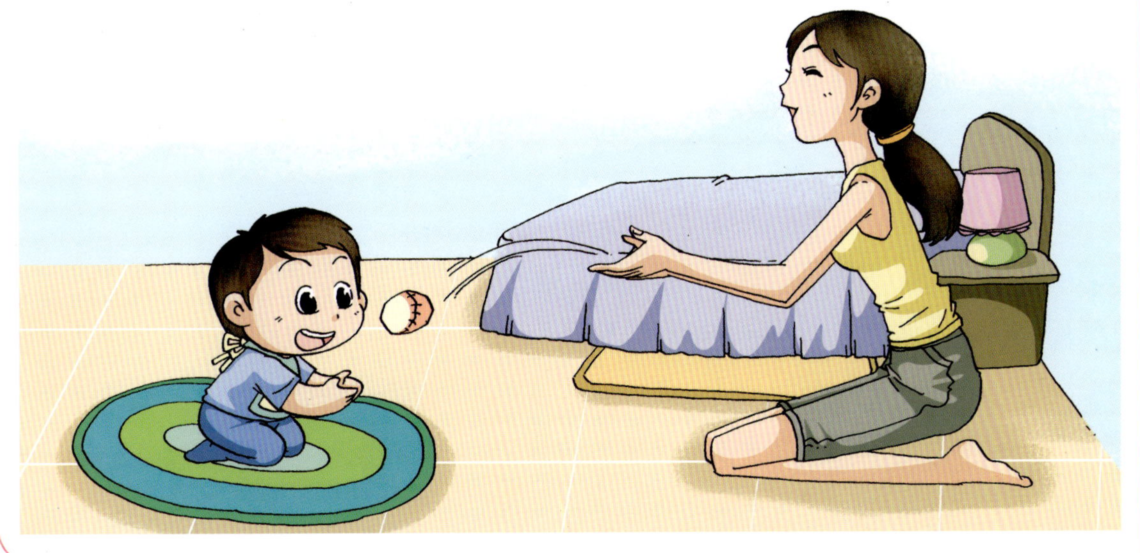

212… 第十章 / 养育9~10个月宝宝

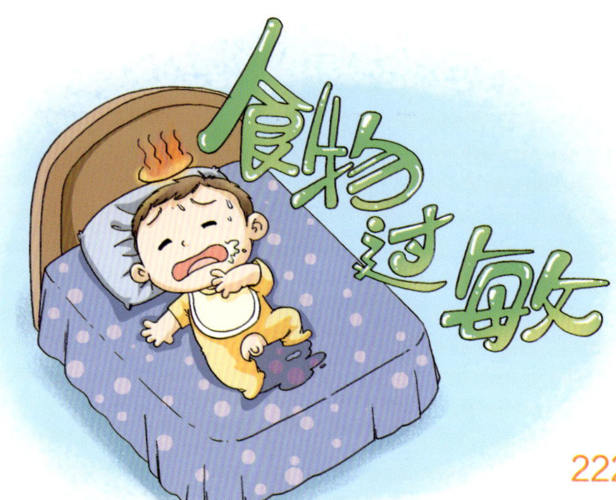

248··· 第十二章 / 养育 11~12 个月宝宝

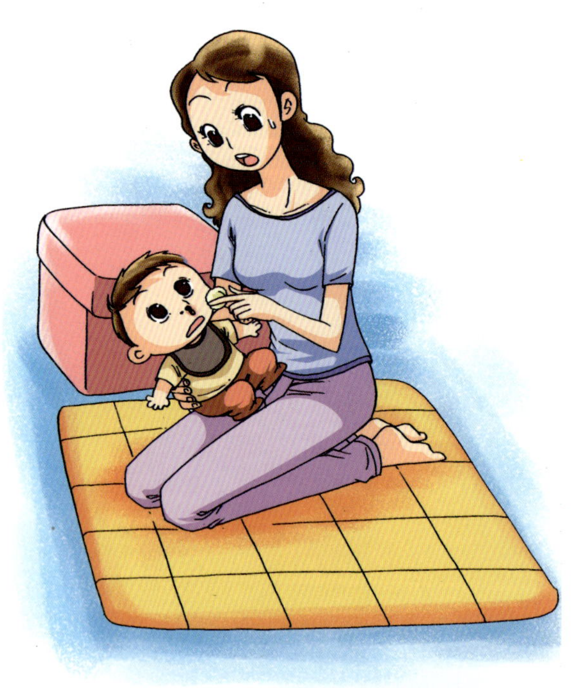

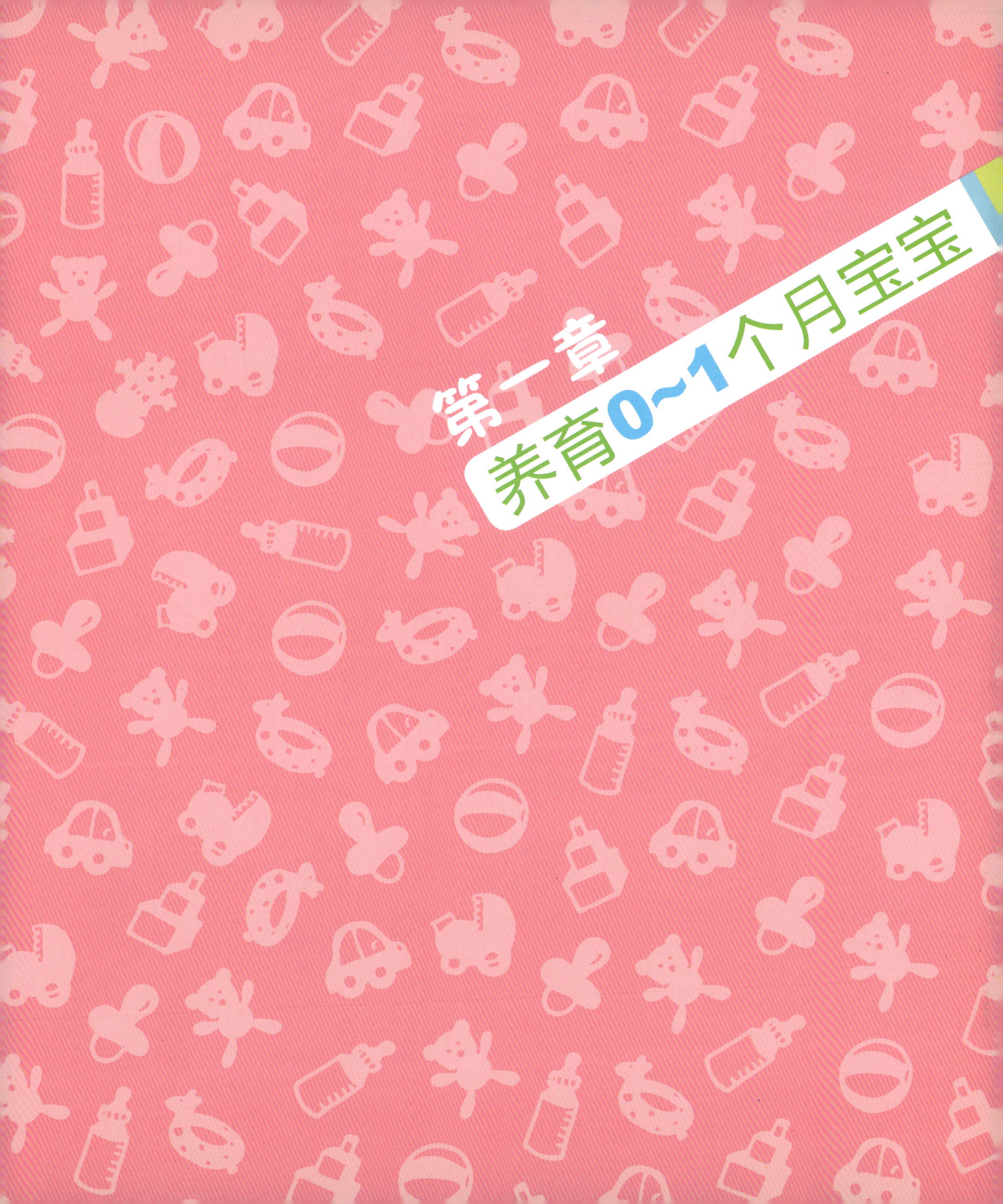

第一章 养育0~1个月宝宝

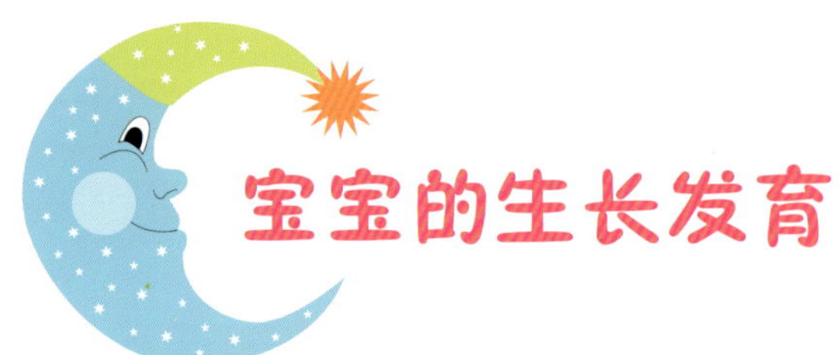

宝宝的生长发育

第1周

性别	体重（kg）	身高(cm)	坐高(cm)	头围(cm)	胸围(cm)
男宝宝	2.9~3.8	48.2~52.8	33.00	32.00	32.08
女宝宝	2.7~3.6	47.7~52.0	32.00	33.05	32.07

新生宝宝的身高一般都高于47厘米，坐高则在33厘米左右。

新生儿的体重一般在2500~4000克之间，如果不足2500克，属于未成熟儿；若大于4000克则为超重，是巨大儿。未成熟儿与巨大儿均需要给予特别的关照与护理。

宝宝出生2~4天时，有时会发生体重下降的现象，这是因为宝宝排出胎便损失水分、而奶水吸收相对较少造成的，在7天以后，体重就会恢复到出生时的分量。

新生儿的条件反射

在生命的第一周，婴儿的身体活动主要是反射，这些反射是与生俱来的：

● **摩罗反射：**当婴儿的头部突然移动，或向后跌倒，或因某种原因吃惊时，他的反应是手脚张开，颈部伸直，然后快速将手臂抱在一起，开始大哭。

● **踏步反射：**用手臂托着他，让他的足底接触一个平面，他会将一只脚放在另一只前面，好像在走步。

● **觅食反射：**在你轻轻叩击他的腮或口唇时，他会将头转向你的手，这有助于授乳时寻找乳头。

● **强直性颈反射：**头转向一侧时，这一侧手臂伸直，另一侧弯曲。

● **掌握反射：**叩击婴儿手掌时，他会立即握住你的手指。

● **足握反射：**叩击他的足底时，他的足底屈曲，脚趾收紧。

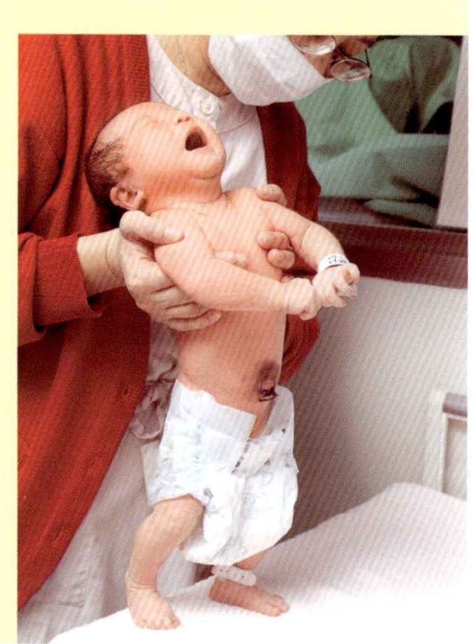

第2~4周

性别	体重 (kg)	身高 (cm)	坐高 (cm)	头围 (cm)	胸围 (cm)
男宝宝	3.6~5.0	52.1~57.0	37.94	38.43	37.88
女宝宝	3.4~4.5	51.2~55.8	37.35	37.56	37.00

经过1周的调整，宝宝快速适应了这个新鲜的世界，他的体重停止下降，恢复到出生时的分量。之后，体重与身高，都会有爆发性的增长。

体重每天都会增加20~30克，每周增加约200~250克，身高每天都有1~2毫米的进展，这种状况会一直持续到出生后第6周。

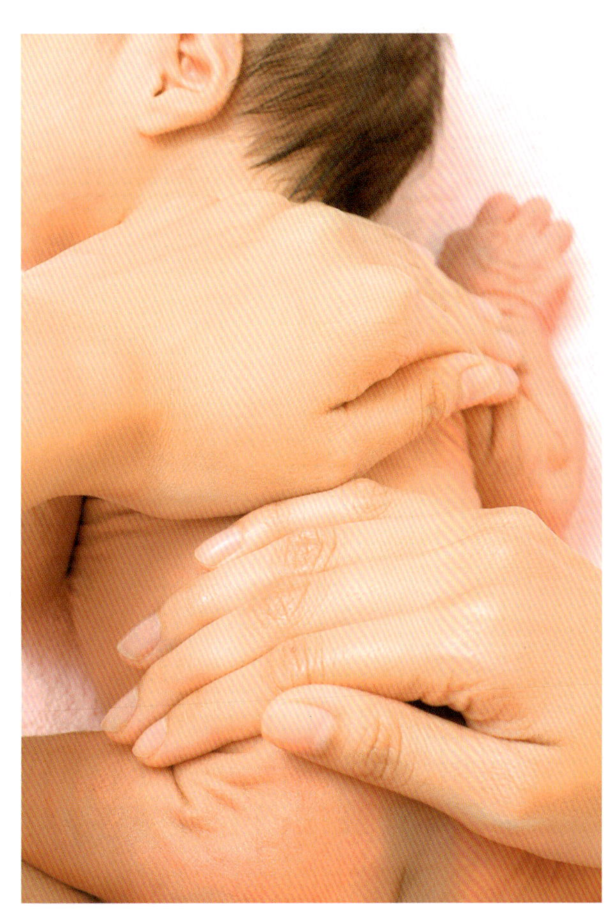

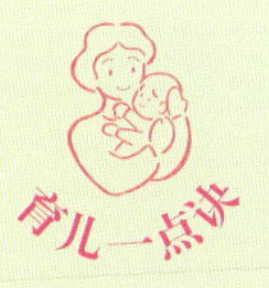

每个宝宝之间都有差异，我们提供的只是一个平均值，如果宝宝的发育与这个标准有差异，这是正常的。但如果相差得太远，就需要向医生咨询，也可以拨打本书封底的专家热线，我们的专家会给你细致地解答。

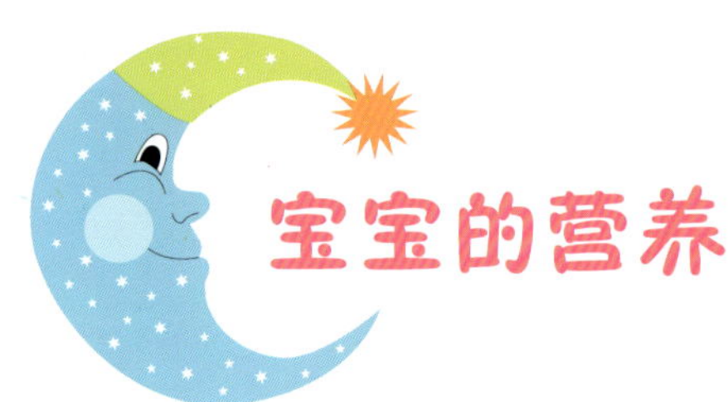

宝宝的营养

新生儿一日饮食安排

母乳喂养的新生儿

刚出生的宝宝一般采取"按需哺乳"的方式进行喂养，只要宝宝饿了或妈妈感到乳房发胀，就可以给宝宝喂奶。

出生后的第一周，大约每隔2个小时就要喂一次奶，每天需要喂10~12次。

一周后，喂奶的次数可以比刚出生时适当减少，每天大约需要喂8~10次。

人工喂养的新生儿

人工喂养的宝宝每天所需的奶量可以按宝宝的体重进行计算，一般以每天每千克体重供给热量50~120千卡为准，以一个体重为3000克的宝宝为例：

宝宝每日需要150~360千卡热量；

每100毫升鲜牛奶中所含的热量是75千卡左右；

一个体重为3000克的宝宝每天需要喝200~450毫升的鲜牛奶。

完全喂牛奶或配方奶的宝宝除了喝奶，每天还应该加喂100~150毫升的白开水。

从宝宝出生的第3周开始，妈妈最好根据情况为宝宝添加鱼肝油，以补充维生素A和维生素D。

● 人工喂养的新生儿一日饮食安排推荐

主要食物	配方奶	
辅助食物	温开水、鱼肝油（维生素A、维生素D比例为3:1）	
餐次	每3小时喂1次，或按宝宝需求喂哺	
哺喂时间	上午	6时、9时、12时各喂一次
	下午	3时、6时、9时各喂一次
	晚上	0时、3时各喂一次
水	上午7时、10时，下午4时各喂一次水，或在宝宝吃奶的一至一个半小时之间喂水	
鱼肝油	每天1~3次，喂奶前半个小时加1滴。一天不超过5滴	

产后半小时内给宝宝喂奶

宝宝出生后30分钟内，妈妈就要立即给宝宝喂奶。一般宝宝出生10~15分钟后就会自发地吸吮乳头。宝宝会凭借先天的本能找到乳头并开始吸吮，这时宝宝吸吮的就是妈妈的初乳，几天后，初乳会渐渐变稀，最后成为普通的乳汁。

我们提倡妈妈尽早给宝宝开奶（开始给宝宝喂奶），让宝宝早点吮吸妈妈的乳头，因为宝宝强有力的吸吮是对乳房最好的刺激，喂奶越早、越勤，妈妈乳汁分泌得就越多，为以后的哺乳打好基础。

一般产后半小时内就可开奶，最晚也不要超过6小时，虽然此时乳汁较少，但仍然含有大量珍贵的营养物质，对宝宝的健康很有益。

尽可能让宝宝吃上初乳

开奶后宝宝吃上的就是初乳，初乳是新妈妈生产后5天内分泌的乳汁，初乳颜色淡黄，是宝宝出生后最佳的营养品。

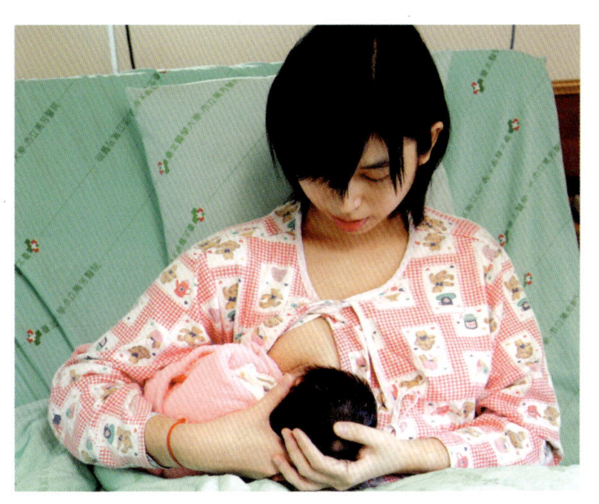

之所以这么重视初乳，是因为初乳中含有丰富的免疫球蛋白、乳铁蛋白、溶菌酶和其他免疫活性物质，有助于胎便的排出，防止新生儿发生严重的下痢，并且可以增强新生儿抗感染能力。此外，初乳中所含的脂肪、碳水化合物、无机盐与微量元素等营养素最适合宝宝早期的需要，不仅容易消化吸收，而且不增加肾脏的负荷。

很多妈妈嫌初乳“脏”，不肯给宝宝吃而将初乳挤掉，殊不知，你这么一任性，却将宝宝出生后的最佳营养品糟蹋了。

我们建议妈妈，一定要尽可能地让宝宝吃上妈妈的初乳。

母乳喂养的正确姿势

母乳喂养时采用正确的姿势是非常重要的，否则，不但宝宝不能顺利地吸到妈妈的奶水，妈妈也会被累得腰酸背痛，甚至造成乳头受伤。

● **如果宝宝是足月的顺产宝宝，妈妈可以采取“摇篮式喂哺法”：** 坐卧在床上或椅子上，让宝宝的头靠在搂抱一侧的肘窝内，手指搂住宝宝的腰臀或大腿上部，使宝宝的身体夹在妈妈臂下（大约和腰部相平），宝宝的肚子紧靠妈妈的腹部，就可以使宝宝轻松地吸到妈妈的奶水了。

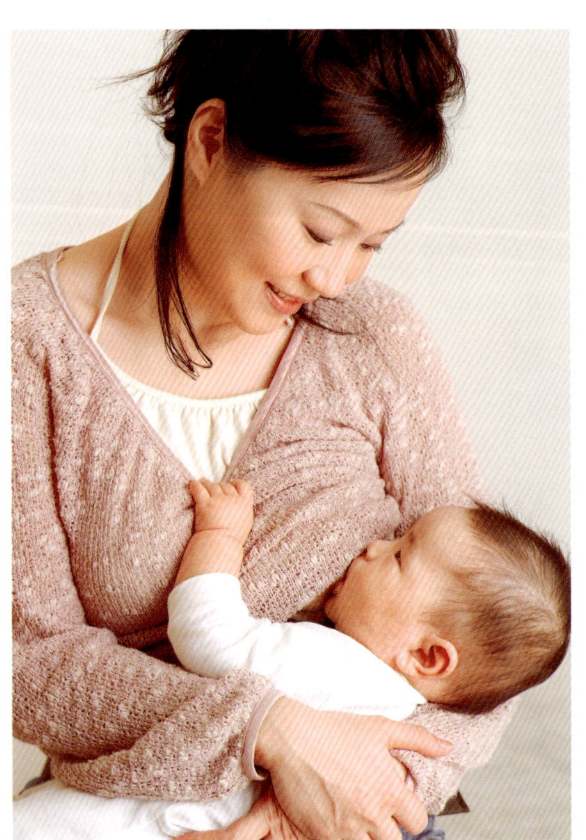

● **如果宝宝太小，或妈妈做过剖宫产手术，可以采取“橄榄球式喂哺法”：** 一只手托住宝宝的头部，就像夹着橄榄球一样把宝宝夹在与哺乳乳房同一侧的胳膊下面，另一手则托住宝宝的颈部和背部，使宝宝的鼻子达到妈妈的乳头高度，双脚伸在妈妈的背后，用手做出一个“C”形，托住乳房，引导宝宝找到乳头。乳房较大、乳头扁平的妈妈也可以采取这种方式给宝宝喂奶。

如果妈妈想更省力些，可以在自己的背后、宝宝的身体下方垫几个靠垫，不仅可以增加支撑力，还能帮助妈妈缓解长时间哺喂母乳所造成的腰酸背痛。

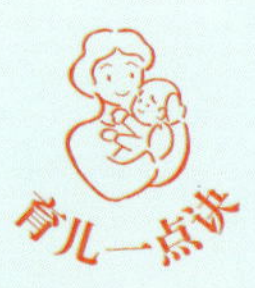

你不妨每种姿势都试试，选择一种自己和宝宝都感觉最舒适的姿势。无论选择哪种姿势，请确定宝宝的腹部是正对你的腹部，这有助于宝宝正确地“吮住”或“攀着”。也不要只用双手抱着宝宝，而是要将宝宝搁在自己的大腿上。否则，哺乳后往往会腰酸背痛！

坚持母乳喂养对宝宝的好处

我们提倡妈妈母乳喂养，那么母乳到底都有哪些好处呢？

母乳的分泌与宝宝成长呼应

妈妈每个阶段分泌的乳汁都与宝宝当时的体质符合，因此，在最初的几个月里，母乳可以为宝宝提供最完善的营养。

- **初乳：** 量少，但蛋白质含量高，脂肪含量较低，还含有大量抗体，适合宝宝不太大的胃容量和比较弱的肠道功能，保护尚脆弱的宝宝。
- **10个月前：** 泌乳量越来越多，乳汁中脂肪和乳糖含量逐渐增加，与宝宝渐增的食量和热量需求相适应。
- **10个月后：** 乳汁中的营养含量明显减少，与此同时，宝宝已经能从辅食中吸收足够的营养，接近断乳。

由此看出，母乳最能满足宝宝成长过程中对营养的需求，是宝宝最好的食物。

母乳优于牛奶

与牛奶相比，母乳中的营养素种类更丰富，而且更容易被宝宝吸收：

	母乳	牛奶	总评 & 备注
蛋白质	优质蛋白质，且大部分是乳清蛋白	酪蛋白	乳清蛋白比酪蛋白更容易吸收，且母乳的整体吸收率高于牛奶
不饱和脂肪酸	含量较高，尤其亚油酸的含量更高	含量较低	不饱和脂肪酸是宝宝中枢神经发育所需要的
牛磺酸	含量高	含量低	牛磺酸是对宝宝的脑发育影响非常大的营养素
铁、锌			母乳比牛奶利用率高
矿物质	含量较低	含量较高	矿物质如果太多，会加大宝宝肾脏的负担，容易造成宝宝体内出现钠潴留及水潴留

母乳优于配方奶粉

配方奶粉是以牛奶为基础，按照比例加入其他营养成分调配加工而成的，无论如何也不可能完全接近母乳将近400多种营养素的现实。

另外，几乎没有婴儿会对母乳过敏，但可能会对配方奶过敏。

母乳喂养可促进宝宝身心发展

1 有利于身体发育

母乳喂养时，宝宝每天需要多次用力吮吸才能吃到奶，这个过程可以锻炼其肺部、颈部，吮吸中上下颚不断开合、摩擦，可避免牙齿将来排列拥挤。

而人工喂养的宝宝不怎么用力就能吃饱，几乎得不到这样的锻炼。

2 可增进亲子感情

母乳喂养时，宝宝和妈妈会有亲密接触和互动，更容易建立亲密关系，宝宝可以更多地感受到妈妈的关爱，会更有安全感并放松，有利于将来感情发展和个性完善。

如何让奶水更丰富更营养

母乳是宝宝最理想的天然食品，为此，妈妈要注意提高母乳质量，让奶水更丰富更营养，妈妈的乳汁质量高，宝宝的成长速度就快，且体质较强。

那么，怎样做才能让奶水丰富起来呢？妈妈可以从以下几方面入手：

1 尽早地为宝宝进行第一次哺乳，第一次哺乳时间越早，乳汁的量就越多，如果没有不适，建议在产后半小时内就可以给宝宝哺乳。

2 可以找有经验的催乳师对乳房进行按摩催乳，平时自己可以用热毛巾热敷乳房，也能起到促进乳汁分泌的作用。

3 从饮食中摄取足够的能量，包括脂肪、蛋白质、碳水化合物，它们是组成乳汁的重要营养保证，建议妈妈哺乳期间不要节食。

4 在饮食中加入一些有催乳作用的食材，如鲫鱼、猪蹄、母鸡、莴笋、金针菜、丝瓜、茭白、豌豆、黄豆及其制品来增加乳汁的分泌量。

5 哺乳期间要多补充蔬菜、水果，注意各种维生素、矿物质及微量元素的摄入，以保证乳汁的营养全面，妈妈最好不要挑食、偏食。

6 哺乳期间要尽量避免大量喝水，以免乳汁含水量过高，由于宝宝食量有限，大量喝水会稀释乳汁，使宝宝得不到充足的营养。

7 不要吃刺激性的食物，也不要吃寒凉生冷之物，这些食物都会响乳汁分泌。

8 保持良好的情绪，七情过度则乳汁不畅，任何精神因素的刺激，都会影响泌乳激素的分泌，使乳汁减少。

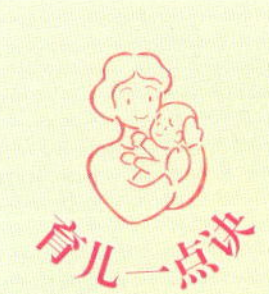

乳汁如果营养丰富，就会比较浓稠；反之，就会稀淡。乳汁稀一两次没有关系，如果一直稀，就要加强营养，否则难以满足宝宝的营养需求。

每天要给宝宝喂多少奶，喂几次

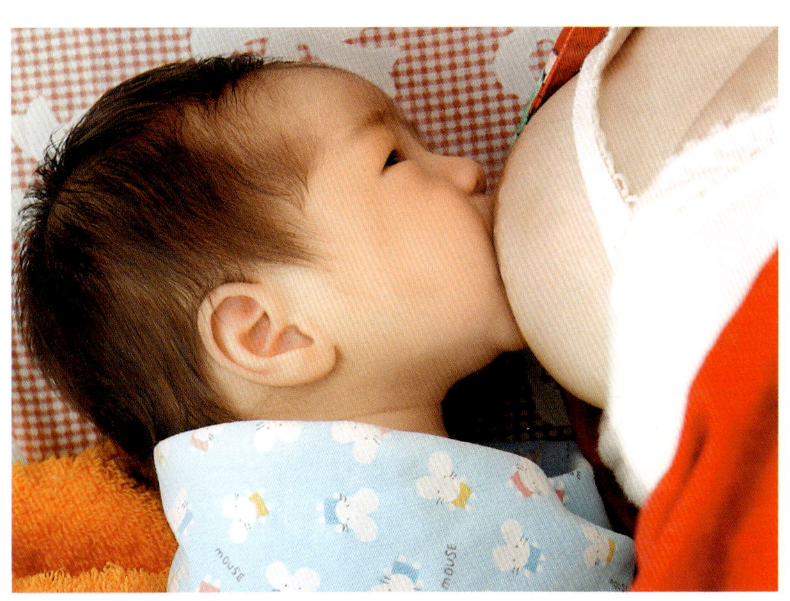

每天给宝宝喂奶的次数和量需要根据宝宝和妈妈的具体情况决定，可以按需，也可以按时。

一般来说，新生宝宝喂奶的时间间隔和次数应根据宝宝的饥饿情况来定：新生宝宝的胃大概每 3 个小时就会排空一次，因此一般每隔 3~4 个小时喂一次奶即可。

但有的宝宝胃容量较小，

或者消化较快，每隔约2个小时，胃就会排空，这时妈妈最好满足宝宝的需求，不必一定要等到3个小时才喂；有的宝宝胃容量较大，或消化速度较慢，两次喂奶间隔时间较长，但不宜超过4小时。如果宝宝超过4个小时还在睡觉，妈妈要叫醒宝宝并给他哺乳。

不同的宝宝对奶量的需求不同，因此，妈妈对宝宝的吃奶量不应强求，大多数的宝宝一般都维持在大约每顿40~50毫升。

但有的新生宝宝刚开始时每次吃20~30毫升，到满月时达到50毫升左右，而有的宝宝在刚出生时，每顿需要50~60毫升的乳汁，满月时则涨到80毫升左右。

一般来说，新生宝宝每次喂奶15~20分钟即可，最多不超过30分钟，一般一半以上的奶液在开始喂奶的5分钟就吸到了，8~10分钟吸空一侧乳房，这时再换吸另一侧乳房。

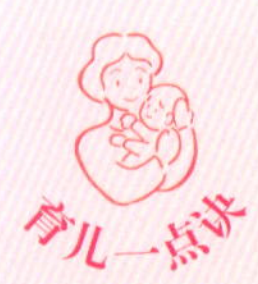

育儿一点诀

喂哺新生儿时，因妈妈奶液还少，且母婴均处于学习阶段，喂的次数可多些，时间可以相应缩短一些，一般只要宝宝睡眠正常，大便正常，体重增加稳定，就说明目前吃奶量正常。

怎么判断宝宝是不是吃饱了

在给宝宝喂奶后，妈妈们最关心的问题莫过于宝宝是否吃饱了，由于宝宝无法直接用言语和妈妈沟通，妈妈就要通过观察来判断宝宝是否已经吃饱。

宝宝有没有吃饱可以从以下方面观察出来：

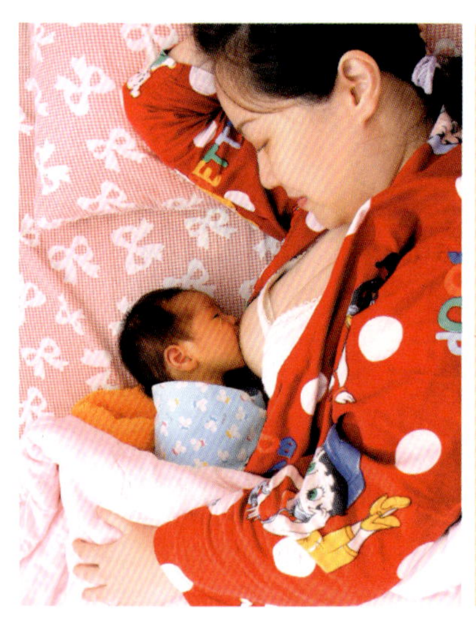

1 吞咽的时间超过10分钟，宝宝吃奶时，一般吮吸2~3口，就会吞咽一次，如果发现他吞咽一次的时间变得很长，一般表示已经吃饱。

2 表情很满足，神情愉悦，宝宝如果吃饱了，会表现出满足、愉悦的神情，有时候还会不自觉地微笑，每次的睡眠时间也比较长。

3大便软，呈金黄色、糊状，每天2~4次。宝宝如果吃饱了，每天大约会排大便2~4次，颜色呈金黄色（奶粉喂养的宝宝大便呈淡黄色），有的宝宝大便次数较少，但只要颜色正常即可。没吃饱时大便会呈绿色，而且小便量和次数都较少（正常情况下每天的小便次数在10~15次之间）。

如果妈妈实在不放心宝宝是不是吃饱了，可以用手指点宝宝的下巴，如果他很快将你的手指含住吸吮则说明没吃饱，应稍加奶量。

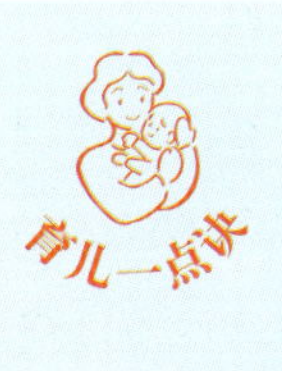

育儿一点诀

有的妈妈习惯用宝宝吃奶时间长短来判断是不是吃饱了，其实这并不很准确，有的宝宝吃奶慢，虽然吃奶时间较长，但是吞咽时间不足，还是吃不饱。

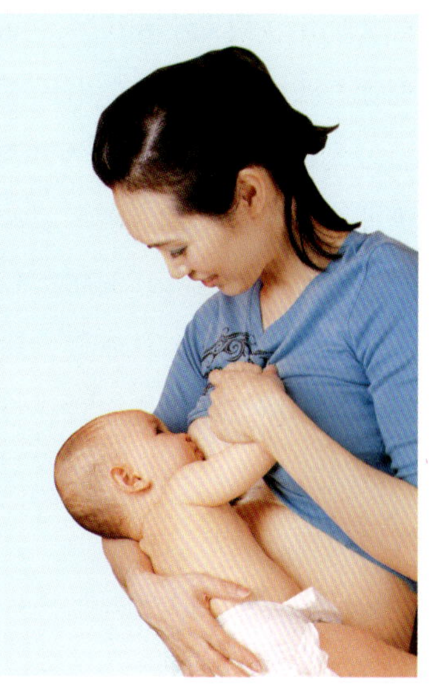

宝宝吐奶、溢奶怎么办

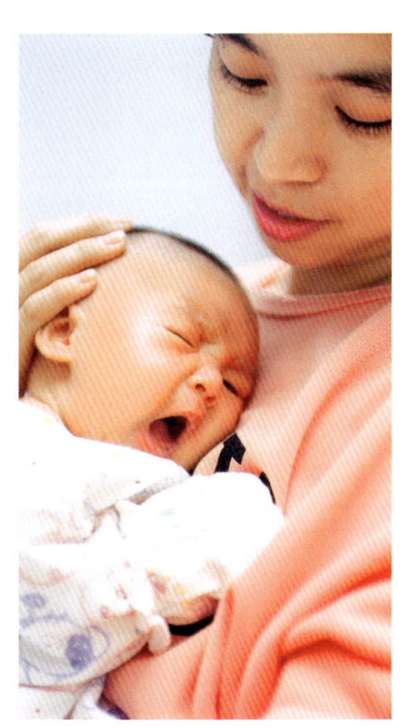

宝宝吐奶、溢奶的情况一般都是正常的，因为新生宝宝的胃比较特殊，吃到胃里的食物比较容易回流，一般等宝宝长到6~8个月之后会自行消失，只要体重增长正常，精神良好，妈妈就不必太过担忧。

宝宝溢奶是因为吃奶时，一些空气被吸到胃里，这些空气在宝宝吃完后会从胃里溢出，同时带了一些奶水出来，就形成了溢奶。

溢奶时奶水是自然从宝宝口中流出的，宝宝没有痛苦表情，一般在哺乳过后吐一两口就没事了，妈妈无须紧张，只要每次哺乳后，将宝宝竖直抱起，帮他拍几个嗝出来，将胃里的空气排出，溢奶就会减少。如果拍完嗝宝宝还会溢奶，就让他俯卧一会儿，不过俯卧的时候，妈妈一定要守在宝宝身边，以免宝宝窒息。

宝宝吐奶不同于溢奶，吐奶是因为宝宝肠胃功能较弱，在胃里的食物无法顺利进入肠道，转而从宝宝嘴里流出形成的。

吐奶一般发生在喂奶后半个小时，吐奶时，宝宝会出现呕吐的痛苦表情，奶水呈喷射状吐出。宝宝如果吐奶量多且频繁，妈妈要注意观察有没有其他症状，如果宝宝精神愉快，且体重、身高都增长正常，就不必担心，妈妈可以这样缓解：

1 喂奶时，要让宝宝的嘴裹住整个奶头，不要留有空隙，以防空气趁虚而入；用奶瓶喂时，应让奶汁完全充满奶头。

2 喂奶时，让宝宝的身体保持一定的倾斜度（45度为佳），以减少吐奶的机会。

3 喂奶后，不要急于放下宝宝，让宝宝趴在你的肩头，再用两手轻拍宝宝的背部，让他打嗝，排出腹内的空气。

但要注意的是，如果宝宝同时有精神委靡、食欲不振、发热、咳嗽等症状，且体重、身高都增长缓慢，妈妈要及时带宝宝就医。

宝宝不肯吃母乳怎么办

如果宝宝不肯吃母乳，可能是他身体不舒服，也有可能是妈妈的哺乳方法不对，妈妈要仔细观察，找出原因就能自如应对了。

一般地讲，宝宝不肯吃母乳的原因有以下几种，我们分别给出了相应的建议，可供妈妈参考：

1 宝宝找不到乳头，情急之下而啼哭

有的宝宝在哺乳刚开始时，还没有含住妈妈乳头，就开始啼哭，这种情况容易被妈妈误以为是宝宝不肯吃奶，实际上，这是因为宝宝找不到乳头，心急而哭，而不是不愿意吃母乳。

这时候妈妈要耐心引导辅助宝宝，让他找到乳头，他就会停止啼哭，开始吮吸。

2 宝宝情绪不佳，性子急躁

有的宝宝性子比较急躁，在找不到妈妈乳头时，就会发火生气，情绪不佳，不肯吃母乳。

这个时候，妈妈不必强求，只要把宝宝抱起来安抚一会儿再喂即可。

3 宝宝鼻塞，因呼吸受阻而拒绝吃奶

宝宝如果鼻塞，在吮吸乳汁时呼吸容易受阻，这会令他不舒服，因而他很可能会拒绝哺乳。

如果出现这种情况，妈妈可以用吸鼻器帮宝宝清理一下鼻孔中的异物，清理干净之后，宝宝就会积极吃奶了。

4 宝宝患上口腔疾病

宝宝如果口腔内有破损，如口腔溃疡，吮吸乳汁时会感觉疼痛，就会拒绝哺乳。另外，有些疾病如黄疸、呕吐、腹泻、嗜睡等症状也会引起宝宝不肯吃母乳。

这时妈妈需要先帮宝宝治好口腔疾病，治疗期间，可以挤出乳汁，用奶瓶或杯子喂给宝宝，如果宝宝患有一些其他引起

不肯吃奶的疾病，要积极带宝宝看医生。

5 妈妈乳汁太冲

如果妈妈乳汁太冲，宝宝有可能在吮吸第一口时就被奶水呛到，这会导致宝宝拒绝继续吃奶。

遇到这种情况，妈妈可以先让乳汁流出少许后再让宝宝吮吸，也可以躺着哺乳，减慢乳汁流出的速度。

6 妈妈哺喂方法有误

妈妈如果忽视宝宝的需要，在他需要吃奶时不能及时满足，而在他没有需求时强行哺喂，会令他有强烈的挫败感，从而不肯吃母乳。

如果是这种情况，妈妈应加强按需哺乳，不要进行严格的时间限制。

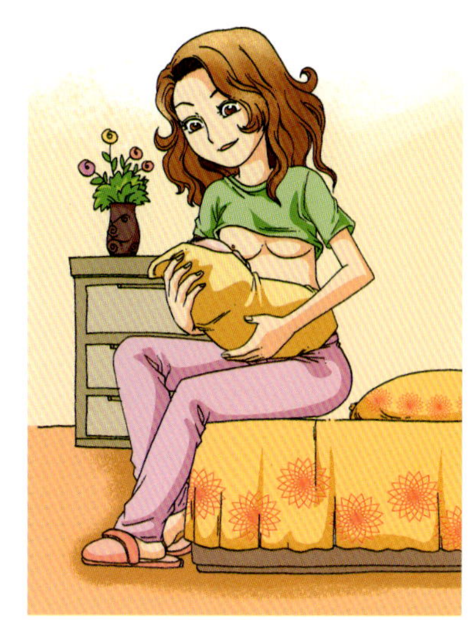

什么情况下需要人工喂养

有少部分宝宝患有一些先天性疾病，不适合母乳喂养，这时候的宝宝就需要妈妈用奶粉进行人工喂养。当宝宝患有半乳糖血症、苯丙酮尿症、枫糖尿症这 3 种疾病时，最好人工喂养：

1 半乳糖血症是先天性的酶缺乏症，由于酶的缺乏，母乳中的乳糖不能很好地代谢，会生成有毒的物质，有毒物质会影响神经中枢的发育，从而导致宝宝智力低下、白内障等，这时候妈妈可以为宝宝选择不含乳糖的特制奶粉进行喂养。

2 患有苯丙酮尿症的宝宝，由于酶的缺乏，不能使苯丙氨酸转化为酪氨酸，造成苯丙氨酸在体内的堆积，这会干扰脑组织代谢，从而导致智力障碍、毛发和皮肤色素的减退。这种情况下，妈妈可以给宝宝买特制的专供苯丙酮尿症宝宝食用的奶粉。

3 宝宝如果患有枫糖尿症，则要注意控制蛋白质的摄入，因此不能母乳喂养，妈妈可以为宝宝选择蛋白质含量较低的食物如米粉、特制奶粉等喂养。

另外，如果宝宝早产或患有唇腭裂，没有吃奶的能力，这时需要妈妈用滴管、小勺或杯子进行人工喂养。

如果宝宝有以上情况，建议妈妈最好先咨询医生，以便选择更科学合理的方法来喂养宝宝。

人工喂养的宝宝要适量喂点白开水

人工喂养的宝宝一定要注意喂水：

牛奶中的蛋白质80%以上是酪蛋白，分子量大，不易消化，牛奶中的乳糖含量较人乳少，这些都是容易导致便秘的原因，给宝宝补充水分有利于缓解便秘。

另外，牛奶中含钙磷等矿物盐较多，大约是人乳的2倍，过多的矿物盐和蛋白质的代谢产物从肾脏排出体外，需要水的参与才能够完成。

此外，婴儿期是身体生长最迅速的时期，组织细胞增长时要蓄积水分；婴儿期也是体内新陈代谢旺盛阶段，排出废物较多，而肾脏的浓缩能力差，所以尿量和排泄次数都多，需要的水分也多。由于宝宝之间存在个体差异，喝水量要随宝宝的需求、气候及饮食等情况而定，每次可多可少，在50~120毫升之间，不要强迫宝宝喝水。在宝宝发热呕吐及腹泻的情况下可增加水量。

喂水时间在两次喂奶之间较合适，否则会影响喝奶量，喂水次数要根据宝宝的需求来定，一次或数次不等，夜间最好不要喂水，以免影响睡眠。

半岁前的宝宝以喝白开水为宜，蔬菜水和果汁可以喂，但一定要少量，最好不加糖。

什么情况下需要混合喂养

除了迫不得已需要人工喂养外，大多数妈妈都希望能纯母乳喂养宝宝，这是好的，但有的妈妈会由于一些客观原因不能每顿都给宝宝喂母乳，这时妈妈一定不要勉强自己，也不要自责，可以购买合适的奶粉进行混合喂养，以免引起宝宝营养不良。

当宝宝出现以下状况时，说明母乳不足，妈妈需要给宝宝适当添加奶粉，混合喂养：

1 宝宝吃奶吞咽时间累计不足10分钟。

2 宝宝吃奶到最后总会哭一会儿。

3 宝宝睡眠时间较短，醒来就要吃奶。

4 宝宝大便呈绿色黏液状等。

5 宝宝每周体重增长不足125克，或在满月时体重增长不足500克。

另外，有的妈妈在产假结束后，需要重新回到工作岗位，不能够继续给宝宝全母乳喂养，这时候，也需要混合喂养。

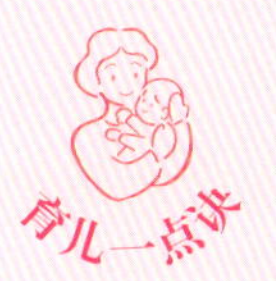

添加奶粉后，建议妈妈不要立即停止母乳喂养，尤其是母乳分泌不足的妈妈，要增强自信继续母乳喂养，在宝宝不断地吮吸中，泌乳量还是有可能继续增加的。

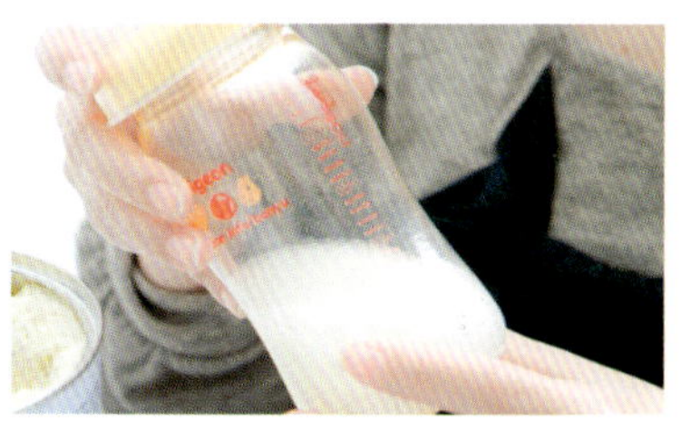

怎么让混合喂养的宝宝对母乳和配方奶都喜欢

混合喂养最容易发生的情况要么是放弃母乳，要么是宝宝厌食奶粉，尽量让混合喂养的宝宝对母乳和配方奶都喜欢，才能保证充分的营养，宝宝才能健康成长。

混合喂养时，妈妈这样做能令宝宝更好地接受母乳和配方奶：

不同阶段使用不同的喂养模式

1 新生儿和6个月内的宝宝：先母乳后配方奶

每次哺乳时，先喂母乳，让宝宝将两侧乳房吃空，间隔一段时间再用配方奶补充，吃多少由宝宝自由取舍。这样可以在宝宝最需要母乳的阶段维持母乳的分泌，让宝宝吃到尽可能多的母乳。

注意：如果上一顿宝宝吃的母乳，到下一顿喂奶时，妈妈感觉乳房很胀，奶比较多，那这一顿仍然应该喂母乳，因为母乳不能攒，如果奶受憋了，会减少乳汁的分泌。

2 6个月以上的宝宝：配方奶喂一顿，母乳喂一顿

婴儿中后期，母乳的分泌会减少，此时宝宝逐渐添加辅食，这种轮换式的间隔喂养方式可以满足宝宝的需求，让宝宝更充分地吸收配方奶的营养。

3 断奶期宝宝：先配方奶后母乳

用奶瓶哺喂充足，不足的部分再母乳补充，这个阶段处于断奶期，母乳很快减少，且不再能满足宝宝的需要，宝宝通过辅食和配方奶及牛奶能得到饱足，不会再使劲吸吮母乳。

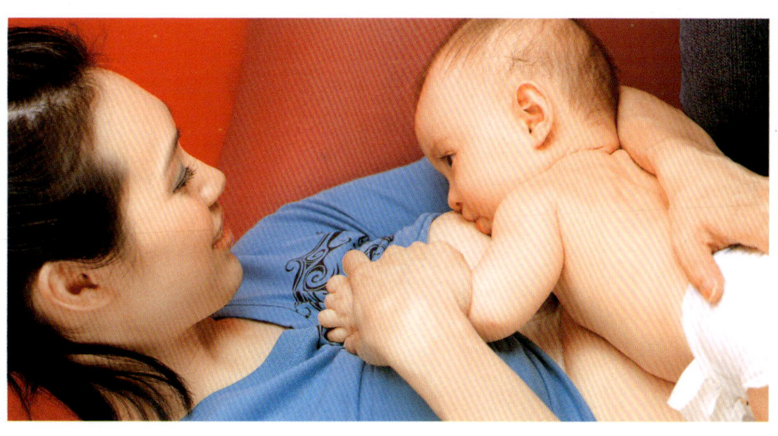

不要放弃母乳

母乳是新生儿最科学、最合理的食品，母乳的作用是任何代乳品都无法比拟的，因此应尽量让新生宝宝吃上母乳，况且，有的妈妈奶下得比较晚，但随着产后身体的恢复，乳量可能会不断增加，如果放弃了，就等于放弃了宝宝吃母乳的希望。

混合喂养需要充分利用有限的母乳，尽量多喂母乳，母乳是越吸越多的，如果妈妈认为母乳不足，就减少母乳的次数，会使母乳越来越少。

夜间妈妈休息，乳汁分泌量相对增多，宝宝需求量又相对减少，可以满足需求，因此夜间以母乳喂养为好，但如果母乳量实在太少，还是应以配方奶为主，以免缩短喂奶间隔时间，影响母子休息。

如果宝宝抗拒配方奶，妈妈可以这样做：

1 多尝试几次

要有耐心，也要有信心，多喂几次，对一种新食物的尝试，一般不会超过10~15次，宝宝就会接受了。

2 换一种配方奶

配方奶的种类很多，如果宝宝实在不喜欢这款奶粉，可以尝试换一种，建议先买试用装或小包装，待宝宝喜欢后再买大包装。

3 给宝宝更多的关爱

当需要给宝宝喂配方奶时，妈妈在喂奶时应多与宝宝进行母子对视和交流，让宝宝充分感受到妈妈的爱。

夜间给宝宝喂奶要注意什么

由于新生儿还没有形成一定的生活规律，在夜间还需要妈妈来喂奶，这样会影响妈妈的正常休息。此外，妈妈在半梦半醒之间给宝宝喂奶很容易发生意外，你要注意以下几点：

1 不要让宝宝含着奶头睡觉

有些妈妈为了避免宝宝哭闹影响自己的休息，就让宝宝叼着奶头睡觉，或者一听见宝宝哭就立即把奶头塞到宝宝的嘴里，这样就会影响宝宝的睡眠，也不能让宝宝养成良好的吃奶习惯，而且还有可能在妈妈睡熟后，乳房压住宝宝的鼻孔，造成婴儿窒息死亡。

2 保持坐姿喂奶

为了培养宝宝良好的吃奶习惯，避免发生意外，在夜间给宝宝喂奶时，也应像白天那样坐起来抱着宝宝喂奶。

3 延长喂奶间隔时间

如果宝宝在夜间熟睡不醒，就要尽量少地惊动他，把喂奶的间隔时间延长一下。一般说来，新生儿期的宝宝，一夜喂两次奶就可以了。

宝宝的护理

如何听懂宝宝的哭声

哭对宝宝来说，最正常不过了，在他会讲话以前，这是他唯一能让大人感觉到他的方式。在刚开始的时候，妈妈肯定觉得宝宝的各种哭声都一样，但是细心的妈妈会发现，哭声可是宝宝的“语言”，宝宝在用他自己的语言来表达他的需求并和周围的人交流呢！

要听懂宝宝的哭声，需要了解他一般会因为什么而哭：

1 饥饿

当宝宝饥饿时，哭声很宏亮，哭时头来回活动，嘴不停地寻找，并做着吸吮的动作。只要一喂奶，哭声马上就停止。而且吃饱后会安静入睡，或满足地四处张望。

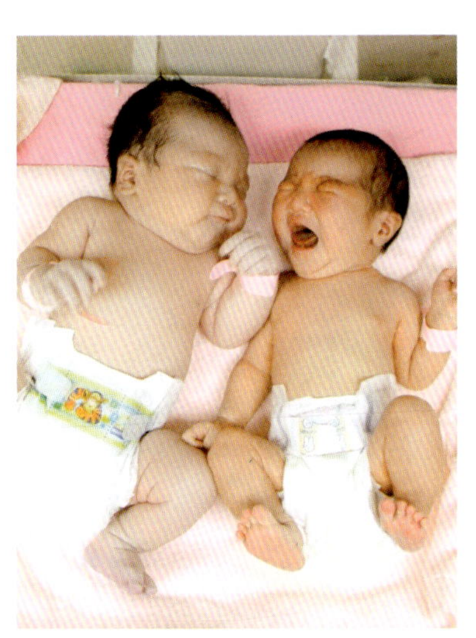

2 感觉冷

当宝宝冷时，哭声会减弱，并且面色苍白、手脚冰凉、身体紧缩，这时把宝宝抱在温暖的怀中或加盖衣被，宝宝觉得暖和了，就不再哭了。

3 感觉热

如果宝宝哭得满脸通红、满头是汗，一摸身上也是湿湿的，被窝很热或宝宝的衣服太厚，那么减少铺盖或减衣服，宝宝就会慢慢停止啼哭。

4 便便了

有时宝宝睡得好好的，突然大哭起来，好像很委屈，赶快打开包被，原来是大便或者小便把尿布弄脏了，这时候换块干的尿布，宝宝就安静了。

5 不安

宝宝哭得很紧张，你不理他，他的哭声会越来越大，打开尿布一看，咦，尿布没湿，那是怎么回事？可能是宝宝做梦了，或者是宝宝对一种睡姿感到厌烦了，想换换姿势可又无能为力，只好哭了。那就拍拍宝宝告诉他“妈妈在这儿，别怕”，或者给宝宝换个体位，他就又接着睡了。

6 就是想哭

一些宝宝常常在每天的同一个时间“发作”，或者不是因为什么原因，而是你的宝宝就是想哭。这个时候，要学会安抚宝宝，带宝宝出去散步、给他唱歌、帮助他打嗝等都能有效地让宝宝停止哭泣，如果宝宝哭的时间较长，可以叫家人陪伴你，在你累的时候替换一下。

7 生病

还有的时候，宝宝不停地哭闹，用什么办法也没用。有时哭声尖而直，伴发热、面色发青、呕吐，或是哭声微弱、精神委靡、不吃奶，这就表明宝宝生病了，要尽快请医生诊治。

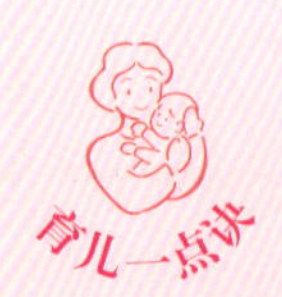

宝宝的哭并不一定都是不好的，事实上，有的时候，宝宝是很惬意地在哭，他通过哭来运动，这时他的哭声会很响亮，没有眼泪，哭声抑扬顿挫，富有节奏感，时间很短，这种啼哭能帮助他加大肺部活动量，促进神经系统的发育，也能促进消化吸收能力。

宝宝一直哭闹不安怎么办

我们知道，哭是新生儿的语言，宝宝会以哭闹的方式来表达自己。一般来说，当宝宝出现不明原因的啼哭时，妈妈应该先从生理性原因考虑，并参考上文的建议进行安抚，如果排除了，再考虑病理性因素，必要时就要及时上医院就诊了。

生理性哭闹的宝宝往往是饿了、渴了，或是一个人觉得无聊了，有些不大舒适时，新生儿也会哭闹一阵，这种哭闹最大的特点就是宝宝哭声响亮、食欲、体温正常，一旦需求得到满足，哭闹马上就会停止，不需担心。

如果宝宝总是哭闹不安，或是像小猫一样呻吟地哭泣，食欲不佳、体温上升或精神委靡，妈妈就要警惕，看宝宝是不是生病了，病理性哭闹是反映宝宝健康情况的重要信号。

各种哭闹不安的情况下，妈妈应该怎么做：

1 持续地哭闹不安，并且精神较差发热

如果宝宝持续地哭闹不安，而且精神状态委靡不振，食欲不佳，有可能是发热了，妈妈应该量一下宝宝的体温，看看是否有发烧的现象。

2 哭闹不安，精神委靡，触及某一部位后哭闹加重

如果宝宝一直在哭，不发烧，碰到身体的局部哭得更厉害，可

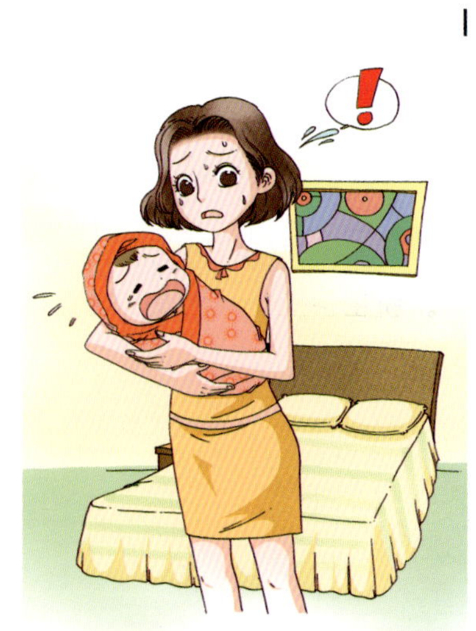

能是皮肤方面的问题。妈妈要细心查看身体各部位有没有异常，臀部、颈下、腋下皮肤皱褶处有没有发生皮肤糜烂，耳朵、脐带处是否流脓等。

3 突然哭闹，哭声高而尖，眼神呆滞

这可能是宝宝脑部病变的信号，一旦发现这个现象，妈妈应该马上把宝宝送到医院就诊。

4 持续哭闹，哭声微弱，呼吸急促

宝宝的哭声微弱，并在安静时呼吸次数明显增快，体温也不升高反而身体发凉，就可能是肺炎了，应该及早就医。需要注意的是，肺炎的宝宝还会表现出口吐白沫的症状。

5 剧烈哭闹，哭声响亮，后逐渐变轻，面色发白、食欲不振、呕吐，大便出血

当宝宝几个小时以上无原因地剧烈哭闹，时哭时停，伴有呕吐，随即排出暗红色血便时，宝宝可能是患了肠套叠。这种病非常危险，妈妈要立即把宝宝送到医院就诊。

此期宝宝不宜使用任何护肤品

市面上出售的护肤品尽管宣扬无刺激性无伤害性，但是仍然或多或少地含有化学添加剂，刚出生1个月的宝宝肌肤娇嫩，再加上出生后，宝宝需要一个对自然环境适应的过渡过程，因此，用温开水给宝宝擦洗即可，最好不要给宝宝使用宝宝油、营养蜜之类的护肤品。

怎样给宝宝布置房间

布置婴儿房好看不好看很重要，但实用性和安全性更重要。新生宝宝每天有2/3以上的时间都需要在房间里睡觉，因此，房间的布置一定要充分为宝宝作足考虑，下面是妈妈需要考虑到的一些情况：

1 温度

婴儿的体温调节能力还不好，很容易随着外界温度高低变化。因此，室内温度最好控制在25℃~26℃，宝宝会觉得很舒服。

2 灯光

宝宝房间的灯光要柔和，不可太过刺眼。妈妈可以使用类似自然光的灯泡或是卤素灯照明，此外，也可以偶尔改变室内光线的色彩和明度，给宝宝多种不同的视觉感受。

3 色调

刚出生的宝宝视力还没发展完全，尤其是4个月以内的宝宝，可以说是个大近视眼，大概30厘

米以外的景物就是一片朦胧了。因此，婴儿房的色调最好不要太过鲜艳，以免过度刺激宝宝的眼睛。

4 窗帘

宝宝房内窗帘可以厚实一些，避免阳光直射房内，刺激宝宝的眼睛，窗帘拉下也可以增加宝宝的安全感。

5 地板材质

一般来说，石材地板太冷硬，而地毯容易暗藏尘螨，地垫又无法保证材质的化学成分，因此，宝宝房内的地板材质，最好选择木质地板。

6 寝具

宝宝的寝具一定要透气，床垫不要选择太厚的海绵垫，否则可能因汗水或尿水累积在海绵垫内无法挥发，而导致宝宝生痱子、脓疮等问题。

7 天花板

天花板最容易被忽视，却是宝宝花大量时间观望的地方，宝宝房间里的天花板可以涂上好看的颜色，并将它设计得独特一些，比如挂一盏镶有不同颜色珠宝的灯。

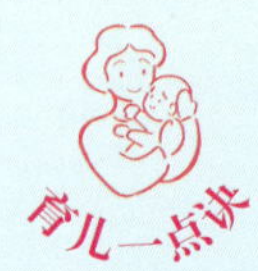

有的妈妈很喜欢花草，但我们要提醒妈妈的是，宝宝的房间里最好不摆放花草，一来怕宝宝对花草过敏；二来花草的香气会减退宝宝的嗅觉并压抑食欲；三来花草容易引来病菌，宝宝无法抵抗；四来有的花草夜间会与宝宝争夺氧气。

抱新生宝宝的正确方法

新生宝宝身体柔软娇嫩，尤其头颈部力量非常小，妈妈在抱宝宝的时候需要格外小心，那么，怎样抱宝宝才正确呢？下面，我们给妈妈推荐一种抱法：

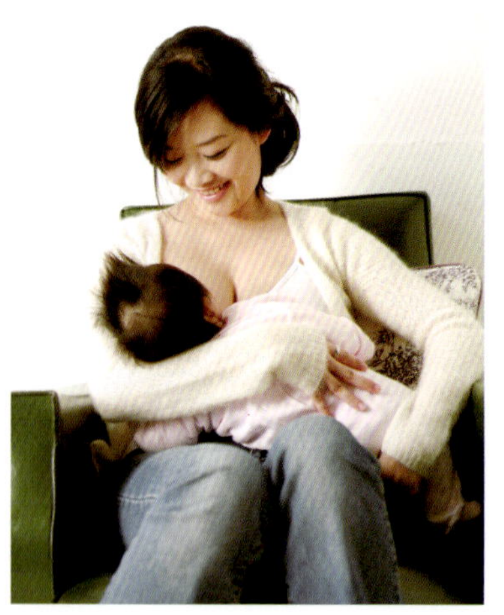

妈妈可以从宝宝身体靠近自己的一侧，把一只胳膊插入宝宝身下，撑起宝宝的头颈部及后背，让宝宝的头枕着你的臂弯，后背躺在你的前臂上，另一只手从外侧托起宝宝的臀部和腿部，与身体一起夹住宝宝的整个下肢，并使头部高出臀部 10 厘米。这种横着抱的方法能比较好地支撑宝宝的头部和身体，宝宝会有安全感，未满月的宝宝一般都可以采取这种方式抱。

抱宝宝的时间不宜太长，尤其不要抱着宝宝睡觉，妈妈可以在宝宝每次睡醒之后抱抱他，太长时间的搂抱，会让宝宝不舒服，并且影响他的心智发育，每天抱新生宝宝的时间最好不要超过 3 个小时，每次不超过 30 分钟。

还有，抱着宝宝的时候，可以多换换姿势，从一边换到另一边，这样宝宝的身体就比较轻松，不会太累。

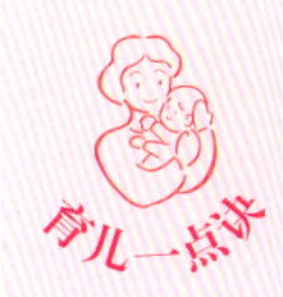

宝宝不接受橡皮奶头时，妈妈可以在每次喂奶前用温水将奶嘴冲一下，使其变软与妈妈的乳头温度接近，喂奶时给宝宝裹上一件妈妈的衣服，让他闻到妈妈的气味，降低对奶瓶和奶嘴的陌生感。

宝宝的尿布要怎么选择

妈妈如果愿意给宝宝用尿布，选择尿布时，可以把以下因素考虑进去：

1 选用柔软、吸水性强、耐洗的棉织品，旧布更好。纯棉品透气性好，吸水性强，且手感柔软，不会过度摩擦宝宝娇嫩的皮肤，伤害宝宝。

2 如果用新布制作，则也要注意清洗、揉搓、消毒、晾晒后再使用。颜色以白、浅黄、浅粉为宜，忌用深色，尤其是蓝、青、紫色的。浅色的尿布不易脱色，对宝宝的伤害较小。

3 尿布不宜太厚或过长，以免长时间夹在腿间造成下肢变形，如果尿布太长，尿湿时易污染脐部。

如果需要使用纸尿裤，一定要选择知名品牌，还要选择透气性好、且符合宝宝身材大小合适号的纸尿裤，使用时，要及时更换，以防宝宝出现尿布疹。

无论用尿布还是纸尿裤，妈妈都要在舒适度上多下工夫，舒适的尿布或纸尿裤不但可以避免宝宝红屁股，还能提高宝宝睡眠质量，对宝宝的成长很有帮助。

怎样给宝宝换尿布、洗尿布

给宝宝换尿布和洗尿布可以说是尿布发明以来，新爸爸新妈妈干得最多最烦琐的活，正是这一活动促使人类发明了纸尿裤，但纸尿裤无法完全代替尿布的作用，我们鼓励每一位新爸爸新妈妈都学着为宝宝换洗尿布：

怎样为宝宝更换尿布

1 用温水和医用纱布擦洗宝宝的两腿褶皱和生殖器官附近，女孩要从前向后清洗，最后擦干净水分，防止尿布疹的发生。

2 传统的换尿布法：一手将宝宝屁股轻轻托起，一手撤出尿湿的尿布，换上干尿布后将尿布扎在宝宝腰间的松紧带上，扎尿布松紧带不宜过紧或过松，过紧不仅有碍宝宝活动，也影响宝宝的呼吸；过松粪便会外溢污染周围。

3 80后妈妈的新方法：将宝宝洗干净后，将干净的尿布放在宝宝的身体下面，尿布的底边放在宝宝的腰部，然后将尿布下面的一个角从宝宝两腿之间向上兜至脐部，再将两边的两个角从身体的两侧兜过来，最后再用别针将尿布的三个角固定在一起，这样宝宝就像穿了条三角小内裤。

4 如果是男孩，把尿布多叠几层放在阴茎前面，如果是女孩，则可以在屁股下面多叠几层尿布，以增加特殊部位的吸湿性。

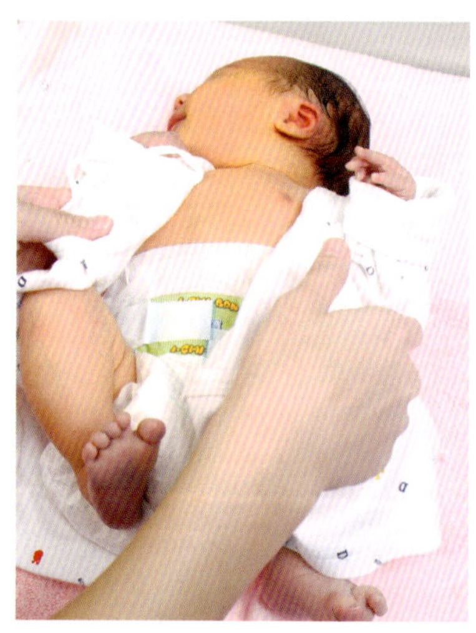

5 不宜将塑料布包裹在尿布外面，否则易发生红臀和尿布疹。要经常更换尿布。

怎样为宝宝清洗尿布

1 先将尿布上的大便用清水洗刷掉，再用中性肥皂搓在上面，静置30分钟，或用尿布专用洗涤剂，浸泡20~30分钟，然后搓洗，再用开水烫泡，水冷却后再稍加搓洗，然后用清水洗净晒干即可。

2 如尿布上无大便，只需要用清水洗2~3遍，然后用开水烫一遍，晒干备用就可以了。

3 洗干净的尿布要妥善收藏，放在固定的地方，避免污染，以备随时使用。

给宝宝选择一个舒适的睡袋

宝宝睡袋可以让宝宝穿上小上衣，然后放在里面，既不用担心弄散包被，导致着凉感冒，又有利于宝宝活动，给宝宝选择一个舒适的睡袋，妈妈可以从以下方面考虑：

关于款式

目前市面上的睡袋款式大致分背心式、带袖式以及长方形钻入式三种，背心式睡袋可避手臂受到束缚，同时又能调节体温，带袖的睡袋则可以避免手臂着凉，有些带袖的睡袋袖子可以拆卸，长方形睡袋展开后可以当小被子用，内胆可以拆卸，比较适合睡觉较乖的宝宝。

无论选什么样款式的睡袋，只要宝宝舒适，妈妈顺手就好。

关于厚薄和尺寸

选购睡袋一定要考虑当地气候及室温，以及宝宝的体质，如果在南方地区，冬季屋内没有暖气，而宝宝又属于火力较弱的体质，那么建议妈妈为宝宝选购带袖的羽绒睡袋。如果室内温度较高，建议妈妈选购相对薄的睡袋，避免宝宝因过热而引起体内上火。

一个质量好的睡袋用上两三个冬季是没有问题的，因此，在尺寸上建议买加长型的睡袋，最好可以根据宝宝的个头作适当调整，大致为宝宝身高加上 20 厘米以上。

关于质地

婴儿的健康应是考虑的第一位，因此睡袋的质地应该过硬，妈妈需要考虑的事情有：

1 **花色要淡**

布料印染中会存在某些不安全因素，对宝宝的皮肤会有影响。妈妈最好选择白色或浅的单色内衬的睡袋。

2 **无异味**

如果觉得刺鼻、有怪味的，哪怕是有香味的，都要慎选，因为这类睡袋很可能印染或填充物有问题，会影响宝宝的嗅觉器官。

3 **做工精细**

面料一般以全棉为好，还要注意设计细节，拉链要有布头保护，扣子及装饰物要牢固，内层要避免线头。

网购睡袋时需要注意的几点

1 尽量选择带有消费者保障的产品，降低买到不正规产品的概率。

2 看店铺的产品是否全面，专业的卖家一般在这点上都做得很好。

3 仔细看产品描述和图片，不要太冲动地拍下，货比三家不会亏。

4 选择含有“七天退货”项目的产品，大多数消费者都嫌售后退换货麻烦，但网购摸不到产品，万一睡袋不够柔软，可以在收到货 7 天内无条件退换。

5 注意保存聊天记录，在需要的时候，这份记录将具有重要的法律效应。

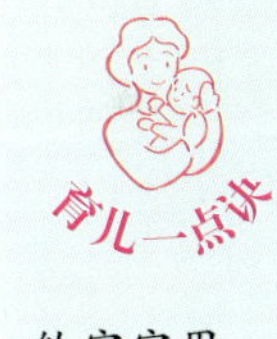

睡袋买回家后，一定要先洗一遍，并充分晒干后再给宝宝用。

如何给宝宝洗澡

新生宝宝身上有一股奶腥味，再加上吃奶的时候宝宝会流很多汗，因此，在温度适宜的情况下，给宝宝洗澡既可以保持皮肤清洁，避免细菌侵入，又可通过水对皮肤的刺激加速血液循环，增强机体的抵抗力，还可通过水浴过程，使宝宝全身皮肤触觉、温度觉、压觉等感知觉能力得以训练，使宝宝得到满足，有利于宝宝心理、行为的健康发展。

给宝宝洗澡的要点

1 准备好澡盆、毛巾与宝宝换洗的衣物，尿布、浴巾等放在顺手可取的固定地方。

2 洗澡时室内温度在24℃左右即可，水温在38℃~40℃，可以用肘部试一下水温，只要稍高于人体温度即可。

3 让宝宝保持良好的情绪，可以在洗澡的时候和宝宝说话，给他唱歌听，也可以将玩具戴在宝宝手腕上或者挂在宝宝头部上方，这些都能让宝宝变得安静，也能让洗澡变得更轻松。

4 手法一定要轻柔、敏捷，把宝宝衣服脱掉，用大毛巾被裹住宝宝，用掌心托住头，拇指与中指用耳廓堵住耳眼。

5 先洗面部。将一个专用洗脸的小毛巾沾湿，用其两个小角分别清洗宝宝的眼睛，从眼角内侧向外轻轻擦拭；用小毛巾的一面清洗鼻子及口周、脸部；小毛巾的另外两角分别清洗两个耳朵、耳廓及耳后。

6 用少许清水清洗头部，按摩头皮，冲净，然后用小毛巾擦干。

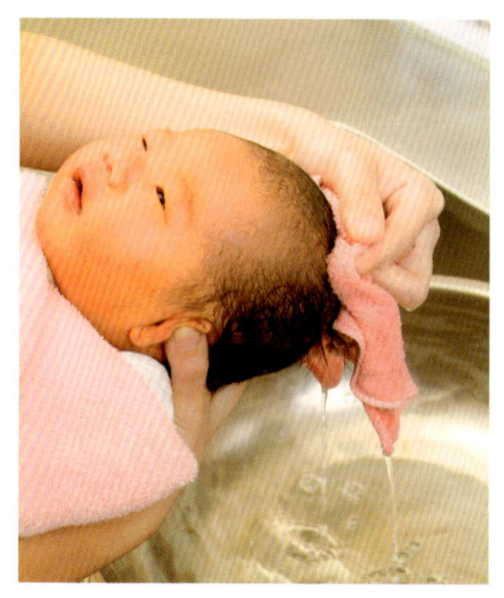

7 洗完头面部后，去掉浴巾，妈妈左手掌握住宝宝左手手臂，让宝宝头枕在左臂上；用清水打湿宝宝的上身，让宝宝头微微后仰，右手用洗脸的小毛巾清洗宝宝颈部、前胸、腋下、腹部、手臂上下、手掌，注意皮肤皱褶处的清洗。

8 用洗臀部的小毛巾清洗宝宝的腹股沟、会阴部。换右手托住宝宝的左手臂，让宝宝趴在右手臂上，洗背部、臀部、下肢、足部。

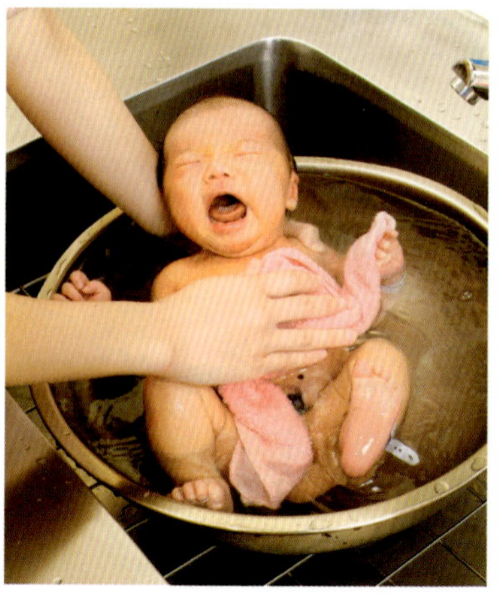

9 用清水将宝宝的全身再冲洗一遍后，将宝宝抱出浴盆，用大浴巾将全身擦干，将宝宝放在铺有干净床单的床上或桌子上，盖上小被子。

10 如果宝宝的脐带不小心弄湿了，可用棉签蘸75%的酒精擦拭。另外，在给宝宝扑爽身粉时，注意不要让爽身粉滴落在宝宝脐带上，沾染了尿液或汗液的爽身粉容易引起感染。

11 初生宝宝洗澡的时间不宜过长，一般3~5分钟，时间过长易使宝宝疲倦，也易着凉。

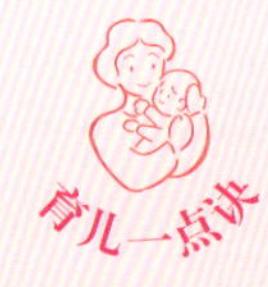

育儿一点诀

当宝宝的身体状况不适宜洗澡时，妈妈可以用柔软的温湿毛巾或海绵给宝宝擦身，但动作一定要轻，从上到下，从前到后逐渐地擦，某处皮肤较脏时，可蘸宝宝专用肥皂水擦洗，再用干净湿毛巾轻轻擦干。

学会观察宝宝的大小便

宝宝的大小便和哭声一样是一门学问，妈妈应该学会观察宝宝的粪便，以利鉴别宝宝的状况：

1 新生儿出生不久，会出现黑、绿色的焦油状物，这是胎粪。这种情况仅见于宝宝出生的头2~3天。这是正常现象。

2 宝宝出生后1周内，会出现棕绿色或绿色半流体状大便，充满凝乳状物。这说明宝宝的大便变化，消化系统正在适应所喂食物。

3 橙黄色似芥末样的大便，且多水，有些奶凝块，量常常很多，这是母乳喂养宝宝的粪便。

4 浅棕色、有形、成固体状、有臭味的东西，是人工喂养宝宝的粪便。

5 出现绿色或间有绿色条状物的粪便，也是正常现象。但是，少量绿色粪便持续几天以上，可能是喂得不够。

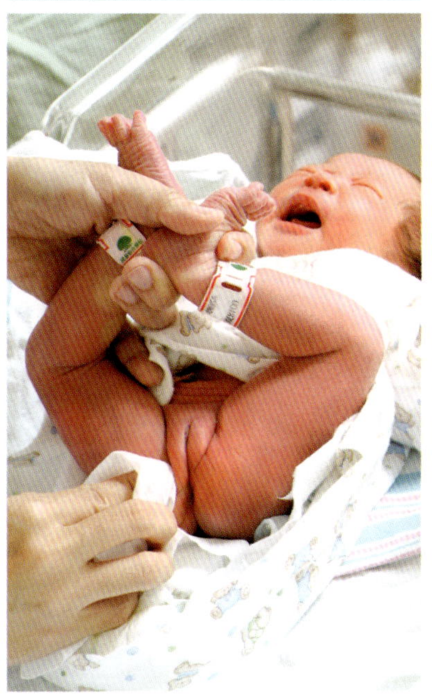

6 有时候宝宝放屁带出点儿大便污染了肛门周围，偶尔也有大便中夹杂少量奶瓣，颜色发绿，这些都是偶然现象，妈妈不要紧张，关键是要注意小儿的精神状态和食欲情况。只要精神佳，吃奶香，一般没什么问题。

7 如果宝宝继续出现异常大便，如水样便、蛋花样便、脓血便、柏油便等，则表示宝宝有病，应及时去咨询医生并治疗。

宝宝的脐带护理方法

宝宝的脐带在宝宝出生后就完成了使命。宝宝出生后7~10天，脐带会自动脱落，脱落前千万不要拽拉宝宝的脐带，为了避免感染，一天至少要帮宝宝作2~3次脐带护理。

脐带脱落前的护理

宝宝出生后，需要剪断脐带，脐带就会留下一个断面，这个断面很容易被细菌入侵，因此每次给宝宝清洁脐带之前都要看一下这个断面有无红肿和感染，如果没有什么特别情况，不要对这里作额外的处理。清洁脐带的方法具体如下：

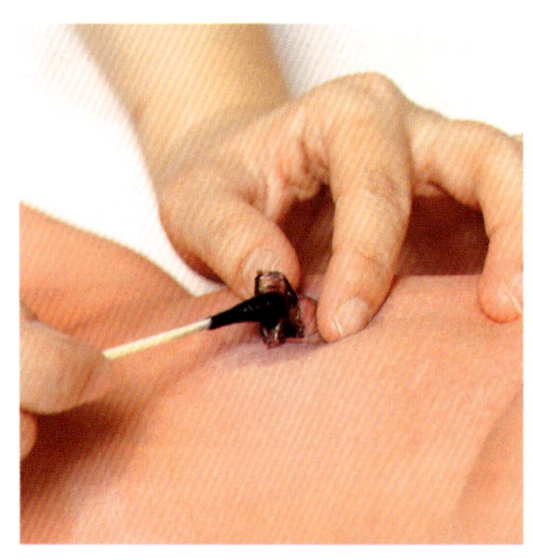

用品准备：棉签、浓度为75%的医用酒精、医用纱布、胶带。

护理方法：

1 将双手洗净，轻轻拉起宝宝的脐带，用酒精将棉签沾湿，从脐带根部开始消毒。然后从脐带根部由内往外进行消毒。

2 消毒完毕后，将脐带轻轻折叠在肚脐上，覆盖上几层叠好的纱布，然后用脐带固定四周。

3 如果脐带根部发红，或脐带脱落后伤口不愈合，脐窝湿润、流水、有脓性分泌物等现象，要立即将宝宝送往医院治疗。

脐带脱落后

脐带脱落下来后，留下小小的伤疤，几天后就会痊愈，在脐带脱落的时候，可能会有以前的血滴出现，如果宝宝肚脐有黏液渗出或者发红，妈妈应该咨询医生。

为了防止感染，脐带脱落后，仍要继续护理肚脐，每次先消毒肚脐中央，再消毒肚脐外围不要让尿布的前端盖住宝宝的肚脐，要保证肚脐透气，直到确定脐带基部完全干燥才算完成。

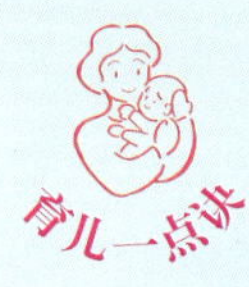

如果脐带干瘪而未脱落，很可能会让幼嫩的宝宝有磨痛感，因此妈妈在给宝宝穿衣、喂奶时注意不要碰到脐带。如果这个时期的宝宝突然大哭，又找不到其他原因，那可能就是脐带磨疼他了。

带宝宝出去晒太阳要注意什么

带宝宝在户外晒太阳，一方面可以让宝宝呼吸新鲜空气，另一方面还可以给宝宝带来很多的好处：

1 太阳光中的红外线温度较高，对人体主要起温热作用，可使身体发热，促进血液循环和新陈代谢，增加人体活动功能。

2 宝宝体内的维生素D除来自食物（如蛋黄、土豆、黄豆粉、胡萝卜，动物肝脏及新鲜蔬菜和水果等）外，主要靠紫外线照射皮肤时体内产生而得，维生素D进入血液后能帮助吸收食物中的钙和磷，可以预防和治疗佝偻病。

3 紫外线还可以刺激骨髓制造红细胞，防止贫血，并可杀除皮肤上的细菌，增加皮肤的抵抗力。

4 宝宝多晒太阳能增强机体抗病能力，有效预防感冒。

我们建议在天气合适的情况下，每天应安排一定的时间带宝宝到户外晒太阳。

带宝宝到户外晒太阳要注意的事情

1 晒太阳不是让宝宝在太阳下接受阳光的直射，不要站在太阳底下暴晒，让宝宝在树荫下就可以了，如果找不到树荫，可以给宝宝戴上帽子和用遮阳伞，以免宝宝被晒伤。

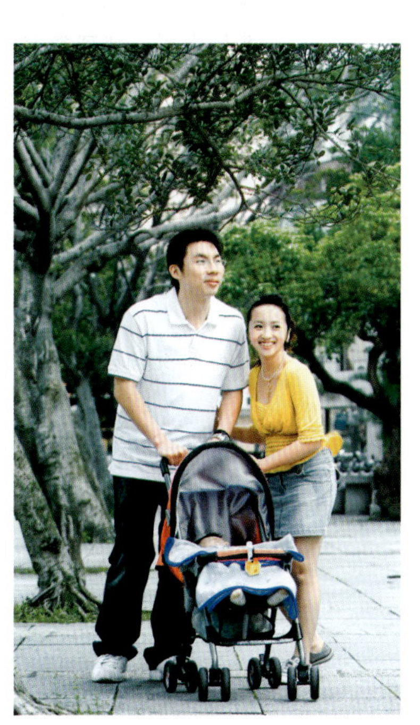

2 不要让太阳直射宝宝的眼睛，一般来说，宝宝的后脑勺、屁股、双手双脚都是晒太阳的好部位。

3 带宝宝晒太阳时避免去人群密集的地方，这些地方通风不好，人流复杂，无法避免病毒传播，而宝宝抵抗力低，最容易被感染。

4 宝宝晒太阳的时间根据季节而定，冬季太阳比较温和，适合多在户外晒太阳，一般在中午11-12点；春、秋季节一般在10-11点；夏季一般在9-10点。

5 晒太阳时间长短应由少到多，可由10分钟逐渐到30分钟。晒后要注意补水。

6 空腹及早餐后1小时内不宜晒太阳。

7 有佝偻病症状或从未服过鱼肝油、钙片的宝宝，不适宜晒太阳。应在服用维生素D制剂一段时间后，再接受日光照射。

8 晒太阳时，如果出现头痛、头晕、心慌、皮肤潮红或灼痛等反应，应立即到阴凉处休息。并给予清凉饮料或淡盐水，或用温水给宝宝擦身。

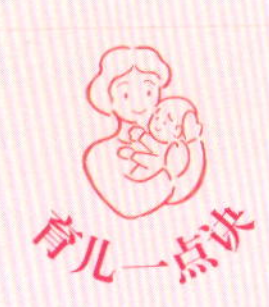
育儿一点诀

晒太阳时，紫外线要与皮肤直接接触才能起作用，隔着玻璃或全身包裹着晒太阳，紫外线的效果会减少30%以上，但这并不是说要在太阳下暴晒，紫外线也可以穿透树荫。

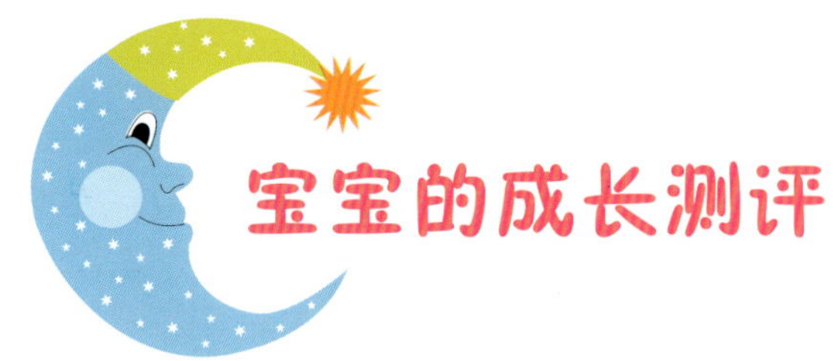

宝宝的成长测评

宝宝能力发展综述

视觉

刚出生时，宝宝的视力很弱，对周围事物几乎都是视而不见的，这种状况大约要持续 1 周才会结束，此后视觉有较大的发展，不过仍然较弱，满月时宝宝视力范围大约为正前方 3 米，可视范围约为 90 度角，眼睛已经开始注意他能看到的事物，不过注意力维持时间较短，只有几秒。当有物体急速移动到宝宝眼前的时候，他会做出眨眼睛的反射动作。

听觉

刚出生时，宝宝的听觉灵敏度也不高，所以正在酣睡的宝宝只有听到很大的声音时，才会突然惊醒啼哭，不过听觉进步较大，两周后听力可以集中而且会主动捕捉声音来源，已经能分辨出妈妈的声音，近旁约 10~15 厘米处的响声会引起孩子的警觉，头会转向声源。妈妈说话时，他能注视妈妈片刻，出现反射性微笑，会发出“咿咿”“啊啊”的声音。

味觉

不过，宝宝的味觉发育比较完善，尤其喜欢甜味，另外，宝宝能分辨出不同的味道，并且喜欢自己熟悉的味道，如一直吃母乳的宝宝不喜欢吃奶粉，而一直吃奶粉的宝宝也很难接受母乳。

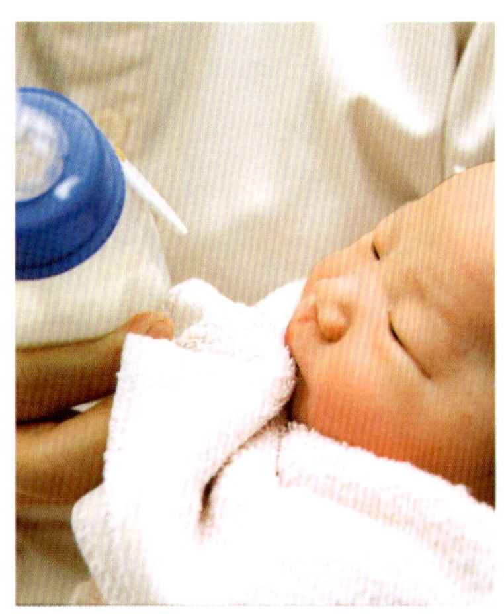

触觉

细心的妈妈可能已经发现，宝宝的触觉在出生不久后变得敏感。如果大人给宝宝用粗糙的衣服或尿布，他会烦躁不安，甚至哭闹。有物体碰触他的手心时他会抓住，这称之为握持反射。

运动

俯卧时能将下巴抬起片刻，头会转向一侧；睡醒后显得十分活跃，会慢慢地转动头部，伸胳膊，蹬腿，身体有些伸展运动，能蠕动身体。

情商

婴儿的各种动作表情，哭声变化和喃喃自语，微笑、手舞足蹈、皱眉眨眼、哭喊和惊吓等各种行为，往往能反映他的需求和感情。妈妈要多观察、探索和理解他，以适时满足他的心理需求。

宝宝潜能提升方案

大动作能力发展提升

宝宝抬头练习

游戏功效：可以促进宝宝颈部肌肉张力的发展。

操作方法：妈妈竖抱宝宝，使宝宝头部靠在肩上，然后不要扶住头部，让头部自然立直片刻。每日4~5次。

宝宝俯腹抬头练习

游戏功效：使宝宝扩大视野，智力得到开发。

操作方法：宝宝空腹时，将他放在妈妈或爸爸的胸腹前，自然俯卧，把双手放在宝宝脊部按摩，逗引宝宝抬头。

四肢运动

游戏功效：让宝宝感到舒适，并能使宝宝的皮肤得到良好的触觉刺激，促进宝宝大脑的发育。

操作方法：将宝宝置于铺好垫子的硬板床上，双手轻轻握住宝宝的手或脚，和着音节节拍做四肢运动。如果宝宝紧张、烦躁，可暂缓做操，改为皮肤按摩，使宝宝适应。

练习“走路”

游戏功效：可使宝宝提早学会走路，促进脑的成熟和智力发展。

操作方法：托住宝宝的腋下，用两大拇指控制好头部，让其光脚板接触硬的床面或桌面，宝宝会做出踏步的动作。

精细动作能力发展提升

手部动作

游戏功效：宝宝手掌的皮肤有丰富的触觉神经末梢感受器，手部动作可以使宝宝感受丰富多彩的外部世界。

操作方法：把宝宝平放在床上，让他自由挥动拳头，看自己的手，玩手，吸吮手，充分地去抓、握、拍、打、敲、叩、击打、挖……

手部按摩

游戏功效：当妈妈用手指（或细棒）接触宝宝的手掌时，他的小手能握住不放，可锻炼宝宝手部和手指的灵活性。

操作方法：轻轻抚摩宝宝的双手，然后按摩手指，不断引起抓握反射，输入刺激信息。

语言能力发展提升

和宝宝温柔对话

游戏功效：能够给宝宝一种温暖和安全的感觉。

操作方法：无论给宝宝做什么事，都要用柔和亲切的声音、富于变化的语调与宝宝讲话，比如宝宝哭时，妈妈要用温和亲切的语调哄他，如“哎呀，宝宝怎么了？别哭了，妈妈在这儿呢”。同时，要观察宝宝的反应。

在喂奶时，妈妈可以轻轻呼唤他的乳名，比如对他说：“佳佳饿了，妈妈给你喂奶来了！”

给宝宝念儿歌

游戏功效：儿歌容易刺激宝宝的大脑皮层，使宝宝记忆深刻。

操作方法：朗朗上口的儿歌会引起宝宝的兴趣。妈妈可以在宝宝一觉醒来的时候给宝宝念儿歌，比如：

小娃娃

小娃娃，嘴巴甜，喊爸爸，喊妈妈，喊得奶奶笑掉牙。

念儿歌时，妈妈要发挥想象力，根据儿歌意境做一些自然的动作，比如念“小娃娃”时，

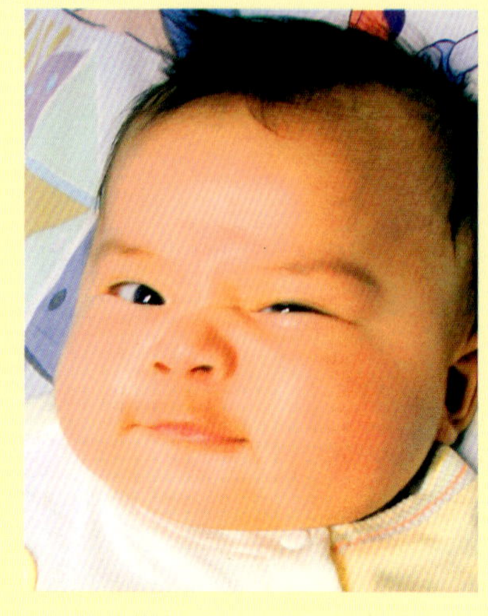

可以用两手向旁边捏住自己的两腮，装做娃娃，念“喊爸爸”时，可以用手指着身旁的爸爸，念“喊妈妈”时，则可以指着自己，念“笑掉牙”时则可以夸张地咧开嘴来笑，让宝宝充分体会到快乐。

逗宝宝发笑

游戏功效：宝宝在快乐的情绪中，各感官（眼、耳、口、鼻、舌、身等）最灵敏，接受能力也最好。

操作方法：尽早逗宝宝笑，给宝宝创造模仿学习的条件，当宝宝第一次出现逗笑时，切记记录下日期，宝宝学会在大人逗乐时报以微笑，与自己在睡觉时脸部肌肉收缩的笑不同。

大人逗乐是一种外界刺激，宝宝以笑来回答，是宝宝学习的第一个条件反射。父母可以通过做出多种面部表情，如张嘴、伸舌、呲牙、鼓腮、微笑等，同时配合语言来逗引宝宝发笑。

学宝宝的哭声

游戏功效：这样可以引导宝宝发音。

操作方法：在宝宝啼哭之后，父母发出与宝宝哭声相同的声音。这时宝宝会试着再发声，几次回声对答，宝宝喜欢上这种游戏似的叫声，渐渐地宝宝学会了叫而不是哭。

赞扬宝宝的发音

游戏功效：积极的赞扬可以使宝宝觉得发音的行为是一种巨大的乐趣。

操作方法：如果宝宝无意中发出一个元音，继而出现另一个元音，无论是“噢”或“咿”，爸妈都应以肯定、赞扬的语气用回声给以巩固强化，并且应当记录。

生活自理能力发展提升

把大小便

游戏功效：在满月前后宝宝就懂得识别把大小便了，训练他大小便可令其养成良好的排便习惯。

游戏方法：宝宝出生15天起，妈妈就可以开始定时定点培养宝宝大小便的习惯。在便盆上方用“呜”声表示大便或用“嘘”声表示小便。

适应能力发展提升

视力分辨与记忆

游戏功效：可以训练宝宝对事物的专注。

游戏方法：在宝宝卧位的上方，挂一些红色、绿色或能发出响声的玩具。触动这些玩具，能引起小儿的兴趣，使他的视力集中到这些玩具上。每次几分钟，每日数次。边说话边逗笑以缓解疲劳，使这种视力分辨与记忆训练成为快乐的活动。

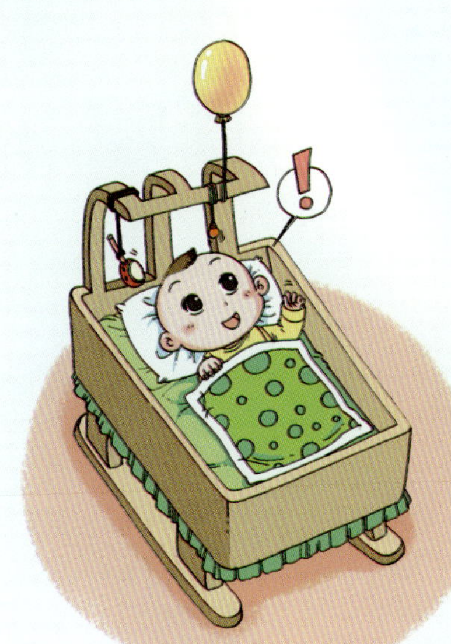

视听定向练习

游戏功效：可以促进宝宝视听识别和记忆的健康发展。

游戏方法：在距宝宝眼睛20~25厘米处，爸爸妈妈将彩色带响声的玩具边摇边缓慢移动，宝宝的视线会随玩具移动；和宝宝面对面，待宝宝看清你的脸后，边呼喊宝宝名字，边移动脸，宝宝会随着你的脸和声音移动。

社交行为能力发展提升

追视

游戏功效：能够训练宝宝的注意力。

游戏方法：将物体在宝宝的视线里移动，宝宝能够追视；或者自己在宝宝视线范围内走动，同时对宝宝说话和微笑，宝宝的视线也会注视你，并追随你移动的方向。

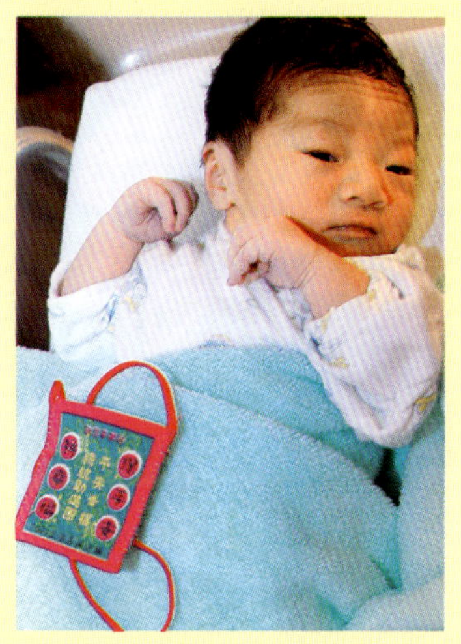

熟悉环境

游戏功效：宝宝会对自己生活的这个环境感到熟悉。

游戏方法：宝宝出生15天后，妈妈每天可将宝宝竖抱片刻，使宝宝能看到房间内各种形态的物品，并向宝宝介绍这些物品以及周围的景物。

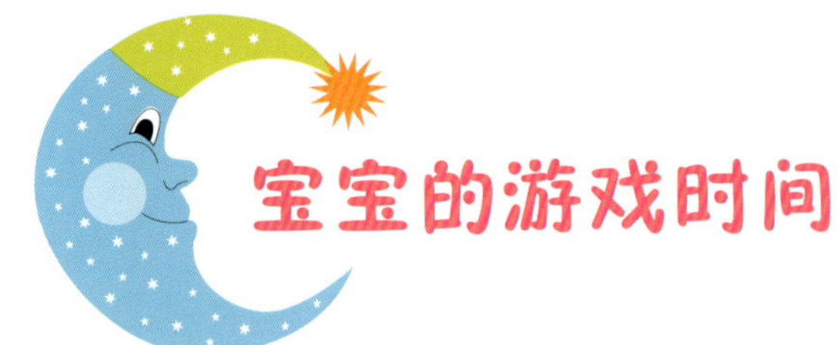

宝宝的游戏时间

宝宝盘盘腿

游戏前的准备工作

将床铺收拾干净，铺上柔软的被子或者在地板上铺上垫子再覆盖一条柔软的大毛巾。

游戏技巧

握住宝宝同侧的脚踝和大腿，盘向另一条腿。不用担心，宝宝的小屁股和身体会跟着动，恢复到宝宝的初始姿势，换另一条腿向相反的方向重复做。可以边做边和宝宝说话：

“两个小家伙，看看谁会盘，你会盘，我会盘，我们两个盘过来。”

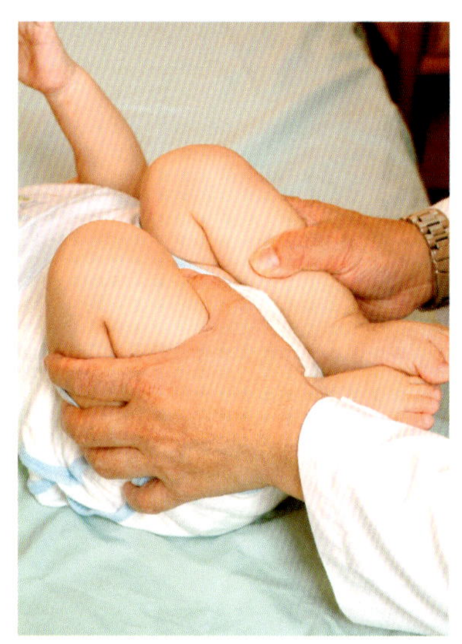

游戏的好处

经常坚持四肢屈伸运动，可以使宝宝的肌肉、骨骼、关节、筋腱得到良好的锻炼，同时，宝宝的运动智能得到很好的发展，有助于形成健康的体魄和积极向上、乐观的性格。

专家面对面 ▶▶▶

为了防止宝宝滚下床，床的四周要设立安全护栏。在宝宝活动的范围内，必须将宝宝可能放进嘴巴里的有害或危险的物品收好。

小音乐家摇摇铃

游戏前的准备工作

各式风铃和手摇铃，活泼欢快的音乐。

游戏技巧

室内悬挂各式风铃，妈妈抱起宝宝触碰风铃，使其发出清脆悦耳的声音。一边触碰一边对宝宝说：“声音真好听！”

随后妈妈带着愉快的情绪拍

手发出节奏，宝宝每碰一次铃，妈妈就拍一次手来强化节奏；当宝宝够拿住摇铃后，妈妈可以作示范，然后让宝宝模仿动作，并跟着音乐晃动手中的摇铃。

游戏的好处

培养宝宝双手的协调能力和节奏感。

专家面对面 ▶▶▶

妈妈可在家中经常给宝宝听些活泼欢快的音乐并和着音乐打拍子，给宝宝拨浪鼓、铃鼓等带响声的玩具，久而久之，宝宝一听到音乐就会转动手腕。

花样彩球

游戏前的准备工作

准备大小各异的彩色球若干。

游戏技巧

在室内悬挂高低不同的彩色球，你可以抱起宝宝，引导宝宝用手去拍打、用脚蹬或者用头去碰球；或者提着球让宝宝坐着、躺着或趴着，吸引宝宝拍打、踢蹬球。

游戏的好处

锻炼宝宝小手、小脚的灵活性，强健宝宝臂部、腿部的肌肉，培养宝宝的注意力。

专家面对面 ▶▶▶

妈妈要多激发宝宝摆弄玩具的兴趣和欲望，而不必在意宝宝如何摆弄玩具。

你看你看妈妈的脸

游戏前的准备工作

室内室外适宜的环境。

游戏技巧

妈妈坐在床上和地毯上，两腿伸直，抱住宝宝的腋下，让宝宝站在自己的膝盖上。

妈妈屈膝时，宝宝会上升；放平膝盖时，宝宝就会下降。边做边说：“妈妈的脸在下面。妈妈的脸在上面。”

反复几次，宝宝可以从上上下下不同角度观察妈妈的脸。

游戏的好处

能够对宝宝形成有利的视觉

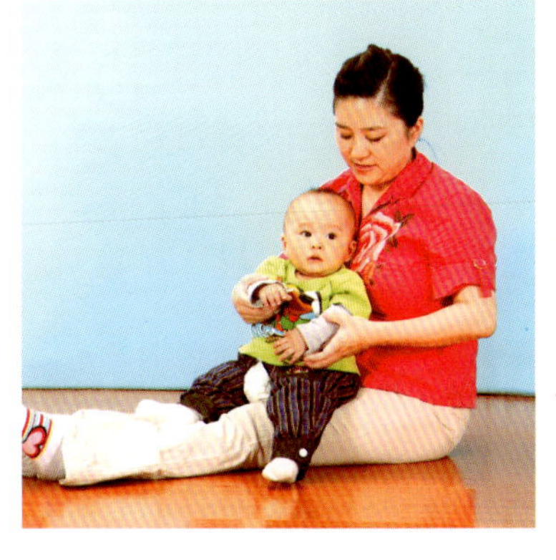

刺激，开发大脑的视觉潜能。

培养宝宝的观察力，使宝宝面临困难时，在最短时间内找出事物之间的联系，以及解决问题的办法，发挥出宝宝的聪明才智。

专家面对面

宝宝出生后前半年是视觉发育最快的时期，也是最重要的时期，视觉关键期长达 4~5 年。有效的视觉刺激可以促进宝宝的视觉能力和观察能力的发展。

拨浪鼓，咚咚响

游戏前的准备工作

准备拨浪鼓一个。

游戏技巧

在宝宝面前拿起拨浪鼓，轻轻摇晃几下，发出“咚咚”的响声，吸引宝宝的注意；然后拿起宝宝的小手，帮助他抓握住拨浪鼓，摇晃几下，也发出声响。

在摇晃拨浪鼓时，可以一边摇晃一边念儿歌：

拨浪鼓，咚咚敲，吓了宝宝一大跳；拨浪鼓，咚咚响，宝宝自己会敲响儿。（念“咚咚敲”的时候，轻轻摇晃拨浪鼓，然后停顿一下，再念：“吓了宝宝一大跳。”继续念儿歌，念到“咚咚响”时，再次轻摇拨浪鼓，然后停顿一下，说：“宝宝自己会敲响儿。”）

游戏的好处

玩拨浪鼓的过程需要宝宝运动手腕，能锻炼手臂的运动能力。

这个游戏还可以帮助宝宝学习抓握，锻炼宝宝手的灵活性和肌肉强度，同时还可以帮助宝宝感受声音的节奏。

摇动拨浪鼓会使它发出声响，这个过程可以让宝宝认识到自己对外界事物产生的影响，初步感觉到事物的因果关系。

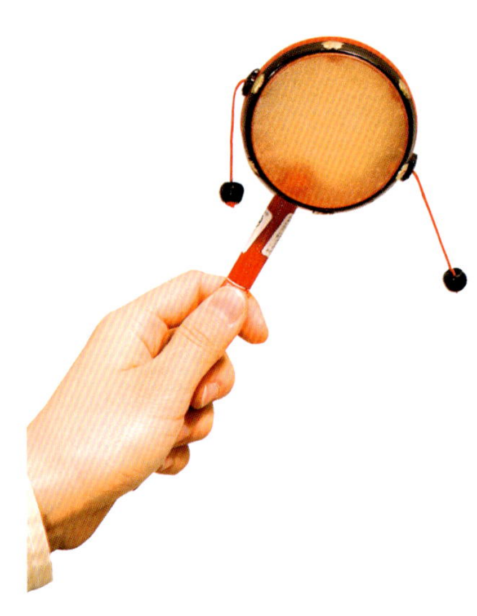

专家面对面

宝宝的耳鼓膜非常脆弱，因此摇拨浪鼓的时候，幅度不要太大，防止发出的声响太过刺耳，摇动时不要贴近宝宝的耳朵，要放在眼睛前方，避免伤害鼓膜，同时也可锻炼宝宝的视觉，吸引宝宝的注意力。

由于拨浪鼓的声音不好控制，这个游戏时间不宜长，每次 1~2 分钟即可。

80后妈妈育儿经

申请一个时尚个性的育儿博客

博客正以超乎人们想象的速度流行着，80后妈妈自然不甘落于时尚之后，在育儿博客网上连载自己宝贝的精彩生活，这就是所谓的“独乐乐不如众乐乐”。

除了与人分享自己的幸福和精彩生活外，利用育儿博客你还可以收获些什么：

1 交流育儿经验，保持社会联系

对80后的爸爸妈妈来说，育儿博客的写作过程也是自己不断成长的过程。在网上，提出的问题总是会得到其他热心父母的解答。宝宝生病了，宝宝要买新衣服了，要上幼儿园了……总会有过来人指点。

你还可以加入一些育儿圈子结识另外一些年轻的妈妈互相交流育儿经验，网络都能轻易地拉近你们之间的距离。特别是对一些全职妈妈来说，育儿网络交流更是让她和社会保持联系的重要途径。

2 记录下宝宝成长的点滴

你可以充分利用博客中便捷的各种链接、网络互动、动态更新的特点，在你“不停息的网上航行”中，精选并链接全球互联网中最有价值的育儿信息、知识与资源；也可以将你和宝宝的生活故事、宝宝的照片、你育儿的思想历程、闪现的灵感等及时记录和发布，发挥个人无限的表达力，这些都将是你留给宝宝的一笔无价财富。

说不定，还会有一些杂志或者各地儿童的选秀节目看中你活泼可爱的宝宝呢！因此，一个时尚而个性的育儿博客，是80后妈妈很不错的育儿生活平台，推荐妈妈们去申请一个，或者你已经有了自己的博客，那就可以直接开始记录自己的点点滴滴。

让新生宝宝进行游泳体验

只要是足月分娩的剖宫产儿、顺产儿，体验游泳对都是有诸多好处的，宝宝出生前就是生活在水的世界里，出生后如果能再回到水里，不但会感觉安全、愉悦，而且身体的成长和感官的发育都会因此受益：

1 游泳可以帮助新生宝宝尽早排出胎便和消退生理性黄疸。

2 可以锻炼新生儿的心肌，心跳会比同龄婴幼儿有力。

3 在游泳的过程中也会提高大脑的功能，锻炼了手脚协调性，智力发育好。

4 呼吸系统功能也能得到提高，表现为肺活量大，憋气时间长。

5 运动后的婴幼儿，胃口好，有助于建立睡眠节律，提高婴幼儿对外部环境的反应能力。一旦学会游泳，还有助于防止婴幼儿溺水。

因此，妈妈可以创造一些条件让新生宝宝体验游泳，宝宝一般刚出生就可以在专业人士的护理下去游泳了，游泳时，妈妈要充分注意宝宝的安全：

1 宝宝脐带如果还没有脱落，游泳前要把宝宝的肚脐用防水贴贴住，等宝宝游完后，再把防水贴取下，并对脐部进行消毒处理。

2 选择适合宝宝颈围的游泳圈，防止游泳圈过大或过小，以宝宝套上游泳圈后，脖子与游泳圈之间仍可以插入两指为好。给宝宝套上游泳圈后，缓缓把宝宝放入水中。

3 水温要接近宝宝的体温，最好在36℃ ~38℃之间，室温在25℃ ~28℃之间。

4 宝宝游泳最好不要超过10分钟，不然宝宝会感觉劳累。两次游泳时间间隔最好在两天以上。

5 游完后，要及时用毛巾或被子把宝宝包住保暖，以防感冒，等宝宝身体彻底干后，再穿上衣服。

6 要注意，属于早产儿、低体重儿的新生儿不宜游泳，有皮肤破损或有感染的新生儿也不宜游泳。

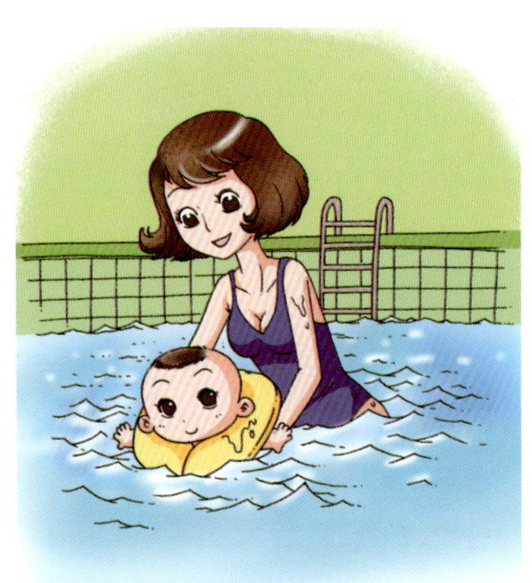

如何爱上这个介入家庭的“第三者”

宝宝出生了，却发现自己无法像一个妈妈一样去喜欢他、爱他，是不是自己先天母性不足呢？这是很多初为人母的80后妈妈的困惑。

事实上，并不是每个新妈妈从怀孕的那一刻起，就会对她的宝宝付出“全部期待”。爱，不只是一种本能，也是需要时间来慢慢培养的。

假若发现自己无法一下子爱上自己的宝宝，可以尝试下面几种方式，来培养自己和宝宝的甜蜜感情：

1 让宝宝听一听你的心跳

有经验的产科医生会在宝宝出生后30分钟内，把宝宝放置在妈妈胸前。不管新妈妈此刻是否精疲力竭，都应努力抱住宝宝，让他伏在你胸口睡上一小觉。

分娩后的搂抱对母子关系的建立和日后安抚宝宝都有事半功倍之效，宝宝的表情也会因此显得安恬及放松。如果宝宝出生后12小时还没有躺进妈妈的怀抱，不仅使宝宝情绪上惶惑不安，也会令你对“妈妈”这一角色缺乏直观的认同感。

2 尽量母乳喂养

母乳是母爱的一部分，当宝宝吃奶时，你满胀及疼痛的乳房会变得轻松，你再就势理一理宝宝的头发，通常在母乳喂养进行时，你会感到自己正通过乳汁与宝宝变得密不可分。

3 保持与宝宝的身体接触

有很多经济状况不错的家庭，在宝宝诞生之初请了24小时月嫂及育儿保姆，这一做法带来的好处是，让妈妈有更多的时间休息，从而更容易恢复体力，但坏处是可能令宝宝与妈妈的身体接触大大减少。

不少妈妈除了喂奶时抱过宝宝，帮新生儿洗澡、换尿布、做抚触操等，都交由月嫂和保姆去做，这也是妈妈与宝宝的情感建立很慢的主要原因。不妨将一些育儿工作从保姆手里接过来自己做，尤其是一面有身体接触，一面有眼神、言语乃至哼唱交流的节目，如替宝宝洗澡，做抚触操，与宝宝一起玩气球和铃铛等，这些无声及有声的沟通可以使母子亲情快速成长。

4 写宝宝日记及收集与新生儿相关的纪念品

如宝宝成长的手模、脚模、胎毛笔，都会令你对“新妈妈”这一角色充满好奇，这种好奇会令你对宝宝的到来，充满感恩和欣喜。

多多尝试吧，也许用不了多久，你就会发现，你已经深深爱上这个介入你家庭的“第三者”了。

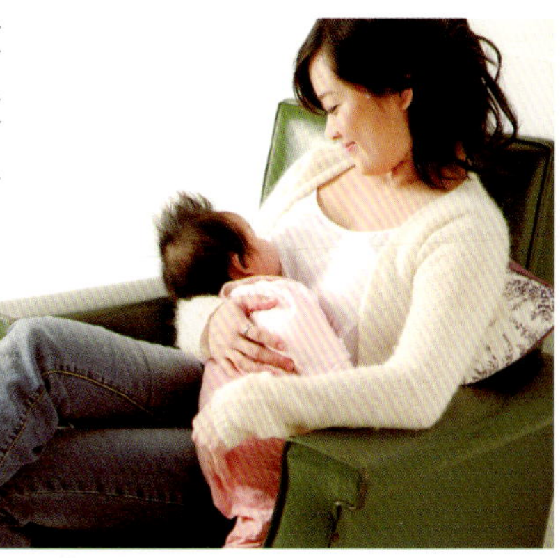

给宝宝一个独立的睡眠空间

宝宝出生后，妈妈可以给宝宝一个独立的睡眠空间，至少应该有一张专门的小床，一个单独的房间或小床，对宝宝的身心发展非常有益，可以从小培养宝宝的独立意识。

适合80后妈妈的家庭养育方式是，宝宝与父母同房不同床，这样也很便于照顾宝宝，妈妈应该尽量避免怀抱宝宝边摇边让宝宝入睡，或搂着宝宝共睡一个被窝。不过，在出生后的前6周，妈妈应该将宝宝的小床放在自己的床边，因为宝宝需要频繁地哺乳。

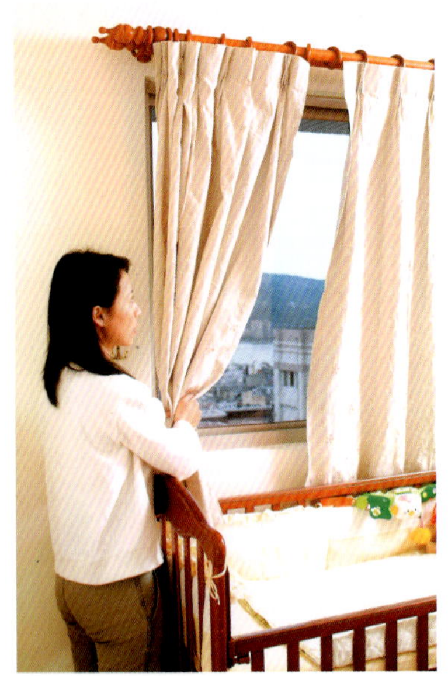

怎样装扮宝宝的睡眠空间

宝宝居室应选择向阳、通风、清洁、安静的房间。

宝宝居室的装修、装饰要简洁、明快。可吊挂一个鲜艳的大彩球及一幅大挂图，以刺激宝宝的视觉，为以后的认物打基础。但勿将居室搞得杂乱无章，使宝宝的眼睛产生疲劳。

宝宝的小床是妈妈需要关注的重点，为了让宝宝拥有更好的睡眠质量，妈妈要做到的是：

1 宝宝床的表面要光滑，没有毛刺和任何突出物；床板的厚度可以保证宝宝在上面蹦跳安全；结构牢靠，稳定性好，不能一推就晃。

2 床的拐角要比较圆滑，如果是金属床架妈妈最好自己用布带或海绵包裹一下，以免磕碰到宝宝。

3 床栏杆之间的间距适当，宝宝的脚丫卡不进去，而小手又可伸缩自如。床栏最好高于60厘米，宝宝站在里面翻不出来。

4 摇篮床使用中要定期检查活动架的活动部位，保证连接可靠，螺钉、螺母没有松动，宝宝用力运动也不会翻倒。

5 选购好小床后，妈妈还应该用可爱的玩具和鲜艳的色彩装点宝宝的小床，因为你的宝宝不仅要躺在小床里睡觉、游戏，还要在小床里学站、练爬，甚至蹦蹦跳跳，宝宝第一年的大部分时光是在小床里度过的。

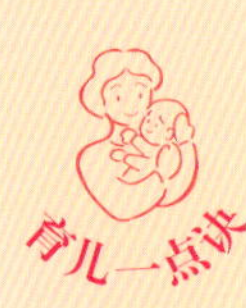

宝宝的空间里最好不要放电脑或者电视。电视和电脑工作时都会有一定程度的辐射，最重要的是，它们的存在会影响母子之间的亲子交流，不利宝宝成长。

专家热线

宝宝的胎发一定要剃吗

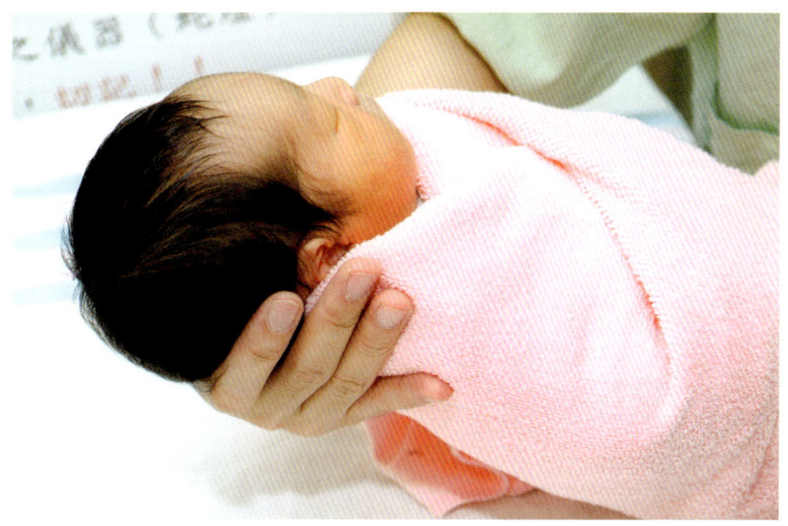

不是的。

民间习俗盛传在宝宝满月时将头发及眉毛全数剃掉，会促使宝宝头发长得又浓又密。其实这个观念不太正确，剃不好还容易引起宝宝头部出血和感染。宝宝出生后，胎毛会逐渐褪去，不需要剃除。

妈妈情绪不佳的时候给宝宝喂奶是不是对宝宝不好

妈妈情绪不佳喂奶对宝宝确实不好。

人在生气时，体内可产生“毒素”，这些毒素不仅影响母体健康，还会对胎儿造成危害，此外，乳腺分泌乳汁的质量与妈妈的精神状态有密切关系，过度紧张、忧虑、悲伤、愤怒或惊恐，都会影响催乳素的分泌，而使乳汁减少或质量不佳。

但喜怒哀乐，人之常情，生活中难免会碰到不如意的事情，因此，妈妈要学会调适，积极消解，不要在生气时或刚生完气就给宝宝喂奶，平时还要注意保证充分的睡眠和休息。

宝宝捂严实点就不容易感冒吗

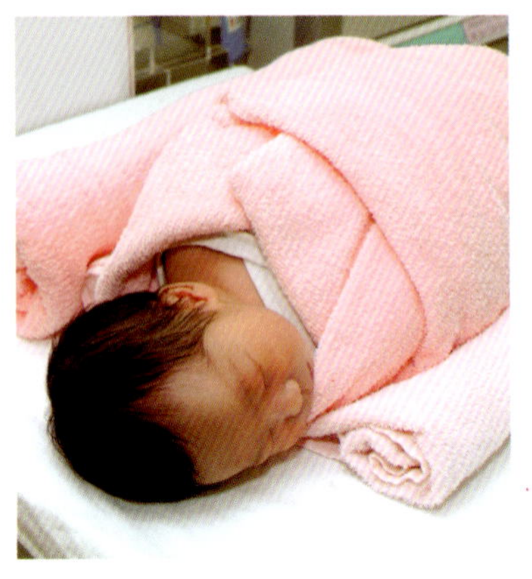

不是的。

新生儿体温中枢尚未成熟，不能妥善地调节体温，体温会随外界环境温度的变化而变化。故宝宝一出生便立即要采取保暖措施，但也不要严捂过分，以宝宝手足暖和不出汗为宜。如果衣被过厚，保暖过度，宝宝身体处于较高的环境温度下，此时如果喂水量不足，宝宝会出现发热、脱水症状。

此外，宝宝穿盖太厚，身体活动余地太小，会直接影响其血液循环，不利于其健康发育。另外，宝宝与父母身体接触较少，也不利于相互之间的感情交流。

哺乳期妈妈不可以用什么药

1 抗生素类药物如：红霉素、青霉素、四环素等，这些药物容易引起过敏、中毒以及皮肤问题，有的还会影响宝宝发育。

2 磺胺类药物如：复方新诺明、磺胺脒等，这些药物少剂量即可导致宝宝血浆内游离胆红素增多，从而引发宝宝黄疸。

3 激素类药物、锂盐、阿司匹林、麻黄素、抗癫痫药、抗甲状腺药等，这些药物都会通过乳汁传递给宝宝，影响宝宝的健康。

4 避孕药、炒麦芽、逍遥散、薄荷中药，这些药物会减少妈妈乳汁分泌。

宝宝吃奶粉上火怎么办

宝宝吃奶粉上火主要是因为奶粉中含有不易消化的物质，如果奶粉由全脂牛奶制成，或奶粉中含有棕榈油和乳脂，宝宝吃了就比较容易上火。

如果你现在给宝宝吃的奶粉有这样的成分，可以给宝宝换一种奶粉，最好选择含有精制植物油的奶粉，另外，要给宝宝多喂水，可以在两次喂奶之间喂奶粉一半量的水，宝宝如果不喜欢喝白开水，可以在白开水里加一点点金银花露，可以帮宝宝降火。等到宝宝长到4~5个月后，就可以加些菜汁、果汁等，防止上火了。

专题页：宝宝的玩具计划，快乐从游戏开始

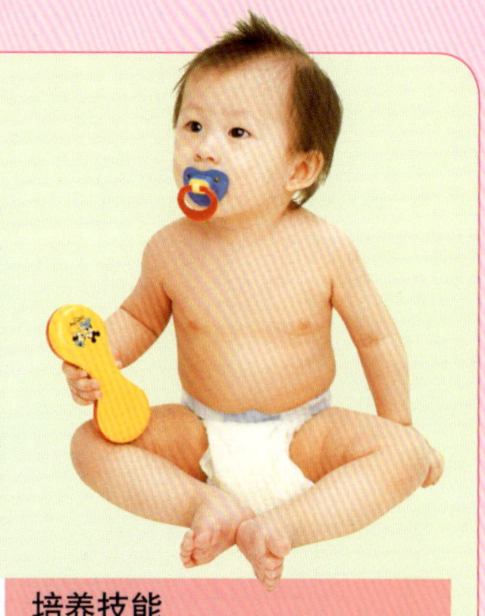

宝宝的玩具越来越多地受到重视，0~1岁内宝宝的玩具更是有讲究，从现在开始为宝宝准备心爱的玩具吧，别让你的宝宝白白浪费了一年绝佳的学习机会！

我们根据不同月龄阶段宝宝的特点制作了以下玩具计划，妈妈可以参考：

年龄段	名称	建议活动	培养技能
0~2个月	摇响玩具（拨浪鼓、花铃棒等）	摇动拨浪鼓，让宝宝寻找声源	听觉能力
		让宝宝抓握拨浪鼓，摇动	精细动作、因果关系
	音乐玩具	让宝宝倾听声音	听觉能力、愉悦情绪
	活动玩具	吸引宝宝的视线，追随玩具的活动	视觉能力
	镜子	让宝宝照镜子，观察自己	自我意识
	悬挂玩具	悬挂在床头，能吸引宝宝的视线，发出声音	视觉、听觉能力
	图片（人像、有一定模式的黑白图片）	悬挂在床头或贴在墙上让宝宝观看	视觉能力
3~4个月	家庭像册	让宝宝认识自己、父母	视觉能力、社会情绪
	宝宝床拱架	悬挂各种玩具，便于宝宝抓握、踢打	全身的动作，手眼协调能力
	抓握类玩具	抓握、摇响	手眼协调能力；因果关系
	能发出声音的手镯、脚环	带在宝宝的手腕、脚腕上，增加宝宝活动的兴趣	全身的动作；因果关系
	适合宝宝特点的图书	读书	对书的认识，阅读的兴趣
5~6个月	浴室玩具（包括沉、浮玩具）	洗澡时放在澡盆或浴缸里，便于宝宝抓握，增加洗澡的乐趣	手眼协调能力，认知能力
	软性积木	认识积木，抓握积木	手眼协调能力
		家长给宝宝搭积木，作出新的造型	认知能力
	软性球类	抓握	手眼协调能力

续表

年龄段	名称	建议活动	培养技能
5~6 个月	能发声音的填充玩具	认识填充玩具的名称，如娃娃、小猫等	社会行为
		抱着填充玩具	认知能力
		让它发出声音	因果关系
	不倒翁	摇晃、试图推倒	精细动作；因果关系
	适合宝宝特点图书	读书	阅读的兴趣
7~9 个月	拉绳音乐盒	捆在宝宝车上，让宝宝学会如何通过	手眼协调能力；因果关系
		拉绳使音乐盒发出声音	音乐能力
	玩具鼓	随意敲打，满足宝宝手的动作的需要	听觉刺激；手眼协调能力
	积木	练习抓握	手眼协调能力
		成人用积木搭出造型	
	拖拉玩具	推拉，利用玩具上拴的绳把它拉过来	解决问题的能力
	带盖的盒子或瓶子	盖盖	手眼协调能力；因果关系
	装玩具的小盒子	把玩具拿进拿出	手眼协调能力
		藏找玩具	认知能力
	卡片	认识事物的名称	认知能力；语言能力
10~12 个月	球	滚球、踢球	大肌肉运动；因果关系
	爬行隧道	练习爬行、攀登，锻炼身体各项技能的协调能力	大肌肉运动；探索能力
	套塔／套杯	把套塔／套杯按照大小套上去	手眼协调能力
		旋转套塔／套杯，体会力量与速度的关系	大小概念；因果关系
	玩具琴	随意按键，满足宝宝手的动作的需要	听觉刺激；手眼协调能力；因果关系
		根据音乐做动作	
		给宝宝弹一首曲子	
	形状分类玩具	认识形状	形状概念
	金属丝串珠玩具	上下移动珠子	手眼协调能力；因果关系
	宝宝餐椅	吃饭、游戏	生活自理能力

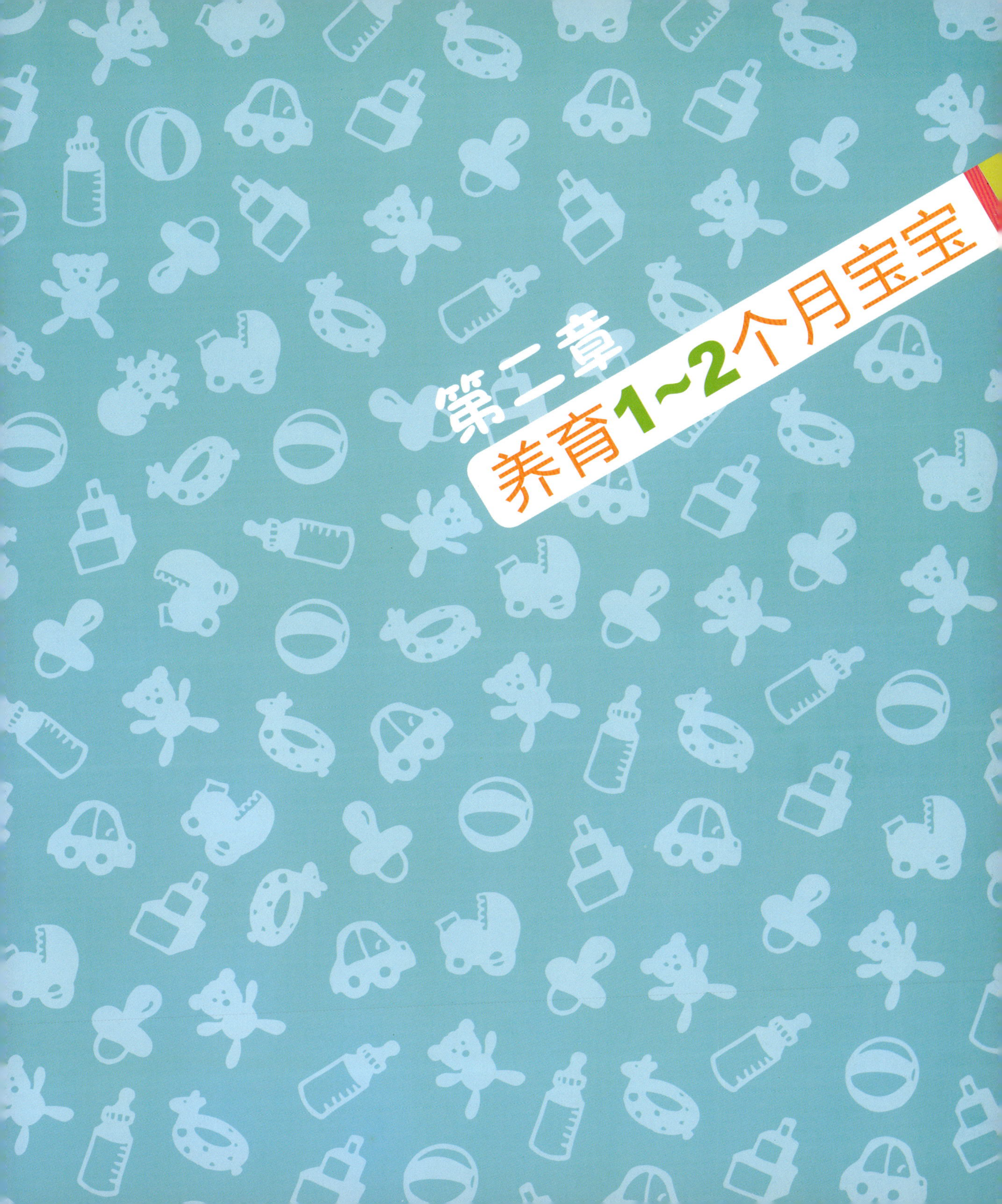

第二章
养育1~2个月宝宝

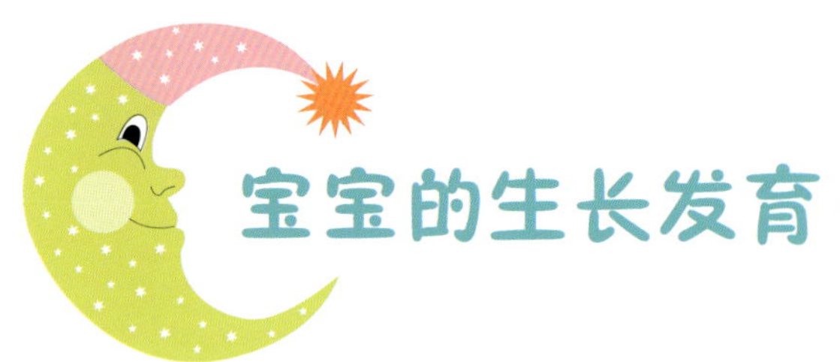

宝宝的生长发育

性别	体重（kg）	身高(cm)	坐高(cm)	头围(cm)	胸围(cm)
男宝宝	55.5~60.7	43.0~60.0	40	39.84	40.10
女宝宝	54.2~59.2	40.0~54.0	39.05	38.67	38.78

在这个月内，宝宝将以他出生后第1周的生长速度继续生长，体重将增加0.7~0.9千克，身长将增加2.5~4厘米；头围将增加1.25厘米，这些都是平均值。

宝宝的性格

宝宝在生命的最早期就会有自己独特的个性特征，他是活跃、紧张还是相对沉稳？面对新环境胆怯还是喜欢？这些都已经有所体现。

在宝宝做的每一件事中都包含有其性格特征，妈妈应该注意这些信号并作出相应的反应，从宝宝出生早期就应该按照他们的不同性格采用不同的养育方式。

为什么宝宝体重增长会变快、变慢

体重增长过快的原因

1.哺乳妈妈的饮食太丰盛，油脂太多。

2.宝宝缺乏运动。

3.人工喂养和混合喂养的宝宝过早地开始添加半固体、固体食物。

4.过度喂养，一哭就喂。

体重增长过慢的原因

1.宝宝胃口太小，吃奶费劲。

2.吐奶比较严重。

3.宝宝因疾病影响而导致体重增长变慢。

当宝宝体重增长不在正常范围内时，妈妈可以先找找原因，对症调整，如果找不出更多的原因，或因疾病引起，应及时咨询医生。

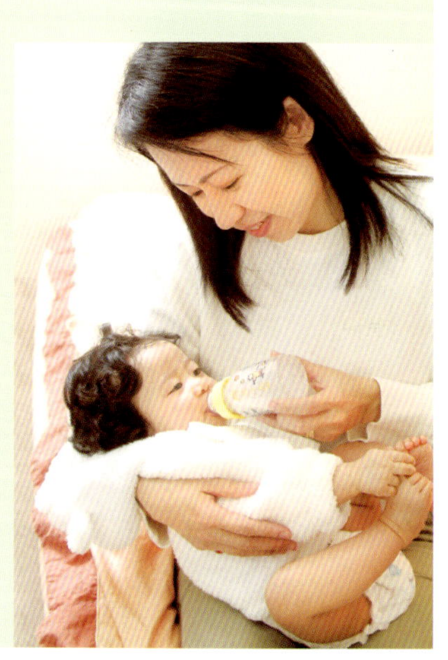

宝宝的营养

宝宝一日饮食安排

第2个月仍然是宝宝快速生长的时期，每天所需的能量依然很多，大约为每千克体重100~110千卡。如果每天摄取的热量超过每千克体重120千卡，就可能出现肥胖。

母乳喂养的妈妈可每周测量一下宝宝的体重，如果每一周宝宝的体重增长都超过了250克，就可能是吃奶过多，需要酌情减喂；如果每一周宝宝的体重增长低于100克，则可能是哺喂不足，需要增加喂奶量，或酌情为宝宝添加配方奶。

人工喂养的宝宝，一般第2个月每天的喂奶量在800~1000毫升，每次的喂奶量在120~150毫升之间，如果宝宝吃了150毫升的奶还是哭闹，可以在30毫升左右温开水中加入少许白糖喂给宝宝。

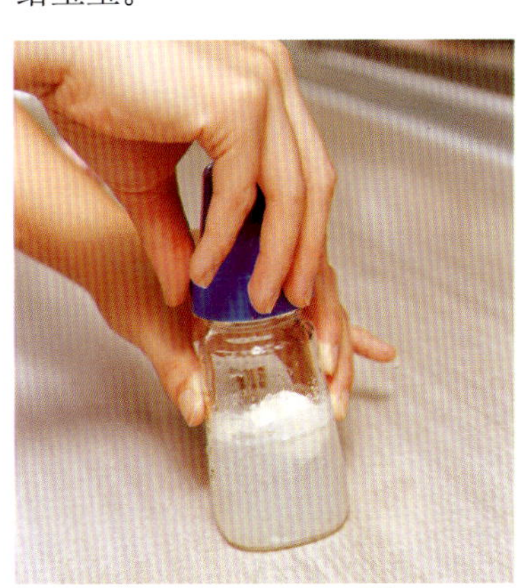

1~2个月宝宝一日饮食安排推荐

主要食物	母乳或母乳 + 配方奶
辅助食物	温开水、鱼肝油（维生素 A、维生素 D 比例为 3:1）
餐次	每 3 小时喂 1 次，或按宝宝需求喂哺
哺喂时间	上午　6 时、9 时、12 时各喂一次 下午　3 时、6 时、9 时各喂一次 晚上　0 时、3 时各喂一次
水	母乳喂养的宝宝不需添加。人工喂养的宝宝可上午 7 时、10 时，下午 4 时各喂一次水，每次喂水量在 30~50 毫升。
鱼肝油	每天 1~3 次，喂奶前半个小时加 1 滴。一天不超过 5 滴。

这个时期的宝宝所需营养

1 这个阶段的宝宝消化吸收能力更强，宝宝的最佳食品仍是母乳。

2 采取纯母乳喂养的妈妈在出生半个月时还不太多的母乳，到这个时期，已经逐渐增多。母乳量充足与否直接影响宝宝的生长发育。为了增加泌乳量，妈妈要注意自身的营养，生活要有规律。

3 如果母乳不足，采取配方奶哺喂的妈妈要注意，用配方奶喂养宝宝的时候，奶粉的配置以不太浓为佳，所用奶粉量以不超过奶粉包装盒上的说明为宜。

4 新生的宝宝，特别是冬季出生的宝宝，比较容易缺乏维生素 D，为尽早预防佝偻病，同时适量补充维生素 A，这个阶段就可以开始给宝宝添加鱼肝油，每天 1 次给宝宝适量喂食。

5 母乳喂养的宝宝可以不需要添加辅助食物。人工喂养的宝宝在保证每 3 小时 1 次，每次喂 60~150 毫升动物奶的前提下，在白天两次喂奶中间适量添加温开水，每次 30 毫升即可。

哺乳妈妈一日饮食安排

妈妈的合理膳食直接影响到母乳的质量，因此，这个时期，妈妈不可对自己的饮食大意，特别是上班族妈妈，再也不能像以往那样，凑合着一顿就行了，一定要摄取足量的营养元素。

哺乳妈妈的日膳食参考表

主食	肉类	蛋类	奶类	豆类及其制品	新鲜蔬菜、水果
450 ~ 600 克	100 ~ 150 克	50 ~ 100 克	200 ~ 400 克	100 克	500 克（其中绿叶蔬菜不少于 250 克）

哺乳妈妈在哺乳期间要保证营养均衡，不可偏食，食物种类要尽量丰富，每天要食用一定量粗粮，并适当搭配燕麦、小米、赤小豆、绿豆等杂粮，多食骨汤、蛋汤、肉汤、鸡、鱼、动物肝脏等含钙及蛋白质丰富的食物，多食用新鲜蔬菜、水果和海产品。

● 哺乳妈妈一日食谱推荐

时间	五谷杂粮	蔬菜	水果	肉、蛋、奶、豆
6:00–8:00	小米粥	蔬菜汁	水果、水果汁	鸡蛋、牛奶、豆浆
11:00–12:00	饭	青菜、凉拌蔬菜	荔枝、苹果等	炒肉、鸡汤、动物肝脏
14:00–15:00	粥类、饼、坚果	蔬菜粥	水果粥	蛋汤、炖豆腐
18:00–19:00	面条、馒头、小麦、玉米等	蔬菜汤	香蕉、梨、橘子	鱼汤、肉、虾、蟹等
22:00–23:00	面	炖菜	苹果1个	牛奶1杯

注：由于人体对新鲜蔬菜和水果中所含的营养元素需求量比较大，建议妈妈每天早上喝1杯果蔬汁，鲜榨的果蔬汁不但最大可能地保证了果蔬中的营养元素，而且，也便于妈妈轻松摄取维生素，另外，提倡哺乳妈妈少食多餐，每顿吃饱即可。

混合喂养和人工喂养的宝宝可适量补充稀释的果菜汁

人工喂养和混合喂养的宝宝要及时补充维生素，除了添加鱼肝油，还可以补充适量果菜汁。

蔬菜汁的做法是，将蔬菜洗净，切成小块，投入烧开的水中，盖上锅盖，大火烧开，停火，不要揭锅盖，静置半个小时，过滤掉菜渣，蔬菜汁就做好了。有些能榨出汁的蔬菜（如番茄）可直接去皮、去子后挤汁，加温开水稀释，不用蒸煮。

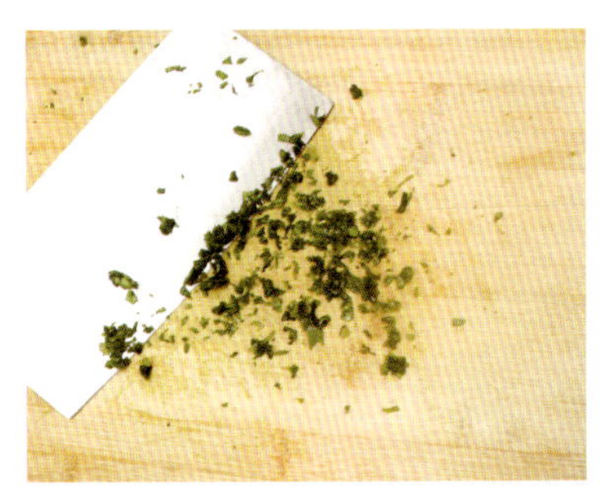

用菜汁喂宝宝时，要选用绿色新嫩菜叶，而不是选用嫩菜心煮水，因为嫩菜心的营养比菜叶差得远。

果汁也是混合喂养和人工喂养宝宝不可缺少的，果汁挤出来以后只要过滤稍加温开水就可以喂宝宝。给宝宝喝果汁，最好选用当地当季产的新鲜水果榨汁，一般说来，春天可以给宝宝喝橘子、苹果、草莓等水果的果汁，夏天可以给宝宝喝西瓜汁和桃汁，秋天可以给宝宝喝葡萄汁、梨汁，冬天则可以喝苹果汁和橘子汁。

给两个月的宝宝喂果汁一次不要超过50毫升，不宜给宝宝喝市场上销售的果汁。

给宝宝喝原汁还是稀释果

汁，主要是看宝宝是否便秘。如果宝宝不便秘，可以将在果汁中加入 1 倍温开水，稀释后喂宝宝；如果宝宝便秘，则可以给宝宝喝原汁。

宝宝果菜汁推荐

● 橘子汁

取橘子 1 个，将外皮洗净，切成两半；将每半只置于挤汁器盘上旋转几次，果汁即可流入槽内，过滤后即成。每个橘子约得果汁 40 毫升。饮用时可加 1 倍水。

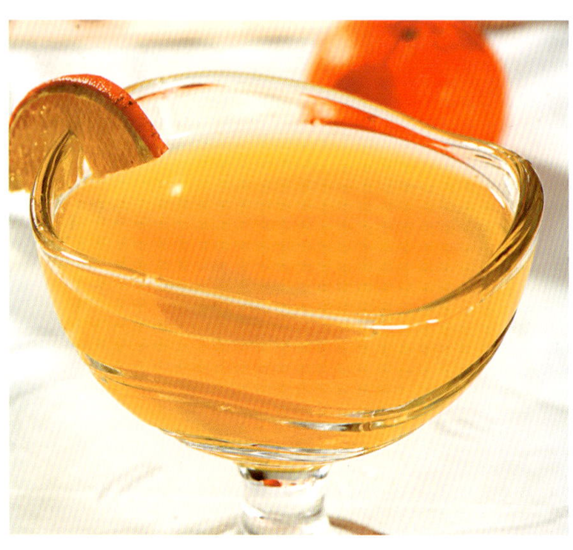

● 青菜水

青菜 50 克（油菜、白菜均可），清水 50 克。将菜洗净，切碎。将不锈钢锅（不要用铁、铝制品）放在火上，将水烧沸，放入碎菜，盖好锅盖烧开煮 2~3 分钟，将锅离火，再闷 10 分钟，滤去菜渣留汤即可。

● 西瓜汁

将西瓜瓤 100 克放入碗内，用匙捣烂，再用纱布过滤即成。

● 胡萝卜汤

胡萝卜 50 克，清水 50 克。将胡萝卜洗净，切碎，放入不锈钢锅（不要用铁、铝制品）内，加入水，上火煮沸约 2~3 分钟。用纱布过滤去渣即可。

用配方奶粉喂养宝宝的注意点

用配方奶粉喂养宝宝时，一定要注意：

1 忌高温

妈妈的体温是 37℃，这大体也是配方奶粉中各种营养存在的适宜条件，宝宝的胃肠也好接受。

2 忌过浓过稀

浓度高可能会引起发生腹泻、肠炎；浓度低就会造成营养不良。

3 忌污染变质

配方奶非常容易滋生细菌，冲调好的奶粉不再可能被高温煮沸消毒。所以，配制过程中一定要注意卫生。如果开罐后放过长时间，就可能被污染。

怎样给宝宝选择和补充鱼肝油

母乳、牛奶和一些配方奶粉（维生素A、维生素D强化的除外）中维生素A和维生素D的含量比较少，很难满足宝宝生长发育的需要。所以，从出生的第三周起，无论是母乳喂养还是人工喂养，妈妈最好给宝宝添加一定的鱼肝油，为宝宝补充维生素A和维生素D。

怎样为宝宝补充鱼肝油

给宝宝喂鱼肝油的方法：妈妈用滴管吸出一定剂量的鱼肝油滴剂，放进宝宝嘴角内或者舌下，便于宝宝慢慢舔入。不宜将鱼肝油滴入奶瓶内服用。

为宝宝添加鱼肝油一定不能过量，一般以每天1~3次，每次1滴为宜。一天最多不能超过5滴。一瓶浓缩鱼肝油至少应吃2~4个月。如果妈妈经常带宝宝到户外晒太阳，宝宝就可以自己在体内合成维生素D，鱼肝油的添加量也应该相应地减少一些。

补充鱼肝油的同时，还应适当补充一些钙粉，如果人工喂养，牛奶喝得较多，也可以不补充钙粉，只补充鱼肝油。钙粉与鱼肝油宜在喂完奶半小时以后吃。需要注意的是，钙剂不宜与奶混合吃，因为钙粉与奶混合后，奶会结成小块，影响吸收。

怎样为宝宝选择鱼肝油

市场上为宝宝特制的维生素A、维生素D制剂类型很多，目前，使用最普遍的还是维生素A、维生素D含量比例为3:1的婴儿鱼肝油。这种浓度比例既能为宝宝补充足够的维生素D，又不会出现维生素A过量的问题，是专家们一致推荐的剂型。

此外，妈妈还可以参考下面一些有价值的经验，希望能有所帮助：

1 选择不含防腐剂、色素的鱼肝油，避免宝宝叠加中毒。

2 选择不加糖分的鱼肝油，以免影响钙质的吸收。

3 选择新鲜纯正口感好的鱼肝油，宝宝服用更顺从。

4 选择不同规格的鱼肝油，有效满足婴幼儿成长期需求。

5 选择单剂量胶囊型的鱼肝油，避免二次污染。

6 选择铝塑包装的鱼肝油，避免维生素A、维生素D氧化变质。

7 选择知名企业生产的鱼肝油，更加安全可靠。

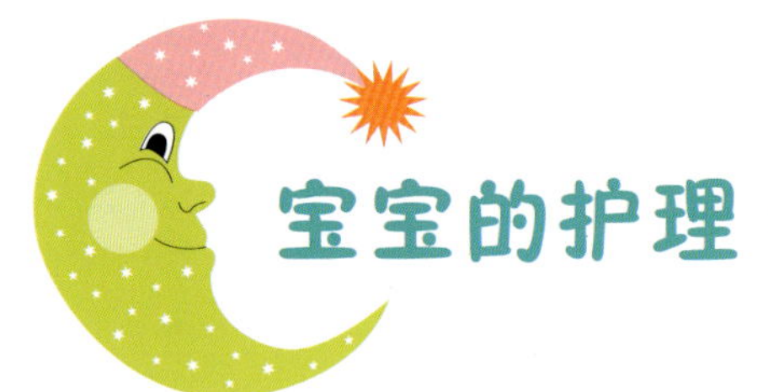

宝宝的护理

怎样给宝宝选择衣服

宝宝出生一个月后，体重和身高的增长都会有显著的变化，新生儿穿的和尚服不太能满足宝宝的需要，因此需要给宝宝准备合身的衣服了。

这个时期的宝宝肌肤柔嫩娇弱，准备衣服的重点，就必须以材质、保暖功能、安全因素为首要考虑，并根据季节以及服装特性来为宝宝选择合适的衣服。

宝宝适合的衣服款型和尺寸

1 **夏天**

纱布衣、棉质内衣、肩开连身衣、蝴蝶装。纱布衣或棉质内衣为必备衣着，肩开连身衣、蝴蝶装则可作为宝宝夏天的外衣。

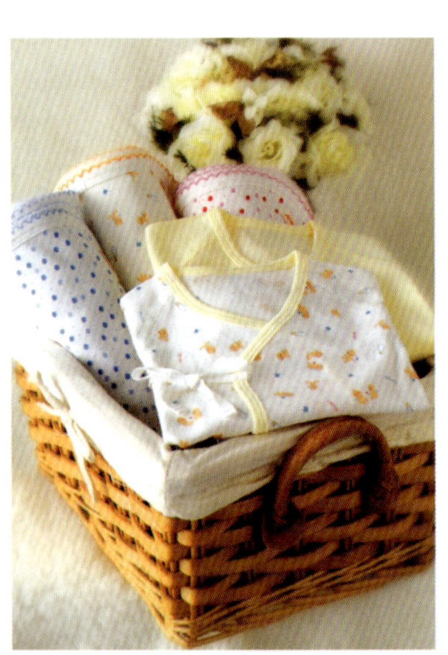

2 **冬天**

在内衣之外加长袍、连身裤装保暖。

3 **内衣尺寸**

如纱布衣、棉质内衣应选择合身的尺寸才能达到保暖作用。

4 **外衣尺寸**

长袍、连身兔装可选择较大的尺寸，比内衣长 10 厘米左右，上衣最好选较长的，要盖过肚脐，这样可以防止宝宝肚脐受凉。

其他需要注意的细节

1 **纯棉材质**

不含荧光剂、福尔马林成分，透气吸水性佳，不伤宝宝肌肤，此外，纯棉的衣服手感柔软、保暖透气性好，且刺激性小，可以给宝宝较好的呵护。

2 **袖口反折设计**

可以代替手套，防止宝宝抓伤脸。

3 **隐藏式安全纽扣、绑带式设计**

避免形成压疮，以及避免因扣子掉落而造成宝宝误食的危险。

4 **无拉链设计**

避免拉拉链时弄伤宝宝皮肤。

5 **标签外露设计**

避免标签的尖角造成宝宝不舒服。

6 长袍取代裤子

方便给宝宝更换尿布，减少穿脱衣服的次数。

7 颜色以浅色为主

如乳白、浅粉等，浅色衣物不易掉色，对宝宝皮肤的影响较小。

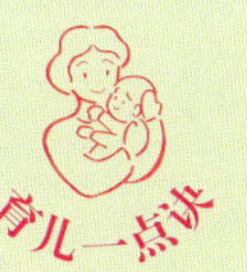

宝宝衣服买回后应先清洗，清洗宝宝衣服只要用中性肥皂即可，洗好后用开水烫一下，阴干后放到阳光下晒晒杀菌即可（直接暴晒容易使衣服变得干硬），不必用消毒液，存放时也不要放樟脑丸。

怎样给宝宝穿脱衣服

宝宝的身体很柔软，四肢还大多是曲屈状，所以妈妈给宝宝穿衣服时可能会遇到困难，不过掌握要点后，给宝宝穿脱衣服其实并不难。

给宝宝穿衣服的方法

1 在给宝宝穿脱衣服时，可先给宝宝一些预先的信号，先抚摸他的皮肤，和他轻轻地说话，如告诉他：“宝宝。我们来穿上衣服，好不好！”使他心情愉快，身体放松。

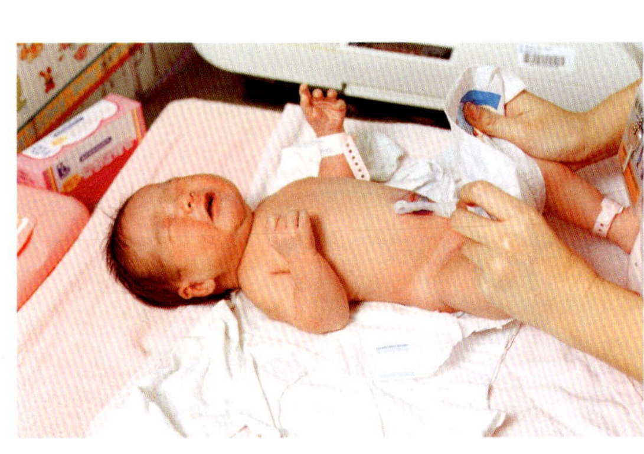

2 把宝宝放在一个平面上，确信尿布是干净的，如有必要，应更换尿布。

3 穿汗衫时先把衣服弄成一圈并用两拇指在衣服的颈部拉撑一下。把它套过宝宝的头，同时要把宝宝的头稍微抬起。把右衣袖口弄宽并轻轻地把宝宝的手臂穿过去；另一侧也这样做。

4 穿纽扣连衣裤先把连衣裤纽扣展开，平放备穿用。抱起宝宝放在连衣裤上面。把右袖弄成圈形，通过宝宝的拳头，把他的手臂带出来。当妈妈这样做的时候，把袖子提直；另一侧做法相同。

5 把宝宝的右腿放进连衣裤底部；另一腿做法相同。

给宝宝脱衣服的方法

1 把宝宝放在一个平面上，从正面解开连衣裤套装。

2 因为妈妈可能要换尿布，先轻轻地把双腿拉出来。必要时换尿布。

3 把宝宝的双腿提起，把连衣裤往上推向背部到他的双肩。

4 轻轻地把宝宝的右手拉出来；另一侧做法相同。

5 如果宝宝穿着汗衫，把它向着头部卷起，握着他的肘部，把袖口弄成圈形，然后轻轻地把手臂拉出来。把汗衫的领口张开，小心地通过宝宝的头，以免擦伤他的脸。

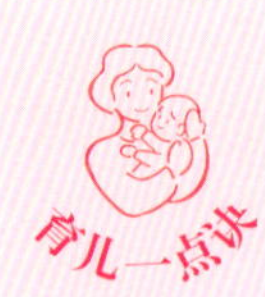

育儿一点诀

不管是穿还是脱，妈妈的手法都要轻柔。平时要勤剪指甲，及时磨平，避免在照顾宝宝时，划伤宝宝。

宝宝常用的卫生保健用品

宝宝的抵抗力弱，应时刻留意个人卫生，定时帮宝宝清洁眼睛、鼻腔、剪指甲，这些卫生保健工作可能需要用到一些专有工具，妈妈应考虑准备齐全：

宝宝常用的保健用品

1 量体温用品

建议给宝宝使用电子式耳温枪或肛温计。使用肛温计需在测量部位加入少许凡士林，再插入宝宝肛门 1~2 厘米，等候至少 1 分钟。使用耳温枪则必须确保对准宝宝的耳道，并定期请厂商矫正温度。

2 喂药工具

有滴管、喂药杯、喂药器等，方便妈妈将药水直接倒入宝宝口中。不建议将药水加入牛奶或奶瓶，以免牛奶喝不完而影响服用剂量。

3 其他

有吸涕器、退热贴片、冷热敷袋等，建议遵循医生指示使用。

宝宝专用的卫生用品

1 棉花棒

清洁宝宝的耳朵、鼻屎、眼睛以及脐带护理时，都需要使用棉花棒。建议选用宝宝专用的棉花棒，注意棉花棒的轴颈，以细轴且棉絮扎实不松散的为主。

2 指甲剪

宝宝专用的指甲剪，有特殊造型设计，方便妈妈给宝宝剪指甲，而不必担心弄伤宝宝细嫩的手指。

3 洗澡用品

澡盆、浴温计、大浴巾、小毛巾、纱布澡巾、纱布手帕等。

为方便妈妈准备，我们将宝宝可能需要的卫生保健用品制成了以下表格，可供参考：

品项	冬季	夏季
澡盆	1 个	1 个
纱布澡巾	4 条	3 条
纱布手帕	4 条	2 条
大浴巾	3 条	2 条
小毛巾	3 条	2 条
棉花棒	2 盒	1 盒
指甲剪	1 把	1 把
耳温枪	1 支	1 支
吸涕器	1 支	1 支
喂药器	1 支	1 支
电暖器	1 台	1 台
空气净化器	1 台	1 台

怎样给宝宝清洁身体各部位

眼睛

宝宝眼睛的清洁

妈妈动作要轻柔，将棉花棒尖端沿着宝宝的下眼线，由内而外画一个弧线，避免来回重复擦拭。

宝宝在出生 2~3 个月时，内眼角每天都会有眼屎分泌出来，这是因为睫毛的生长刺激形成的，妈妈只要为宝宝清理干净即可，一般到宝宝长到 1 岁时，这种现象就会消失。

宝宝眼屎的清理

用干净的毛巾蘸着温水为宝宝擦拭——用毛巾一角包住食指，由内往外轻轻擦拭宝宝的眼角，然后换另一个角再擦拭一遍，直到干净。切忌用一个毛巾角反复擦拭多遍，这样容易感染宝宝眼睛。

注意

如果宝宝的眼屎特别多，多得几乎使宝宝睁不开眼，有可能是宝宝感染了结膜炎、红眼病或鼻泪管堵塞等疾病，妈妈要及时带宝宝去医院看医生。另外，当宝宝上火时，眼屎也会增多，妈妈要适当为宝宝降火。

鼻子

鼻屎太多会阻碍宝宝呼吸，发现宝宝的鼻腔内有很多鼻屎而导致呼吸不顺畅时，就必须清理，方法是用棉花棒轻轻由外而内转一圈的方式清洁。

当鼻屎太多，用棉花棒不好清理时，妈妈可以按下面的方法清理：

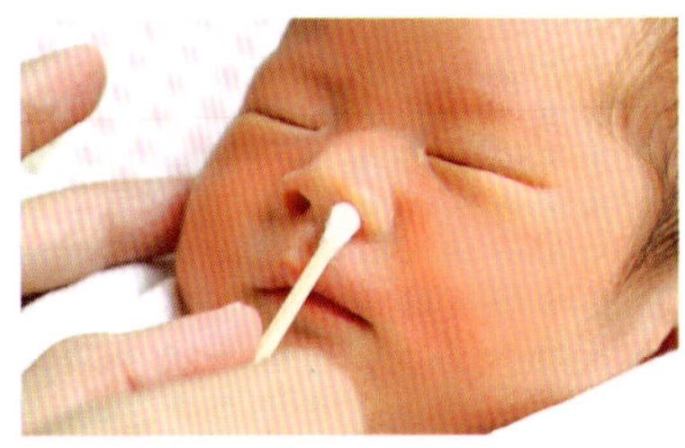

1 准备吸鼻器、小毛巾、小脸盆、细棉棒等用具。

2 将小脸盆里倒好温水，把小毛巾浸湿、拧干，放在鼻腔局部热湿敷。也可用细棉棍蘸少许温水（甩掉水滴，以防宝宝吸入），轻轻湿润鼻腔外 1/3 处，注意不要太深，避免引起宝宝不适。

3 使用吸鼻器时，妈妈先用手捏住吸鼻器的皮球将软囊内的空气排出，捏住不松手。一只手轻轻固定宝宝的头部，另一只手将吸鼻器轻轻放入宝宝鼻腔里。

4 松开软囊将脏东西吸出，反复几次直到吸净为止。

如果没有准备吸鼻器，妈妈可以在宝宝鼻孔内滴入少量凉开水或生理盐水，待污垢软化后再轻轻捏一捏宝宝的鼻孔外面，鼻屎有可能会脱落，或诱发宝宝打喷嚏将其清除。

无论是使用棉棒还是吸鼻器，都要轻轻固定好宝宝的头部，避免突然摆动。

指甲

宝宝指甲长得特别快，大概每天都会长长0.1毫米，如果不及时剪短，很容成为藏污纳垢的地方，影响宝宝健康，或者在宝宝舞动小手的时候抓伤自己，所以妈妈最好每周都给宝宝剪1~2次指甲。

给宝宝剪指甲的时候，需要特别小心，以免伤到宝宝，要使用宝宝专用的指甲剪，在宝宝睡着时给他修剪，尽量把宝宝的指甲修剪成圆弧形，剪完之后，用指腹摸一下是否光滑，如果不光滑，要继续磨一下直到光滑为止，要避免剪得太深。

如果在修剪中，不慎伤了宝宝，要及时止血消毒，用消毒纱布或棉球按压伤口，止血以后，再用碘酒消毒即可。

耳朵

一般来说，宝宝的耳道不需要清理，即使清理，也只能用棉棒或纱布轻轻擦拭耳廓。如果觉得耳垢实在比较多，形成团状堵住耳朵，妈妈可以带宝宝到医院请医生清理，最好不要自行处理，以免造成意外伤害。

宝宝用爽身粉有什么需要注意的

洗完澡后给宝宝在身上用些爽身粉，可使宝宝身体滑腻清爽，十分舒适，但如果爽身粉长期使用不当，会影响宝宝健康。

正确使用爽身粉的方法为：

1 勿使爽身粉乱飞，涂抹爽身粉时，先在远离婴儿处将粉倒在手上或粉扑上（避免在风道处），再小心涂抹（用粉扑或纱布包上棉花）在婴儿身上，尤其扑撒重点部位，如臀部、腋下、腿窝、颈下等。

2 使用时应轻轻扑撒，扑粉时需将皱褶处拉开扑撒，每次用量不宜过多，要均匀。

3 尽量避免经常全身大量使用爽身粉，防止将粉扑在眼、耳、口中。

4 不要与成人用的混同。婴儿使用的爽身粉（夏季可用痱子粉）不要与成人用的混同，宜选购专供儿童使用的爽身粉。

5 女宝宝最好不要将爽身粉扑在大腿内侧、外阴部、下腹部等处，以免粉尘通过外阴进入阴道深处，影响宝宝健康。

6 在爽身粉使用后应该将盒盖盖紧并妥善收好，不要让宝宝当成玩具。也要避免在较大宝宝面前为小宝宝敷用爽身粉，以免他们模仿。

7 当宝宝有皮肤炎或尿布疹时，不要使用爽身粉；容易流汗或流口水的宝宝，不要将爽身粉扑在颈部、手脚关节处等皮肤皱褶处。

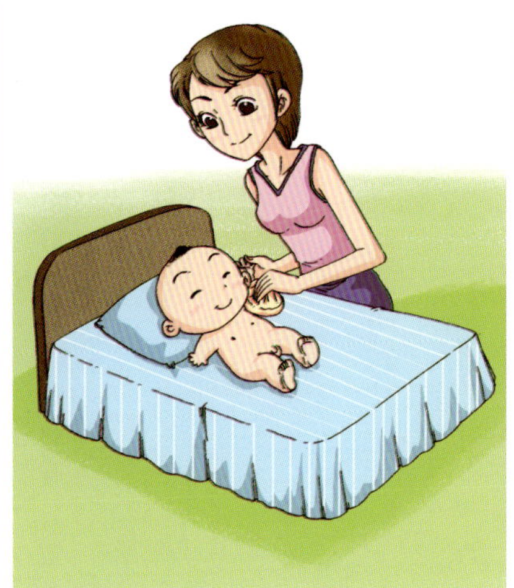

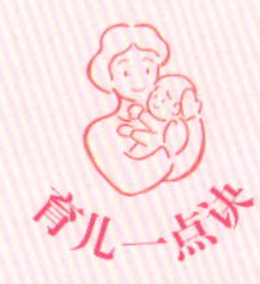

天气热时，许多妈妈发现宝宝流汗就为宝宝扑爽身粉，这是不正确的。爽身粉与汗水混合不仅起不到爽身作用，还会让宝宝不舒服，洗完澡扑爽身粉也应先擦干身体，待宝宝玩一会儿再扑。

怎么训练宝宝的排便习惯

训练宝宝的排便习惯是提升宝宝生活自理能力的一个重要方面，从宝宝两个月开始，妈妈就可以有意识地训练宝宝定时大小便了，为培养宝宝良好的生活习惯作准备。

怎样训练宝宝的小便习惯

开始训练时，可在宝宝睡前，醒后，吃奶前，以及外出前和回来后立即把大小便。宝宝醒着时，注意观察宝宝小便前的表情或反应，比如是否出现哼哼声、左右摆动、发抖、皱眉、哭闹、烦躁不安、放气、不专心吃奶等表现，若多次排小便都出现类似的表现，当下一次发现时，妈妈应及时为他把尿。

宝宝小便有一定规律，细心的妈妈可能已经发现了：

1 一般白天把尿的次数可多些，夜间次数少些。

2 不能过于频繁地把尿，这样会减低膀胱的充盈程度，使宝宝有一点大小便就要排出来，日后会很麻烦。

3 要多注意在给宝宝把尿时是否真的有便意，如果没有，就过一会儿再试，不要过于自信或为节省一块尿布，而使宝宝长时间处于把尿的姿势，这会使宝宝产生排斥情绪。

怎样训练宝宝的大便习惯

大便习惯的培养较小便习惯要容易一些，尤其在宝宝4个月添加辅食后，那时的大便次数会明显减少，一般每天1~2次。

开始培养大便习惯时，可在吃奶前、后各大便一次，或在睡前、醒后各把大便一次。

妈妈在生活中要注意观察，逐渐摸清宝宝大便的规律和时间，然后在他有需求时及时把便，一段时间后，最好能在固定的时间把大小便，逐渐养成习惯。

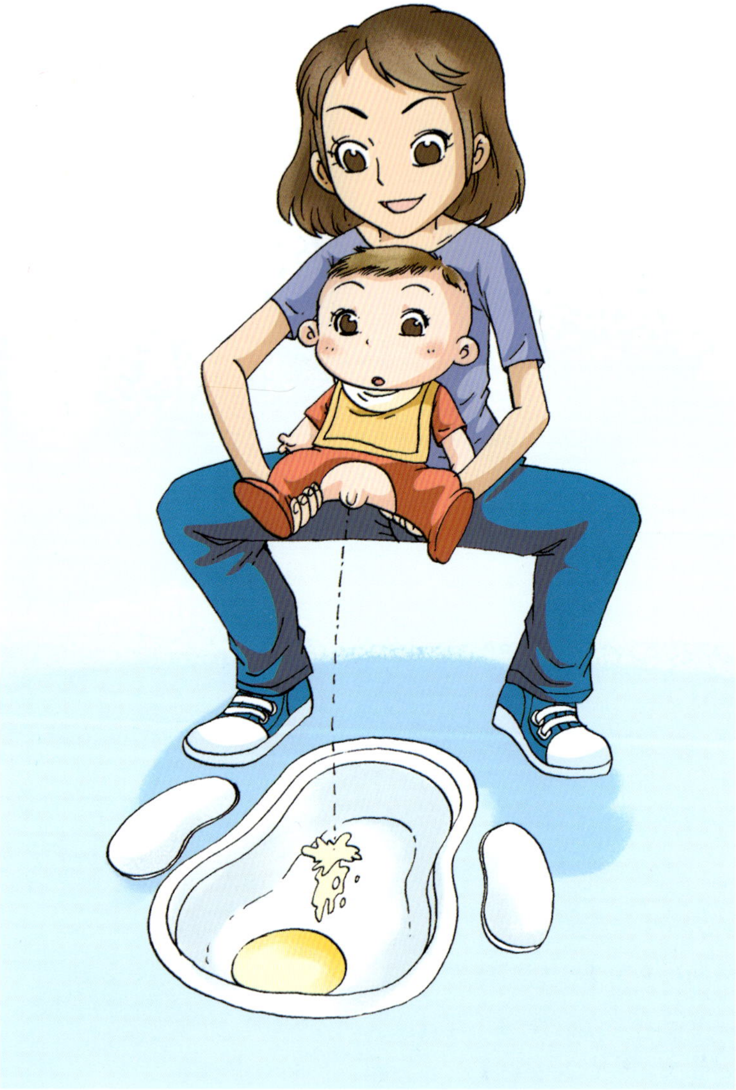

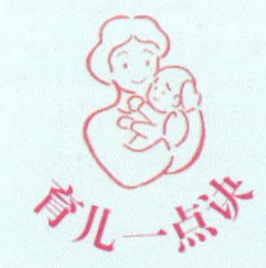

给宝宝把大小便可以建立条件反射，一般发出“嘘嘘”的声音可诱导宝宝排尿行为，“嗯嗯”的声音可诱导排便行为。另外，在发现宝宝有排便需求时，一定要及时满足，否则宝宝不耐烦了就会直接拉在裤子里，十分不利于排便习惯的养成。

宝宝的成长测评

宝宝能力发展综述

肢体运动

宝宝长到两个月时，四肢都可以有较大幅度的动作，并且在处于俯卧位时，头能抬起来坚持30秒左右，直着抱时头能短暂竖起，脚也可以在俯卧时踢腾几下。另外，此时，宝宝的手不会常常握着拳头了，有时候会突然张开，然后再握住，还会吮吸手指。

语言能力

出生两个月的宝宝，可以发出几种元音，经常在高兴的时候，躺在床上，嗯嗯啊啊哦哦地自娱自乐，跟他说话时，他会摆动脑袋。此时，宝宝的哭声中蕴涵的情感更加丰富，可以表达出委屈、生气和孤独等。

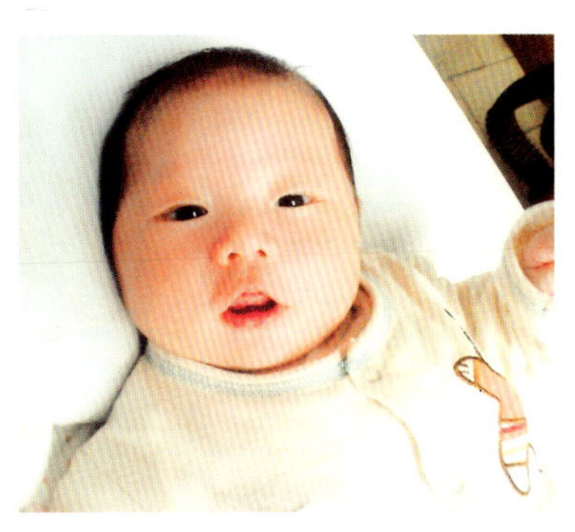

视觉、听觉

出生两个月的宝宝，能分辨不同的颜色，但是对颜色深浅还没有感觉，粉红和鲜红在他眼里是没有区别的。另外，此时的宝宝会经常注视妈妈的脸，不过维持时间还不长。

宝宝此时的听觉特别敏锐，所有声音都能引起他的关注，对环境更为警觉，有更多、更明显的应答，会四下观看，他甚至能听出另外房间的妈妈的声音。

嗅觉、味觉

两个月的宝宝，嗅觉和味觉也已经比较发达，能分辨酸、甜、苦、辣、咸，能区别香、臭等，对于他不喜欢的味道，会用皱眉或啼哭来表示厌恶，对难闻的气味会扭开头主动回避。

情商

这个阶段，宝宝脸上会出现愤怒、高兴、紧张等表情，如果要求得不到满足，就会蹙起眉头，开始啼哭；高兴时，会对着面前的人微笑；紧张时，眼睛就会不断地眨动。

令人惊讶的是：宝宝已经懂得了谈话的方式，当妈妈用抚慰的口气说话时，他显得很安静；假如语气粗暴或过于大声、严厉，他就会显得不安。

宝宝潜能提升方案

大动作能力发展提升

抬头

游戏功效：能开阔视野，丰富视觉信息，增强颈部张力。

操作方法：即竖抱抬头、俯腹抬头和俯卧抬头。经过训练，宝宝不但抬起脸部观看前面响着的哗铃棒，而且下巴也能短时离床，双肩也抬起来。

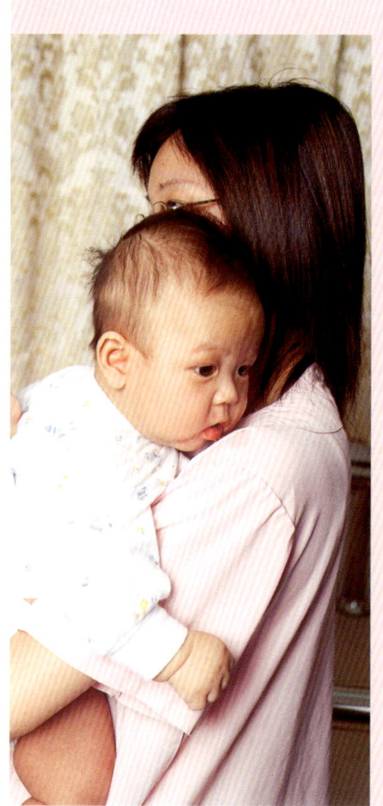

转头练习

游戏功效：能够训练宝宝的颈部张力以及感知能力。

操作方法：将宝宝背靠妈妈胸腹部，面冲前方，爸爸在妈妈背后时而向左、时而向右伸头呼唤宝宝的名字、和他说话或摇动带响玩具，逗引宝宝左右转头。

爬行练习

游戏功效：能促进宝宝大脑感觉统合的健康发展，同时，也是开发智力潜能，激发快乐情绪的重要方法。

操作方法：在俯卧练习抬头的同时，可用手抵住宝宝的足底，虽然此时他的头和四肢尚不能离开床面，但宝宝会用全身力量向前方窜行。

精细动作能力发展提升

宝宝被动抓握

游戏功效：经常抚摸宝宝双手，能促进抓握反射。

操作方法：将哗铃棒的小棒放入宝宝的手心，宝宝会马上抓住小棒，大人用手握住宝宝的小手，帮助他坚持握紧的动作，也可以让宝宝学习抓住父母的手指。

宝宝主动抓握

游戏功效：可以促进宝宝手部感知觉的发育。

操作方法：把质地不同的旧手套洗净，塞入泡沫塑料，用松紧带吊在宝宝床上方其小手能够得着处，父母帮助宝宝够握吊起的手套。抓握毛线、橡皮或皮手套，还可让宝宝触摸不同质地的玩具。

看小手

游戏功效：这能促进宝宝的心理发展。

操作方法：两个月的宝宝特别喜欢玩耍、吸吮自己的手，可以在宝宝手上拴个红布，戴个哗啦作响的手镯等。

语言能力发展提升

坚持“行走”练习

游戏功效：如果每天坚持练习2~3次，每次走10步左右，这种本领就会一直坚持。经过每天的强化练习，宝宝在10个月前后就能独立行走。早期站立行走，视野比躺着扩大，认知能力大大加强、加快。

操作方法：托住宝宝的腋下，用两大拇指控制好头部，让其光脚板接触硬的床面或桌面，宝宝会做出踏步的动作。

注意：“行走”练习对早产宝宝、佝偻病患儿不宜。

模仿面部动作

游戏功效：通过训练，宝宝会逐渐学会模仿面部动作或微笑。

操作方法：在宝宝情绪很好、很稳定的时候搂抱他，并在他面前经常张口、吐舌或做多种表情。

引逗发音发笑

游戏功效：促进宝宝发音器官的协调发展，让宝宝尽快发音。

操作方法：用亲切温柔的声音，面对着宝宝，使他能看得见口形，试着对他发单个韵母a（啊）、o（喔）、e（鹅）、u（呜）的音。

在宝宝精神愉快状态下，拿一些带响、能动、鲜红色的玩具，边摇晃边逗他玩，或与他说话，或用手胳肢胸脯，他将报以愉快的应答——微笑。

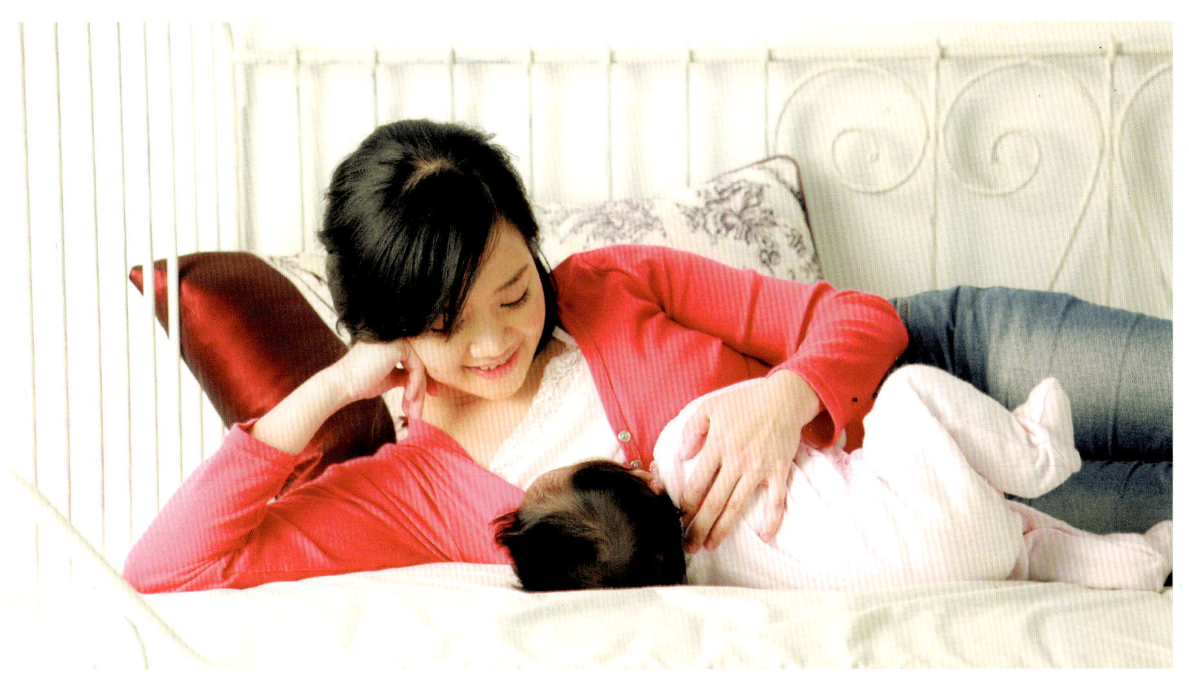

适应能力发展提升

追视

游戏功效：能够加强宝宝的追视能力。

操作方法：继续按1个月时那样训练，当宝宝视力集中时，可将人或物距离变远；也可把宝宝抱起，让他观察眼前出现的人或物，待视力集中后，缓慢移动人或物，让其追视。

注视

游戏功效：能够让宝宝的视线更集中。

操作方法：宝宝喜欢看彩色的图画，当看到喜欢的图画时会笑，挥动双手想去摸；看到不熟悉的图画时，会因为新奇而长久注视。

把宝宝所表示的偏爱记录下来，作为日后进一步培养的参考。

嗅觉训练

游戏功效：可以培养宝宝的嗅觉敏感度。

操作方法：拿带气味的东西，比如柠檬、花等，让宝宝闻一闻。

味觉训练

游戏功效：让宝宝对酸、甜、苦、辣、咸有感知觉辨别能力。

操作方法：抱宝宝到餐桌旁看大人吃饭，闻闻饭菜香味，用干净的筷子头蘸点菜汁，让宝宝尝尝各种菜汁的味道。

社交行为能力发展提升

学会笑

游戏功效：经常快乐的宝宝招人爱，也能合群，是具有良好性格的开端。

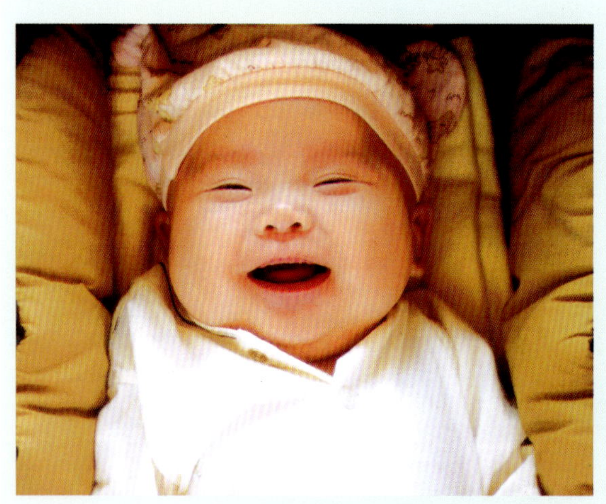

操作方法：在宝宝面前走过时，要轻轻抚摸或亲吻宝宝的鼻子或脸蛋，并笑着对他说“宝宝笑一个”，也可用语言或带响的玩具引逗宝宝，或轻轻挠他的肚皮，引起他挥手蹬脚，甚至咿咿呀呀发声，或发出“咯咯”的笑声。

水浴、空气浴、阳光浴

游戏功效：不仅能清洁皮肤、预防感冒，更重要的，这些都是对宝宝良好的触觉训练。

操作方法：水浴是宝宝天生就喜欢的运动，洗澡时可以对宝宝进行皮肤按摩、给宝宝擦身；天气好的时候，一定要抱宝宝出外接受微风吹拂、阳光沐浴。

宝宝的游戏时间

小手拍拍

游戏前的准备工作

宝宝睡觉醒来时，让他舒适地平躺在妈妈身上。

游戏技巧

妈妈举起宝宝的两只手，在其视线正前方晃动几下，引起宝宝对手的注意。

一边念儿歌，一边轻轻拍动、摆动宝宝的小手，让宝宝的视线追随手的运动。

儿歌："小手小手拍拍，小手小手摇摇，小手小手摆摆，小手小手跑得快。"（念到"跑得快"时，以稍快的速度将宝宝的双手平放到身体两侧。）

游戏的好处

手的发展和心智的发展是互相促进的，手在锻炼过程中不仅能促进小肌肉和运动智能的发展，也能促进人的整体智慧的发展。

同时这种游戏还能控制宝宝情感能力。爸爸、妈妈如何触摸、对待和培养宝宝，对其长成什么样的人会产生极深的影响。宝宝控制情感的能力是由其早期的经历和对成人的依恋所决定的。

专家面对面

妈妈的服装要柔软，最好不要有扣子，以免划伤宝宝或给宝宝造成不适。

另外，玩游戏的时间不要长，宝宝开心、舒适的前提下，重复2~3次即可，如果宝宝有烦躁或不舒服的表示，应该及时调整或终止游戏。

抬腿踢球

游戏前的准备工作

准备充气的塑料彩球1个（其他类似的充气玩具亦可）。

游戏技巧

用结实的线把彩球挂在宝宝床上方，让宝宝抬起脚刚刚能够碰到，轻轻抓住宝宝的一只小脚丫，抬起来，踢一下彩球，对宝宝说："小淘气，踢球球，球球撞到脚丫上。"

游戏的好处

0~1 岁是宝宝运动发育的敏感期，腿部肌肉、骨骼的健康发展，为宝宝日后活动范围的扩大奠定了良好的基础。

给宝宝创造安全舒适的生理和心理环境，让宝宝能够感觉到自己的家是温暖的充满爱的，这样宝宝就会学着接受爱，付出自己的爱，形成善良、热情、开朗的好品格。

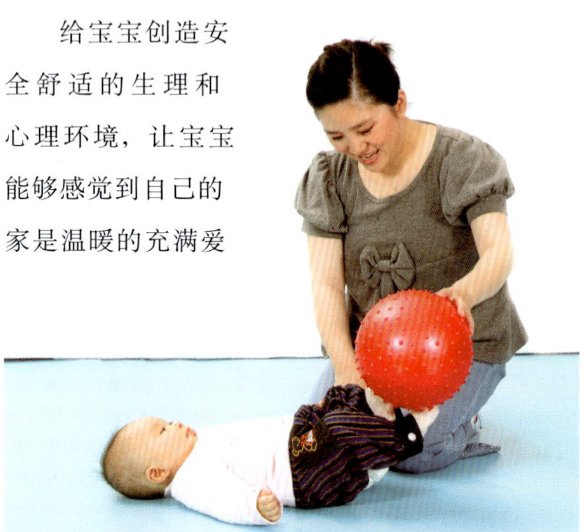

皮球游戏在宝宝成长的过程中是非常重要的一项内容，无论是踢球、追球还是拍球，对宝宝的运动能力和左右脑的发育都起着重要作用。

专家面对面 ▶▶▶

球不要太大，颜色要鲜艳，最好是单色；球晃动的幅度要控制好，以免宝宝的视线跟不上，从而影响宝宝的积极性；游戏中，妈妈要多和宝宝进行目光交流，语气要活泼，动作要轻柔。

爸爸也可以参与进来举起宝宝的小手去拍球，左右手轮流拍，让宝宝从爸爸的气质、情感、智力等方面受到潜移默化的影响，为自身的心理与智力发育补充养分。

跳舞小游戏

游戏前的准备工作

选择节奏感稍强，又不太剧烈的乐曲，一些欢快的儿歌乐曲，像“数鸭子”、“种太阳”等都很好。

游戏技巧

在宝宝清醒的时候，播放乐曲，吸引宝宝注意，妈妈随着节奏，轻轻哼唱旋律；在宝宝面前举起双手，随着节奏摆动；爸爸轻轻抓住宝宝的双手往上提，并说：“上电梯，上，上，上。下电梯，下，下，下。”

妈妈轻轻抓住宝宝的脚腕往上提，也连续抬起宝宝身体的其他部位，每次都伴以这样的儿歌，最后把宝宝高高提起再轻轻放下，每次放下时亲宝宝一下。

游戏的好处

通过反复使用四肢肌肉，能锻炼宝宝的四肢，增强宝宝肌肉的力量及弹性，为翻身和爬行作准备。

伴随乐曲可以培养宝宝的艺术感受力，在丰富多彩的音乐活动中，能使宝宝情绪愉快，形成良好的性格和意志品质，对他们以后的人际交往和自制自省都有帮助。

专家面对面 ▶▶▶

球不要太大，颜色要鲜艳，最好是单色；球晃动的幅度要控制好，以免宝宝的视线跟不上，从而影响宝宝的积极性；游戏中，妈妈要多和宝宝进行目光交流，语气要活泼，动作要轻柔。

爸爸也可以参与进来举起宝宝的小手去拍球，左右手轮流拍，让宝宝从爸爸的气质、情感、智力等方面受到潜移默化的影响，为自身的心理与智力发育补充养分。

找妈妈

游戏前的准备工作

把宝宝放在柔软的小床上，舒服地仰卧。

游戏技巧

妈妈俯身面对宝宝，与宝宝视线相对；妈妈慢慢转身，移动到宝宝的一侧，一边移动一边说："妈妈呢？妈妈在哪儿呢？"

然后，妈妈慢慢移回到宝宝的视线之内，一边移动一边说："妈妈呢？妈妈在这儿呢！"左右两侧反复2~3次。

游戏的好处

锻炼宝宝的颈部肌肉，当宝宝的颈部肌肉和骨骼发育基本成熟，就能够支撑头部的自由转动。

使宝宝对爸爸妈妈有依赖感，对爸爸、妈妈强烈的依赖感能够对宝宝起到保护作用，能帮助成长中的宝宝更加健康。

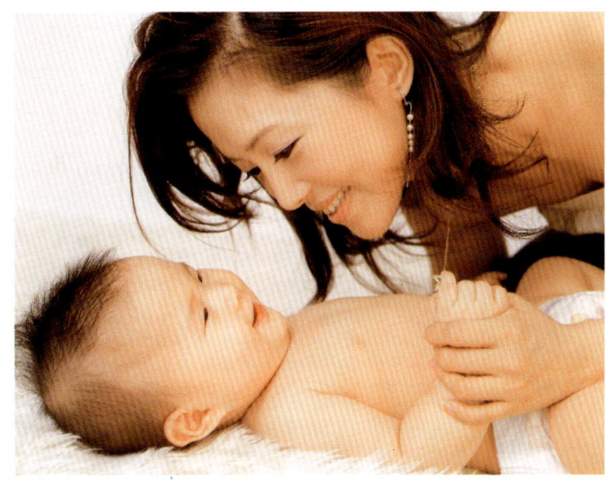

专家面对面 ▶▶▶

妈妈移动的角度不要太大，因为宝宝的转头能力还很弱，可以根据宝宝的情况，稍稍大于宝宝能转动的角度即可，游戏时间也不要太长，每次两三遍即可。

爸爸要多参与这样的游戏，有研究证明，与爸爸接触少的宝宝，体重、身高、动作等方面的发育速度都要落后一些，并普遍存在自尊心不强、自控力弱等情感障碍。

小宝宝坐轮船

游戏前的准备工作

开辟一个适宜活动的空间。

游戏技巧

在宝宝精神状态较好且空腹时，妈妈平躺在床上或其他适合的地方，将宝宝两臂屈曲于胸前方，舒服地俯卧在妈妈的腹部，妈妈双手可放在宝宝脊背上轻轻按摩，帮助宝宝放松。

然后慢慢进行深呼吸，使腹部稍有起伏，说："宝宝坐轮船喽！"让宝宝感受到妈妈身体的缓慢运动。

用手指轻触宝宝的脚心，让宝宝进一步感觉与妈妈的身体接触，这样反复两三次。

游戏过程中，妈妈可以为宝宝念儿歌：

小宝宝，坐轮船，左颠颠，右颠颠，晃晃悠悠真舒坦，宝宝玩起来没个完。（念到"左颠颠"时，妈妈可以将宝宝身体略向左倾斜，念到"右颠颠"时，也向右略倾斜）

游戏的好处

妈妈与宝宝进行身体接触可以增进宝宝的安全感，宝宝在出生后1年内对肌肤接触的需求很大。

与妈妈的身体接触还可以帮助宝宝认识世界，提高他们探索世界的欲望，而且也是家长与宝宝之间建立起良好依恋关系的重要前提。

宝宝建立良好的依恋关系有助于他日后建立良好的社会交往关系，对宝宝的心理发育有很大好处。

专家面对面 ▶▶▶

由于这个游戏中宝宝身体会有晃动，因此一定要选在宝宝空腹的时候进行，以免造成溢奶、吐奶的现象。

玩游戏时，妈妈的服装要柔软，尽量不要有扣子，以免让宝宝感觉不舒服，影响游戏情绪。

还要注意的是，小婴儿的颈部还没有发育完善，支撑能力比较弱，在抱着或游戏时，都要注意保护好头部。

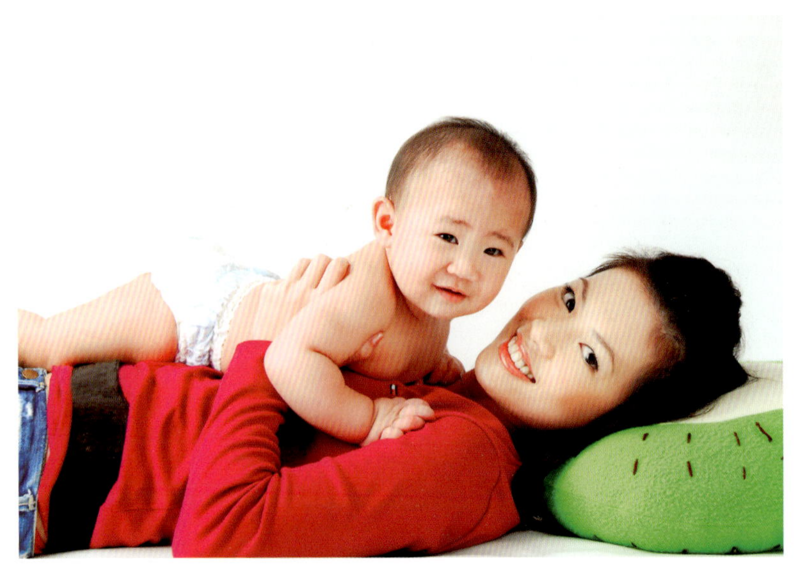

80后妈妈育儿经

让老公快乐地参与到育儿中来

以往，生育宝宝都是妈妈们在操持，爸爸们在宝宝还小的时候基本没被派上用场，思想独立的80后新妈妈们为此肯定会愤愤不平吧？

事实上，养育宝宝上，爸爸也是不可缺席的大角色，他们的重要性是不可替代的，因为男性在育儿方面，有着女性不可比拟的优势。

老公带宝宝不可替代的优势

1 男性更倾向于凭直觉来照顾宝宝

按理说，女性的直觉超过男性，然而母爱太浓烈有时反而成为育婴的干扰因素，妈妈常常因为一个问题众说纷纭而拿不定主意，而爸爸却很少为他人观点左右，他们认为令宝宝更舒服的方式就是好的，而且，大多数情况下这种判断都是对的。

2 男性更在意培养宝宝的独立性

如果宝宝能用双手乃至双脚“抱持”奶瓶，爸爸就不会帮他拿着奶瓶；如果宝宝愿意翻身，爸爸不会随便帮上一把；宝宝再大一点，把辅食糊得一脸一身时，爸爸也会鼓励他自己拿勺子，而常常把这种“麻烦的喜剧效果”视而不见。

3 男性更能在看护宝宝和自身生活间找到平衡

女性容易太紧张宝宝的一颦一笑，对宝宝往往寸步不离，但容易把“唯恐出错”的焦虑心理传染给宝宝，让宝宝变得情绪不稳。而爸爸往往一面守着宝宝，一面上网或看报，给宝宝更多“自得其乐”的空间。

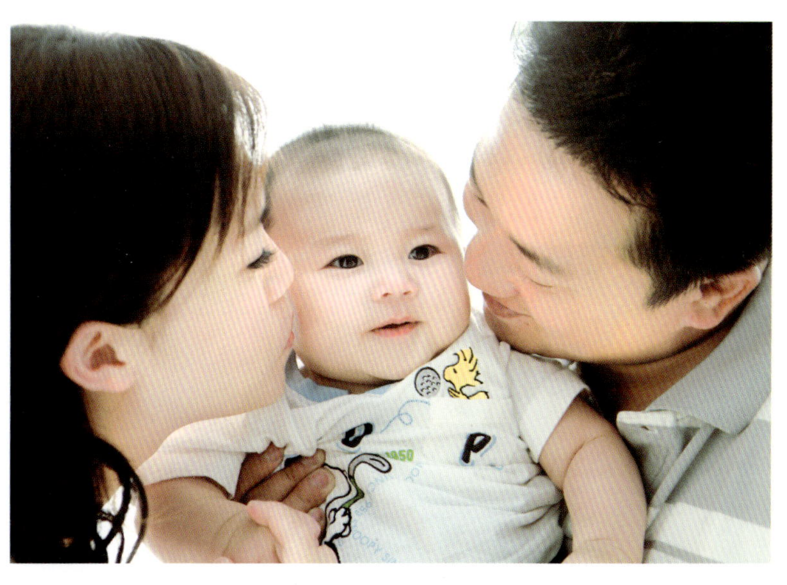

如何让老公快乐地参与到育儿中来

现实生活中，爸爸带大的宝宝往往个性坚毅，有主见，有股不服输的精神，这与纯粹由妈妈呵护长大的宝宝完全不同。因此，妈妈们不应该让老公置身育儿事外，而应该保持他龙头老大的育儿地位。

为了让老公无负担地参与到育儿中来，妈妈需要作一些努力，我们建议妈妈尽量做到以下几方面：

1 建立“三人世界”的观念

妈妈容易固守于自己与宝宝的两人世界，忘了其实自己身处“三人世界”，这对新妈妈的身心健康其实并不好，把老公排斥在育儿程序之外会使自己更劳累，同时也让老公对你和宝宝之间的亲密产生嫉妒。

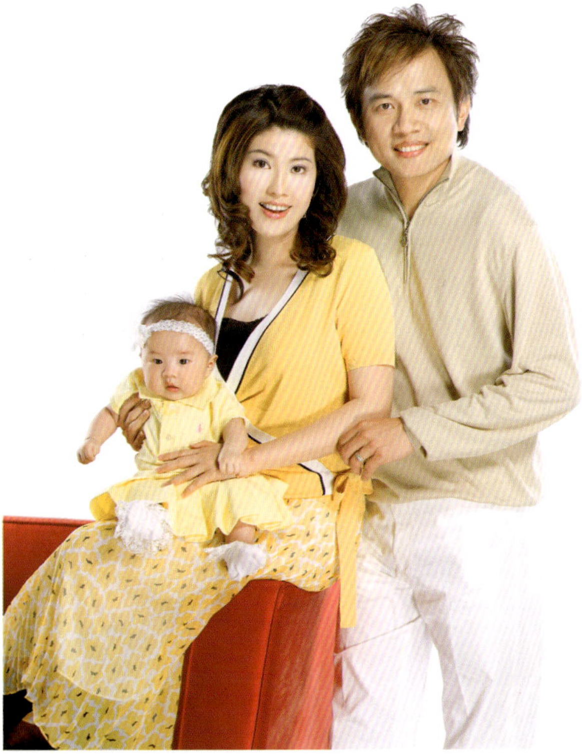

因此，不管是从稳固夫妻情感，还是从稳固家庭“铁三角”格局的角度看，你都有必要分出一部分注意力给自己的老公。你应该意识到，把自己的爱24小时投注到宝宝身上，不仅容易养成宝宝极端自我中心的性格，对老公也不公平，这与情感上的喜新厌旧无异。

2 让老公加入“铁三角”

帮助老公克服嫉妒并减轻自己的劳动量的方式很简单：让他加入“铁三角”，学着负担起育婴责任。别忙着责怪老公“粗心大意”、“笨手笨脚”，新爸爸成长为“真正的父亲”需要学习、犯错误、改正错误，在这其中，你的赏识和鼓励十分重要。

你要学会换位思考，同时，也要学会倾听来自老公的育儿建议——从根本上说，男性的育儿方式与女性不同，各有专长和优势，由父母一同带大的宝宝，情绪更稳定，更不容易焦虑不安，作息也更规律。

3 与老公之间要和谐

妈妈也许认为这么小的宝宝感应不到父母之间的和谐或矛盾，事实上，他完全可能感应到，事实上，父母的爱，对宝宝是最重要的；父母心平气和地讨论和解决育儿问题，会令宝宝的未来生活更富安定感和安全感。

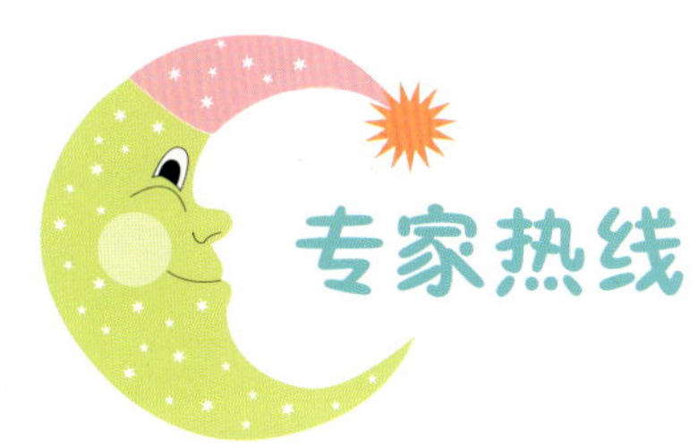

宝宝50天了，可是头发却又稀又黄，怎么回事呢

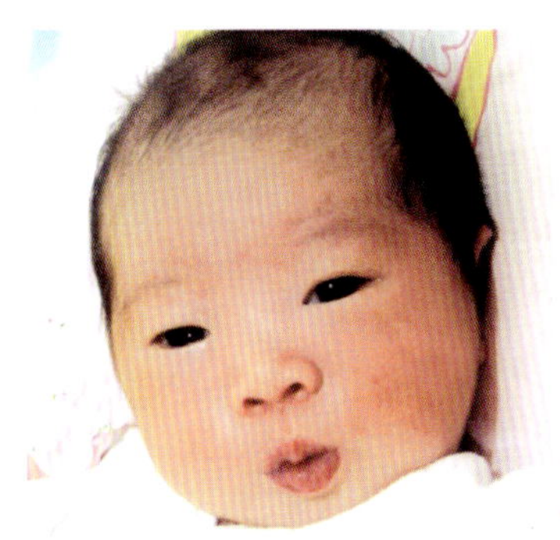

宝宝的头发生长，通常是从额头颅顶部开始的，各个区域头发生长速度不一，所以让人感觉稀疏，这个时候，宝宝的头发仍处于生长的迟缓阶段，对此不必太过紧张。

宝宝的头发发黄与基因遗传有密切的关系，很多宝宝小时候头发的颜色与父母小时候头发的颜色是一样的，随着年龄的增长，会逐渐变黑；同时，宝宝的头发稀黄也和营养元素有关系，缺锌、缺铁的宝宝，头发容易发黄、稀疏。家长应该密切关注宝宝所摄取的营养成分，保证宝宝的进一步生长所需。

宝宝头部总会渗出一些干结的油脂，该怎么办

这种干结油脂并不是什么大问题，不需要特别地处理，如果非要处理的话，先在宝宝头皮表层涂上橄榄油，待 1 小时后用小梳子顺着头发的方向梳理，就能轻易去除这些干结的油脂了。

乳头皲裂要怎么护理，怎么喂奶

连续哺乳几天之后，或者授乳时间过久都可能引起乳头皲裂，出现这种情况时，你可以这样做：

1 喂奶之前可以用药棉浸清洁水擦净乳头、乳晕，保证乳头的干燥、清洁，以免感染。

2 再用温热毛巾敷乳房和乳头 3~5 分钟，同时按摩乳房以刺激泌乳，先挤出少量乳汁使乳晕变软后再开始哺乳。

3 喂奶时，应先在疼痛较轻的一侧乳房开始，以减轻对另一侧乳房的吸吮力，并让乳头和一部分乳晕含吮在婴儿口内，以防乳头皮肤皲裂加剧，单侧授乳的时间不要超过 15 分钟。

4 如果乳头疼痛剧烈或乳房肿胀，婴儿不能很好地吸吮乳头，可暂时停止哺乳 24 小时，但应将乳汁挤出，用小杯或小匙喂养婴儿。

5 哺乳后穿戴宽松内衣和胸罩，并放正乳头罩，有利于空气流通和皮损的愈合。

6 母乳分泌很旺盛的时候，宝宝只需要吃一侧的乳房就可以吃饱，可以让另一侧乳房休息，相应地减少 1 次损伤乳头的机会。

能给出生两个月的宝宝喂纯牛奶吗

最好不要给两个月的宝宝饮用纯牛奶。

纯牛奶不易消化，而宝宝胃肠尚未发育完全，喝牛奶容易引起便秘和上火，如果宝宝需要混合喂养或人工喂养，建议妈妈在宝宝 6 个月前，最好不要给宝宝直接饮用纯牛奶。建议还是用配方奶粉喂养，在 4 个月时开始添加一些辅食即可。原则上，牛奶可在宝宝 6 个月后开始喂食，但从宝宝肠胃健康角度考虑，最好还是在 1 岁以后再开始直接饮用。

宝宝喜欢含着乳头或奶嘴睡觉，这样好吗

这样是不好的。

婴儿鼻腔狭窄，睡觉时常常口鼻同时呼吸，含着乳头或奶嘴睡觉会有碍口腔呼吸。

另外，如果妈妈睡着了，乳房可能把宝宝的口鼻同时堵住，这会造成宝宝窒息。

此外，经常让宝宝含着乳头睡觉，还容易使妈妈的乳头开裂，并且容易养成婴儿离开乳头就睡不着觉的坏习惯。

应该从小培养宝宝不含着乳头或奶嘴睡觉的习惯。

宝宝鼻梁很塌，帮他轻轻捏一捏变挺些可行吗

这是不行的。

宝宝出生后，鼻梁基本上都是塌的，这是宝宝们的共性。大约在囟门闭合之后，骨骼就会开始加速生长发育，塌鼻梁就会慢慢得到改观，到青春期后才能慢慢定型。

所以，妈妈不要心急，更不要给宝宝人为捏鼻梁，这样做可能会伤害宝宝的鼻腔黏膜和血管，降低宝宝鼻腔的防御功能，容易让宝宝的鼻腔受到感染，由于宝宝鼻腔的特殊性，捏鼻子还可能导致中耳炎。

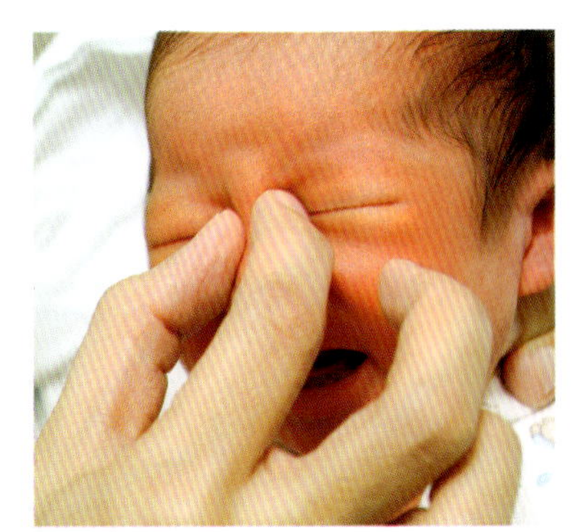

宝宝有罗圈腿，绑一绑以后是不是就更直

给宝宝绑腿是不正确的。

2 岁前的新生儿罗圈腿大多属于正常现象，90% 以上都能自动矫正，恢复正常。婴儿在发育过程中，伴随着年龄的增长，会历经从膝内翻到正常，再转变为膝外翻（膝内翻和膝外翻均为罗圈腿的一类）再到正常的过程，10 岁以后，绝大多数孩子会正常，这是正常生理范围之内，无须特殊处理。

所以，如果发现宝宝有罗圈腿，不必着急，更不能用绷带把宝宝的双腿绑一绑，希望借助外力强行把他的腿矫正变直，这样做不但会破坏宝宝正常的骨骼发育规律，还可能影响宝宝心智的发育。

给宝宝拍照能用闪光灯吗

给宝宝照相最好不要开闪光灯。

宝宝的视网膜比较娇嫩，黑暗情况下，大人尚且不能适应闪光灯，宝宝更甚，闪光灯有可能会损伤宝宝的视网膜，引起视力障碍，建议给 6 个月以下的宝宝拍照应该严禁用闪光灯，选择白天光线好的情况照相。

宝宝大一点后，只要避免在近距离、连续闪光的情况下拍照，闪光灯一般是不会伤害宝宝的视力的，但要注意使用闪光灯时保持一定距离，少量拍摄。

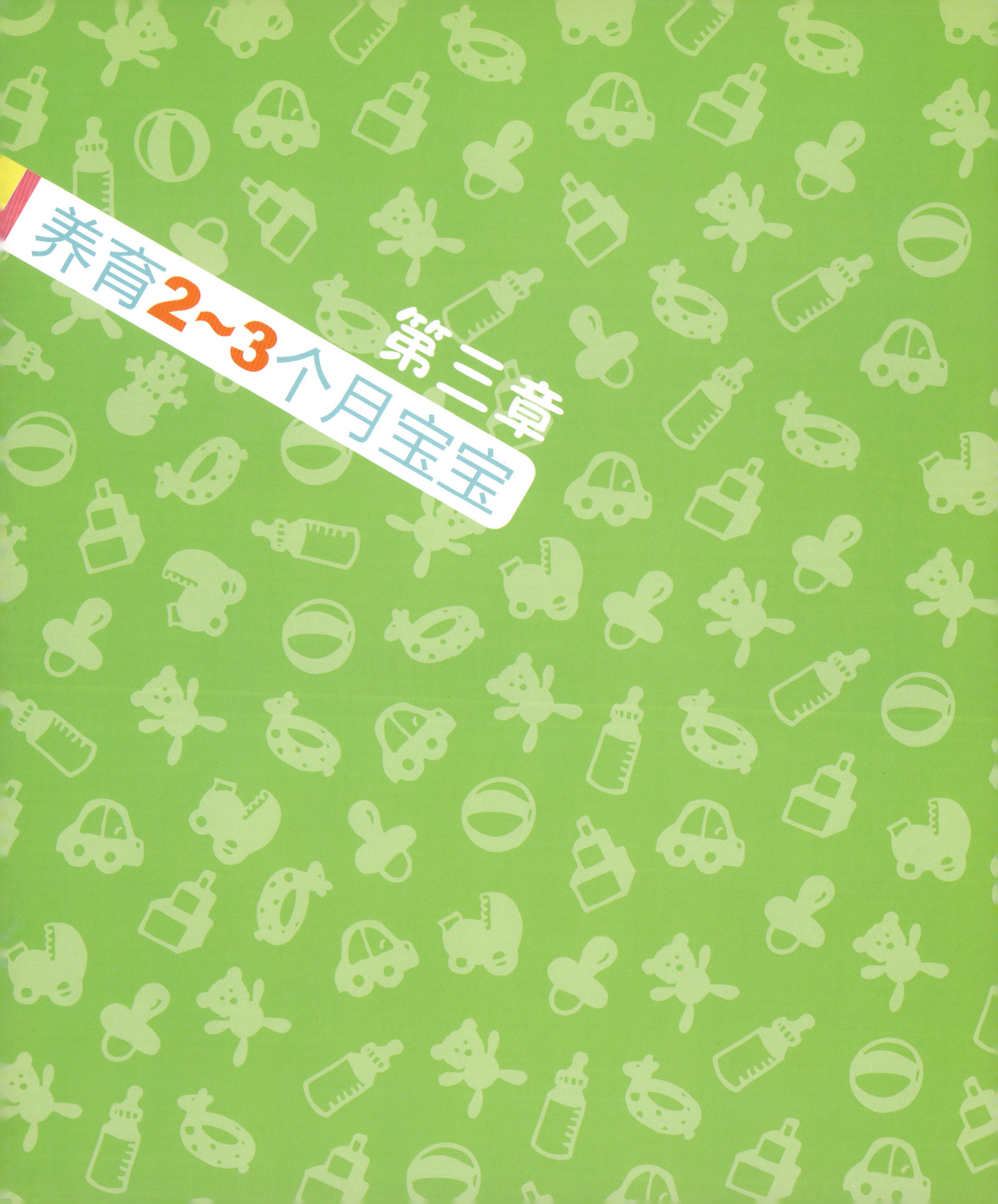

第三章 养育2~3个月宝宝

宝宝的生长发育

性别	体重（kg）	身高（cm）	坐高（cm）	头围（cm）	胸围（cm）
男宝宝	5.0~6.9	58.5~63.7	41.69	41.25	41.75
女宝宝	4.7~6.2	57.1~59.5	40.44	39.90	40.05

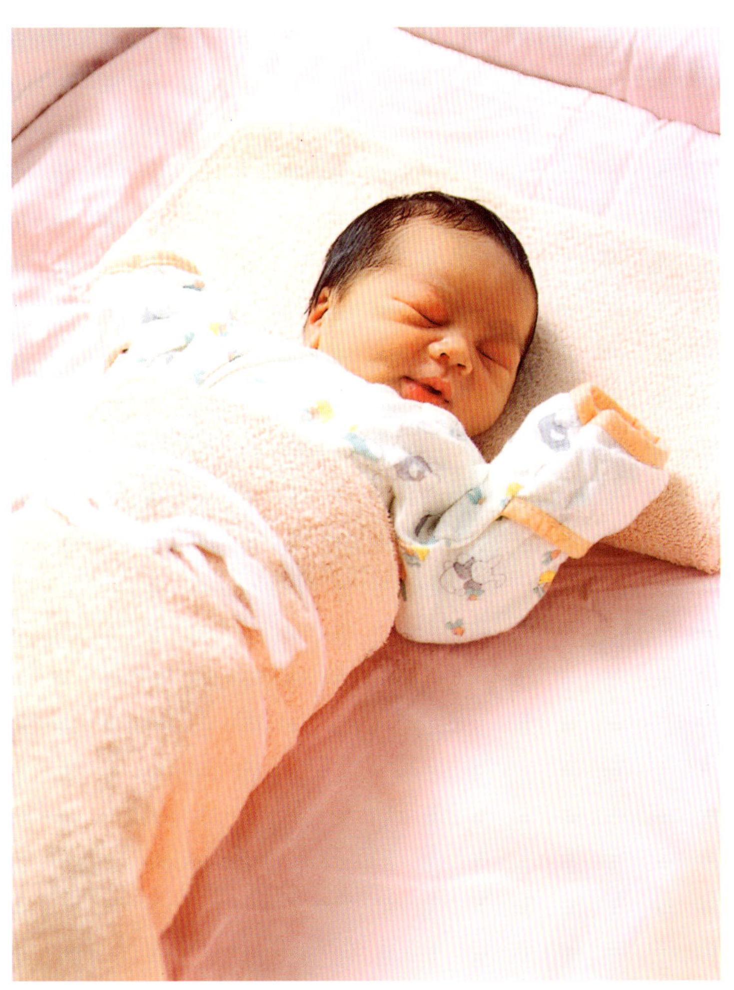

这个时期是宝宝体格发育最快的时候，体重每月增长约1000千克，身高每月增长约4厘米；头围将增加约1.25厘米。

3个月时，宝宝头上的囟门仍然开放而扁平，看起来有点圆胖，但当他更加主动利用手和脚时，肌肉就开始发育，脂肪将消失。

满3个月时，宝宝身长较初生时增长约1/4，体重已比初生时将增加1倍。

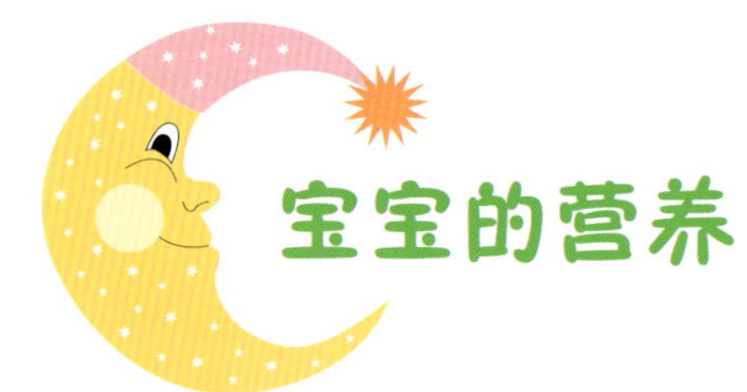

宝宝的营养

宝宝一日饮食安排

2~3 个月的宝宝每天所需的能量为每千克 100 千卡左右，妈妈可以根据自己宝宝的体重计算宝宝每天所需的奶量，避免不足或超量。同时，宝宝已经具备一定的储存能量的能力，每次喂奶的时间间隔可以变得稍微长一些，晚上宝宝在喂奶时间熟睡不醒时，可以不必叫醒他喂奶。

2~3 个月宝宝一日饮食安排推荐

主要食物	母乳或母乳 + 配方奶	
辅助食物	温开水、菜水、果水、米汤、鱼肝油（维生素 A、维生素 D 比例为 3:1）	
餐次	每 3 小时喂 1 次，或按宝宝需求喂哺，晚上减少 1 次	
哺喂时间	上午	6 时、9 时、12 时各喂一次，每次喂 75~160 毫升
	下午	3 时、6 时各喂一次，每次喂 75~160 毫升
	晚上	9 时、0 时各喂一次，每次喂 75~160 毫升
水	母乳喂养的宝宝不需添加。人工喂养的宝宝可在上午 7 时、10 时，下午 4 时各喂一次水，每次喂水量在 50 毫升左右	
鱼肝油	每天 1~3 次，喂奶前半个小时加 1 滴。一天不超过 5 滴	

宝宝哺喂要点

1 这个阶段继续提倡母乳喂养，如果母乳量足，仍然坚持不必添加其他配方奶。如果母乳确实不能满足宝宝的需要，不足的部分可先进行混合喂养，这样有利于母乳的继续分泌；如果根本没有母乳或无法进行母乳喂养，可以实行人工喂养。

2 从母乳改换到混合喂养后，应当密切观察宝宝的生长、食欲和大小便等情况。

3 加牛奶时，应该在喂完母乳一段时间后再喂。因为硬的胶皮奶嘴感觉肯定不同于妈妈的乳头，宝宝会讨厌奶嘴。

4 此阶段宝宝体内的维生素储存量已经基本耗尽，必须从母乳或已强化维生素的奶粉中摄入。由于代谢活动增强，宝宝身体还需要摄入更多的水分。

5 3个月以内的宝宝吃咸食会增加肾脏负担。这个时期的“盐”，主要来自母乳和牛奶中含有的电解质，宝宝吃的菜水中不应放盐。

6 采用人工喂养或给宝宝喂菜水、果汁的时候，器具的消毒和食品的新鲜卫生非常重要。

适当地补充微量元素

宝宝体检的时候，医生通常会建议给宝宝剃下一绺头发，或采取指血去作微量元素检查。微量元素检查的作用是，帮助医生和妈妈了解宝宝在某个时期体内主要微量元素的比例，以便对宝宝的健康作出正确的判断，并进行改善。

微量元素检查还应结合宝宝症状

目前国际上对于微量元素的检验并没有一个准确、统一的标准，其检测结果只能作为参考数值，不能简单地靠检测报告单上的数值作判断，比如有的宝宝明明出现了缺钙的症状，但微量元素检测结果完全可能是“正常”，判断宝宝是否有健康问题还需要根据宝宝的具体症状。

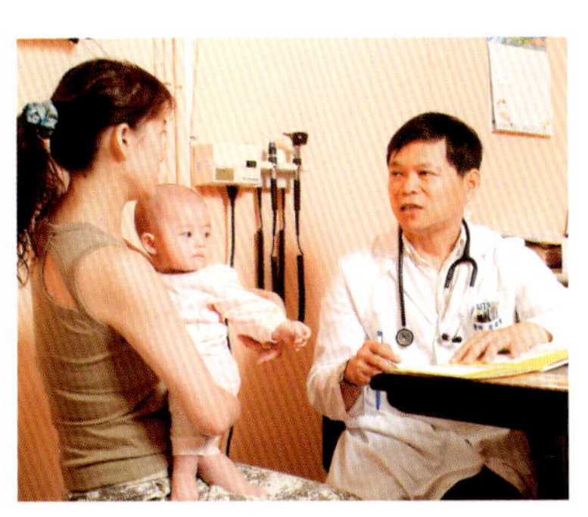

一般而言，缺铁的宝宝多表现乏力、多动、食欲差、伤口易感染；缺锌则表现为口腔溃疡、挑食；睡眠质量差、夜惊、枕秃，则是由于缺乏钙元素且一段时间内没有补充过维生素D所致。

主要微量元素参考值

下面这个微量元素表可供妈妈参考，当宝宝可能缺乏某种微量元素时，先不要擅自吃药，应先咨询医生，由医生决定宝宝是否需要吃药，平时妈妈可以多吃表中推荐的食物进行食补，待宝宝能吃辅食后，可以将以下食物在适当的前提下加入进去。

微量元素	参考值	食物补充推荐
锌	76.5~170 umol/L	海产品，如牡蛎、干贝、瑶柱等；坚果类食物如核桃、杏仁、芝麻等
铜	11.8~39.3 umol/L	动物的内脏含铜量很高；用含铜的器皿烹调的食物，含铜量都很高
铁	7.52~11.8 mmol/L	动物的肝脏，如鸡肝、猪肝等；豆制品含铁量也很高，而且容易吸收，如豆浆和豆腐；蛋黄的含铁量很高，但吸收率稍差；橙子、葡萄、猕猴桃等含丰富的维生素C，可促进铁的吸收
钙	1.55~2.65 mmol/L	奶类、豆制品、坚果类含钙丰富；鱼肝油促进钙的吸收和利用；多晒太阳

人体本身不能在体内自己合成元素，只能从外界吸收所必需的元素，因此妈妈平时要多注意各种富含微量元素的食物的摄入，其他富含微量元素的食物有：

● **锰元素：**韭菜、黄花菜、水芹、菜花、油菜。

● **硒元素：**动物的肝、肾、心、海产品、蘑菇、洋葱、大蒜、果仁类食品（花生、核桃、葵花子、栗子）。

● **镁元素：**绿豆、芝麻、蚕豆、豌豆。

● **碘元素：**海带、紫菜、鳝鱼、黄豆、红豆、绿豆、虾米、红枣、花生米、豆油、乌贼鱼、豆芽、豆腐干、百叶、菜油、鸭蛋。

● **钒元素：**大豆、沙丁鱼、芝麻、牛奶、鸡蛋、菠菜、贝类。

补充微量元素要有针对性

日常生活中，哺乳妈妈只要饮食搭配合理、不挑食、偏食，不吃过“精”食物，就可保证奶水中微量元素的充足。若宝宝检测出缺乏某种微量元素，应有针对地进行补充。

1 不要盲目补充微量元素，所有的微量元素，在体内都有一定的含量和比例，盲目地给宝宝补充微量元素可能会造成不良后果，缺什么补什么，不能多种元素一起补。

2 宝宝缺少某种元素时，妈妈通常也缺乏，这样就可以由妈妈担负主要的补充任务，然后通过母乳补给宝宝。

3 妈妈也不一定总和宝宝一致，只是宝宝自己缺少某种元素时，待宝宝能吃的辅食更多时，可以把相关食物做成粥或煮浓汤喂给宝宝吃。食疗补充仍然不足的，可根据医生的建议酌量补充营养保健品或药品。

宝宝怎样喝水更科学

水是人体必不可少的物质，对于宝宝的新陈代谢尤其重要，但是宝宝不能像大人那样随心所欲地喝水，该怎么喝，妈妈应该掌握好科学的方法：

白开水是宝宝最好的水源

白开水是天然状态的水，含有对身体有益的钙、镁等元素，煮沸后冷却至20℃ ~25℃的白开水，具有特异的生物活性，它与人体内细胞液的特性十分接近，所以与体内细胞有良好的亲和性，比较容易穿透细胞膜，进入到细胞内，并能促进新陈代谢，增强免疫功能。

需要注意的是，给宝宝喝的水应该是新鲜的白开水，如果水暴露在空气中4小时以上，生物活性将丧失70%以上。此外，长期贮存以及反复倾倒的凉开水会被细菌污染，所以每次煮的水不要太多。更不要将凉开水反复烧开，否则水中的重金属浓缩，不利健康。

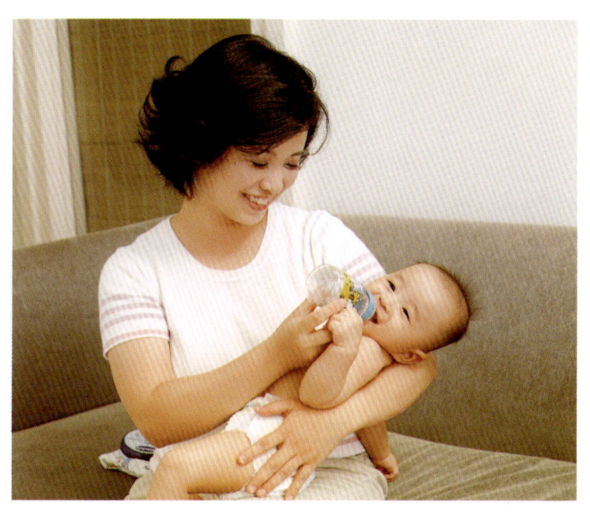

宝宝喝水不能勉强

奶水充足的情况下，宝宝一天喂1~2次水就可以了，每次也不应给很多，一次不宜超过50毫升，如果宝宝出汗多，应该增加饮水次数，而不应该是饮水的量。

如果宝宝不愿意喝水，千万不要勉强，这说明宝宝体内的水分已够了，只要宝宝的小便正常。

怎样判断宝宝需要喝水了

什么时候该给宝宝喂水了，这全靠妈妈去观察，一般说来，这些现象表示宝宝需要喝水了：

- 宝宝不断用舌头舔嘴唇。
- 宝宝口唇发干。
- 换尿布时没有尿。

此外，一般在两次喂奶之间，或在户外时间长了、洗澡后、睡醒后，宝宝可能都会需要喝水。

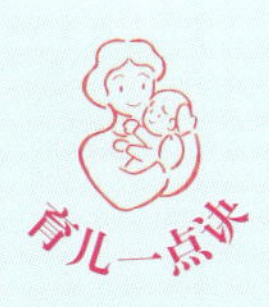

冬夏温差大，宝宝在夏天需要饮用与室温相同的白开水，而冬天的水温在40℃比较好，另外，饭前不是宝宝喝水的好时段，否则可能使胃液被稀释，不利于食物消化，影响食欲，睡前也不要喝水，会影响睡眠和消化。

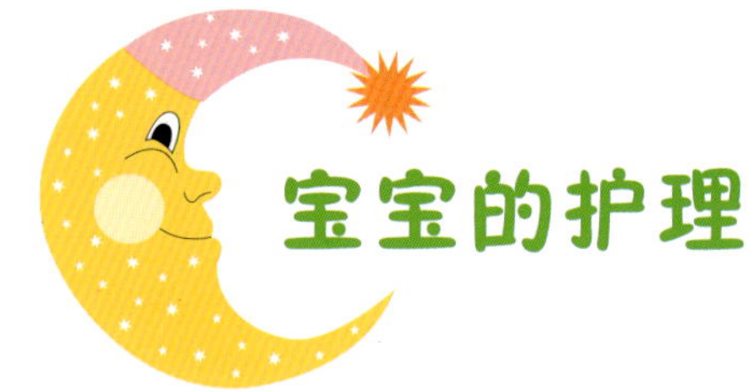

宝宝的护理

轻松学会给宝宝作抚触

抚触可以稳定宝宝的情绪，促进宝宝神经系统的发育和胃肠的蠕动，同时还可以培养宝宝的自信心和亲子关系的建立。妈妈如何给宝宝作抚触呢？

抚触前的准备

宝宝房间室温在28℃ ~30℃。

两次喂奶中间宝宝清醒时或宝宝洗澡后。

妈妈洗干净双手，手心滴一滴润滑油，两手搓开即可。

若室内温度较高，可以将宝宝衣服脱了进行抚触。

抚触手法

抬头的动作从抬起头与床面成45度到90度，并逐步稳定到3个月时能稳定的抬起90度。

1 头部

用两只手大拇指从前额的正中向两侧以及前额发际向上、向后抚触，停止耳后乳突处，重复3遍，之后两大拇指从下额中间向上向外抚触。

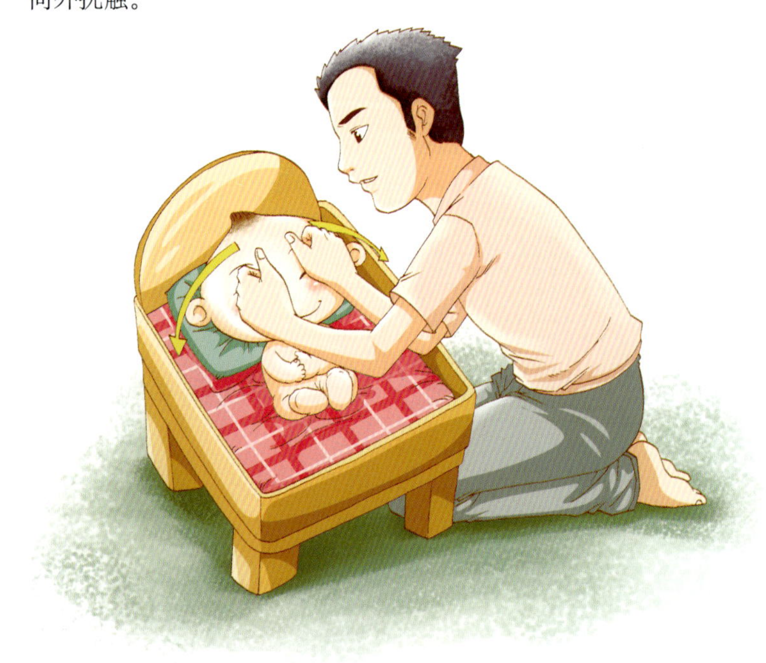

2 胸部

用手指头在宝宝胸部画圈，动作要轻柔，不要碰到乳头。

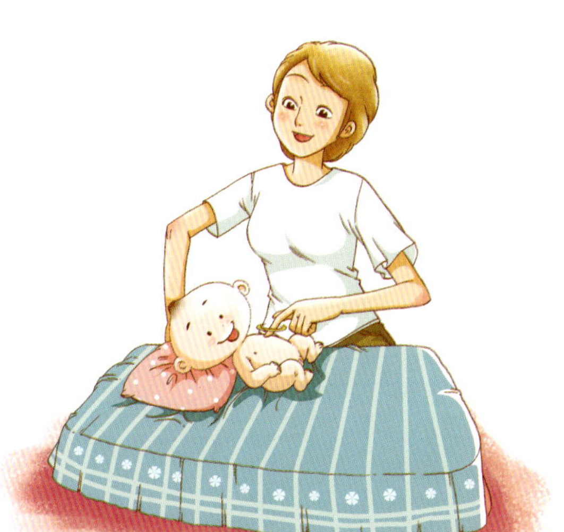

3 腹部

把手掌放在宝宝腹部，沿顺时针方向画圈，观察宝宝的面部表情，若有不适马上停止。抚触时注意不要压宝宝脐部。

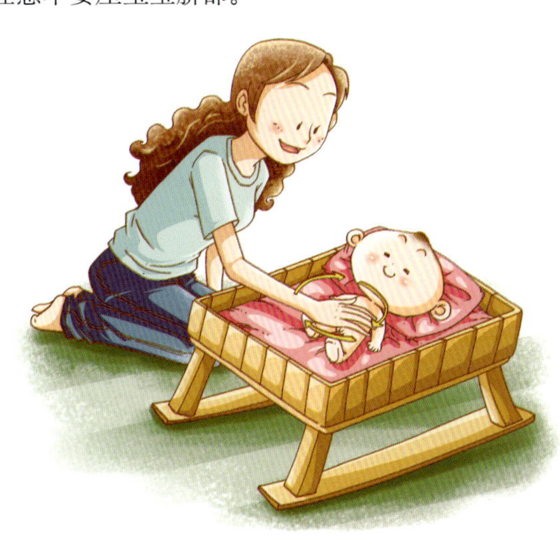

4 四肢

用双手从肩部直接抚触到手指尖，两只胳膊抚触可以同时进行。大腿的按摩从大腿根一直按摩到脚趾即可。

5 手和脚

从掌面向指侧按摩，两拇指手指和脚趾每一个指头都要单独抚触按摩。

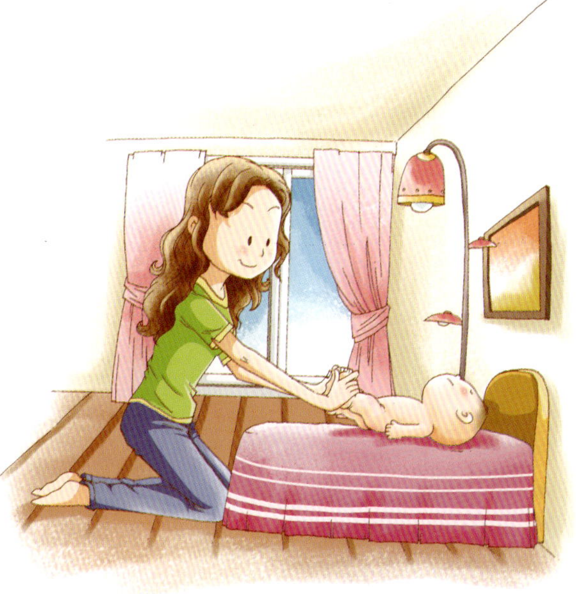

6 后背

妈妈一只手托着宝宝的头和颈部，另一手托着腰部和臀部把翻成俯卧姿势，并把宝宝的两只手放在宝宝胸前，两手掌从脊柱的中央向两侧滑动，按摩完成后托着宝宝颈部把宝宝翻过来穿上衣服。

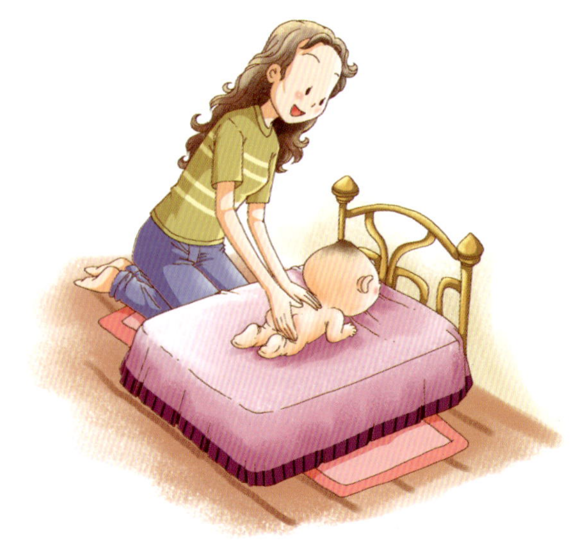

宝宝的衣物如何清洗消毒

宝宝衣物清洗消毒的工作很重要，宝宝几乎每天都需要换一次甚至好几次衣服，而宝宝皮肤又很娇嫩，如果不注意清洁卫生，容易对宝宝的皮肤造成伤害。

用宝宝专用的洗衣液

清洗宝宝的衣物应用婴儿或儿童专用的洗衣液或洗涤用品，包括洗衣皂、柔顺剂等，洗涤成分中不要含有磷、铝、荧光增白剂等有害物质。

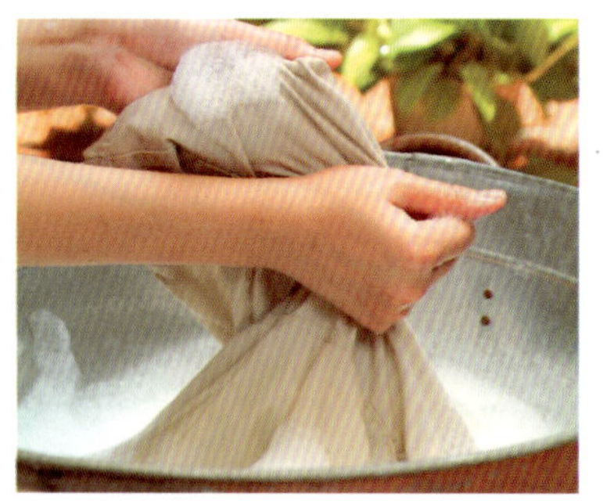

洗衣粉、肥皂等碱性都比较大，不适合用来洗涤宝宝的衣服，应该选专为宝宝设计的洗衣液来清洗，这些洗衣液对宝宝身上经常出现的奶渍、汗渍、果汁渍等有特效，去污力强、易漂洗，而且对皮肤无刺激、无副作用。建议宝宝衣物使用专用洗衣液。

宝宝衣物要单独洗

宝宝的衣物不应与大人的衣物混洗，如果是内衣和外衣同洗，也要先洗内衣，再洗外衣，并且注意不要同时将它们浸泡在一起。

清洗宝宝的衣物前，应仔细阅读衣服上的标志，注意清洗衣物所需的水温、能否用洗衣机清洗、是否需要熨烫等。一般来说，3岁以前的宝宝衣物适合手洗，3岁以后才放进洗衣机洗。

宝宝衣物要注意消毒

宝宝衣物要勤换勤洗，洗后多用清水漂洗几遍，尽量将衣物中残留的洗涤成分清除干净，洗后再用开水煮10分钟左右，以达到消毒目的，也可以避免衣服变黄，另一方面也能起到去奶味和恢复衣物柔软度的作用。

有太阳的情况下，还应将衣物阴干后拿到太阳下充分暴晒，太阳是最天然的除菌材料，应该让宝宝衣物充分吸收阳光。如果碰到阴天，可以在晾到半干时，用电熨斗熨一下，熨斗的高温同样也能起到除菌和消毒的作用。要注意的是，宝宝衣物不要使用消毒液，消毒液有很强的刺激性，很难彻底漂洗干净，会对宝宝造成不好的影响，即使用也应去商场认真选购婴儿专用消毒液。

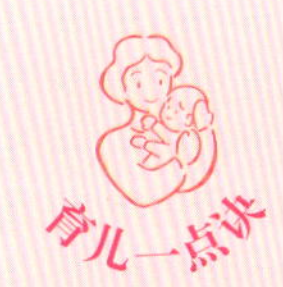

当宝宝衣物上沾染尿液和奶渍时，先不要放入温水中浸泡，而应该用冷水清洁，以免热水令尿液和奶渍中的蛋白质附着在纤维上，反而不易清洗。

让宝宝体验多种睡姿

许多妈妈都喜欢让宝宝仰卧着，偶尔让其侧卧，一般不会采取俯卧，认为俯卧可能会使宝宝憋气，这种担心是不必要的。宝宝的潜能是很惊人的，让他多几种睡姿的体验，他会很快适应，并作出相应的调整。

体验多种睡姿的好处

让宝宝体验多种睡姿，既有利于保持宝宝脸形和头形的好看，又可以锻炼宝宝的活动能力，如侧卧可以帮助宝宝练习翻身，俯卧可以锻炼宝宝的颈部肌肉，练习抬头，为以后学习匍行和爬行打下基础。至于俯卧位能睡多长时间，不必硬性规定，只要宝宝高兴，俯卧位睡眠也能使宝宝睡得踏实而舒服。

专家面对面 ▶▶▶

左右侧卧位能防止宝宝误吸

对于溢乳的宝宝，侧卧位是防止误吸的好办法，可以防止造成宝宝窒息。

有的家长担心宝宝头形会睡歪，其实只要不是固定一侧卧位，左右侧卧位勤更换就不会睡成歪头。

夏天的热痱子应该怎么预防和护理

热痱子常见于宝宝面、颈、背、胸及皮肤皱褶处，并可见成批出现的红色丘疹、疱疹，有瘙痒感。夏天外界气温高、湿度大，汗液不能及时蒸发，容易导致汗腺口堵塞发炎而引起宝宝生痱子，尤其是肥胖或穿着过厚的宝宝，当室内通风不良时更容易生痱子。

当夏天来临时，妈妈该怎么预防宝宝生热痱子呢？

怎样预防热痱子

1 最有效，最绿色的处理方法就是勤洗澡，不让汗液粘在宝宝皮肤上，汗液是使宝宝出痱子的最主要原因，另外，居室要保持通风。

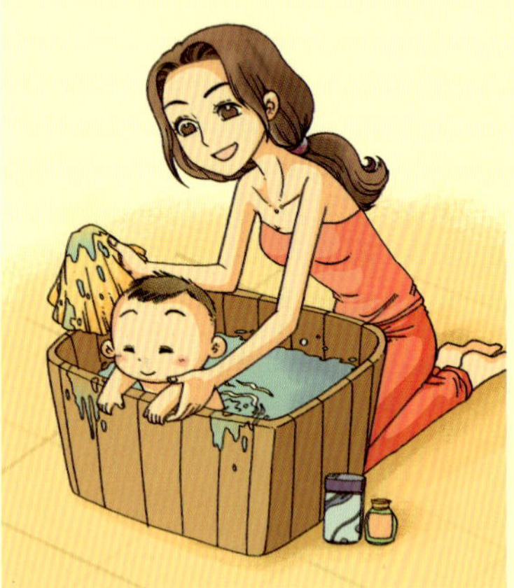

2 夏季早晚气候凉爽，可在凉爽的地方玩，户外活动时间可长些；中午气候炎热时，在室内做些活动量小的游戏，以减少出汗；刚入睡时，宝宝汗多，可用温毛巾给宝宝擦汗。

3 防痱子，痱子水优于痱子膏，痱子膏优于痱子粉。不要忘记给宝宝补充水分，多喝凉开水和菜汤，多吃西瓜和蔬菜，以帮助降温，但不宜多喝冷饮，不宜直吹电扇。

4 给宝宝洗澡时，在水中滴一滴防痱滴露可有效预防宝宝出痱子。

5 给宝宝穿宽松、透气、丝薄的衣服。枕套、枕巾要保持干净，头发不宜过长。

6 潮湿、闷热的天气宝宝爱生痱子，如果宝宝居住的环境潮湿，最好使用除湿设备。

7 擦汗时，要用潮湿棉质的毛巾。如用干毛巾擦，不容易擦去汗中的盐分，汗中的盐分会刺激宝宝的肌肤。

8 夏季不穿衣服并不是防痱子的好方法，穿吸湿性好的棉质衣服，可吸收汗水，妈妈需要及时更换被汗水浸湿的衣服。

9 宝宝皮肤的皱褶处容易出痱子，是重点护理部位。还不能翻身的宝宝，背部容易出汗，睡觉时最好在下面垫一条薄棉纱质浴巾。

10 喂奶时，宝宝会大量出汗，最好在胳膊上放一条棉毛巾，以便吸汗。

怎样护理热痱子

1 宝宝的衣着应宽松、肥大，并经常更换。衣料应选择吸水、透气性能好的薄棉衣；不要长时间光着身子，以免皮肤受到不良刺激。

2 加强皮肤护理，勤洗澡，保持皮肤清洁。洗澡时，温热水最合适。水温太低，皮肤毛细血管骤然收缩，汗腺孔随即关闭，汗液排泄不出，会使痱子加重；过热则会刺激皮肤，使痱子增多。不要给宝宝多抹爽身粉，以免与汗腺混合堵塞汗腺，导致出汗不畅。

3 宝宝睡觉时要常换姿势，出汗多时要及时擦去，避免皮肤受压过久而影响汗腺分泌。宝宝的房间应注意通风，保持凉爽。

4 如果宝宝出现痱子可在洗浴后扑上痱子粉或涂炉甘石洗剂，千万不要用软膏、糊剂、油类制剂。另外，不能随便用手挤痱子，以免扩散。

如何给生病的宝宝喂药

宝宝在出生后1~2天，就已具备分辨味道的能力了，喜欢吃甜的东西，而对苦、辣、涩等味会表现出皱眉、吐舌，甚至哭闹而拒绝下咽，很难与大人配合。

妈妈千万不要强行给宝宝灌药，而应该熟悉宝宝的脾气，找到正确的方法，以顺利让宝宝服药。

给宝宝喂药需要注意的几点

1 **遵医嘱用药**

宝宝用药量的大小与年龄及身体大小有关，也与其生理解剖特点及病情的轻重有关，因此小儿用药量最好由医生决定。

2 用药前先检查药袋上的名字、服用方式、不良反应及成分、日期，以及是饭前吃还是饭后吃，一般来说，两次吃药的时间至少间隔4小时以上。有一些药物有一定的副作用，服药后要小心观察。

3 体质过敏的宝宝，在服用奶热、止痛药或抗癫痫药物后可能有过敏反应，一旦发现宝宝服药后有任何不适，就要立即停药并咨询医生。

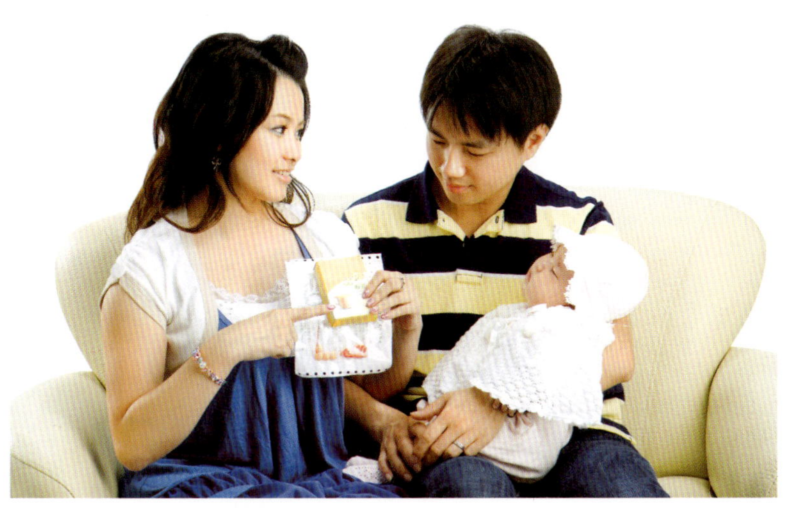

怎样令喂药更顺利

1 消除宝宝的恐惧心理，妈妈可以让宝宝看着你先吃点药，并做出好吃的表情，示意宝宝不用害怕，慢慢地宝宝就会消除恐惧。

2 喂药时最好抱起宝宝，取半卧位，防止药物呛入气管内。如果宝宝不愿吃，可以扶住宝宝头部，用拇指和食指轻轻地捏宝宝双颊，使宝宝的嘴张开，用小匙紧贴嘴角，压住舌面，药液就会慢慢从舌边流入，直至宝宝吞咽药液后再把匙从嘴边取走。

注意不要从嘴中间沿着舌头喂，因舌尖是味觉最敏感的地方，易拒绝下咽，哭闹时容易呛着。

3 若宝宝因药苦或气味强烈而不敢服用，可采用一些不会影响药物效果、又可以让宝宝安心服下药物的方法，如有些药物可加入果汁或糖浆一起服用，但是不要将药物与牛奶一起服送，牛奶会降低很多药物的药效。

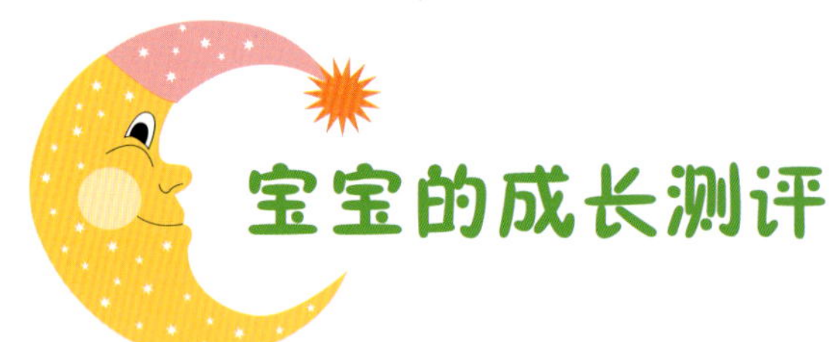

宝宝的成长测评

宝宝能力发展综述

肢体运动

3个月的宝宝，处于俯卧位时，能把双臂撑在胸前，并把头抬起45度坚持几分钟，转动更加随意。而当宝宝处于仰卧位时，他还能把自己的小手放到嘴里吮吸，两只小手还能在胸前交握然后分开。

另外，宝宝开始意识到自己的手，能够比较有意识地运用手，两手会在胸前自己玩，当给他手里塞入玩具时，他会即刻抓紧。有时候，小手还会摸摸自己的衣服、被子等。

语言能力

这一个月，宝宝发出的声音会越来越多样，能发出类似元音字母的声音，如“哦”、“呵”、“嗳”，而且能发出呵呵的笑声，偶尔开心时还会突然尖叫一声。

视觉、听觉

此阶段的宝宝，眼睛变得有神、灵动，对颜色开始敏感起来，并且喜欢鲜艳的颜色，如黄色、红色等。另外对事物关注度和关注时间延长，眼睛经常会跟着妈妈移动。这时候的宝宝还喜欢被竖着抱起来，这样才能方便他看到更多的事物。

宝宝的听觉更加敏锐，能辨别大人讲话的语气，如果语调温柔，他就会以微笑应对，手脚也会跟着晃动；如果语气恶劣，他就会蹙眉瘪嘴，甚至啼哭。

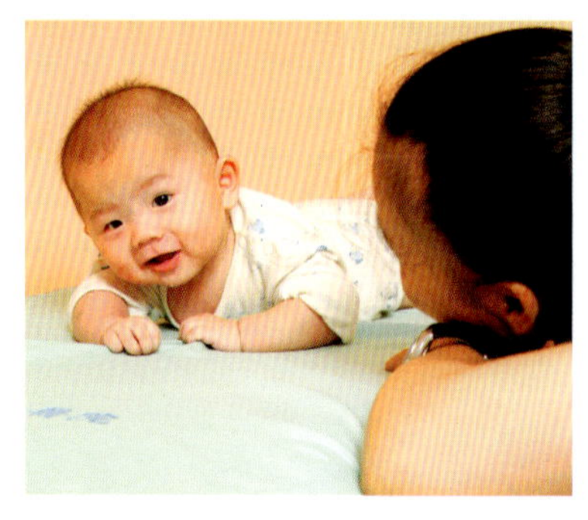

嗅觉、味觉

出生3个月的宝宝，可以用动作对他不喜欢的味道作出明确的反应，比如你给他闻刺激性的气味，他会主动把头转开，有时候还会用手把他不喜欢的东西推开，如果尝到了醋等的味道，会出现耸肩缩脖的可爱动作。

情商

宝宝出生3个月后，会有意识地与人交流了，如果你给他一个东西，他会伸出手，想要拿过去。如果你给他讲故事或唱歌，他会用微笑来回应你。

另外，此时的宝宝对大人的依恋感开始加强，如果他睡醒之后，长时间看不到人，就会大哭，直至他熟悉的人抱起他，才会停止哭泣。

宝宝潜能提升方案

大动作能力发展提升

俯卧抬头

游戏功效：训练宝宝颈、胸、背的肌肉，发展宝宝动作的协调性。

操作方法：继续训练俯腹、俯卧抬头，方法与第2个月相同。

使宝宝俯卧时头部能稳定地挺立达45度到90度，用前臂和肘能支撑头部和上半身的体重，使胸部抬起，脸正视前方。

翻身

游戏功效：每日数次，3个月末宝宝就会自己翻身了。

操作方法：将宝宝放置于硬板床上，取仰卧位，把宝宝左腿放在右腿上，妈妈用左手握宝宝左手，使宝宝产生翻身动作。妈妈再用右手指轻轻刺激小儿背部，使宝宝主动向右翻身，翻至侧卧位，进一步至俯卧位。

四肢运动

游戏功效：培养宝宝四肢的协调性。

操作方法：让宝宝仰面躺着，轻轻移动宝宝的胳膊和腿，使宝宝感到舒适、愉快。如果宝宝紧张、烦躁，可暂缓做操，改为皮肤按摩，使之适应。接着做上肢运动，妈妈握住宝宝的双手，做“上、下、内、外、屈肘、伸肘”，就好像让宝宝划桨一样，边做动作边对宝宝唱歌或笑。再握住宝宝的双脚做一前一后地帮他做“上、下、内、外展、合拢、屈膝、伸直”，就好像让宝宝踩自行车一样。然后用手掌在宝宝身体两侧上推拿一下，再让宝宝俯卧，在背部上推拿一下。在给宝宝换尿布、洗澡后穿衣服时，都可以玩一会儿以上的四肢被动游戏。

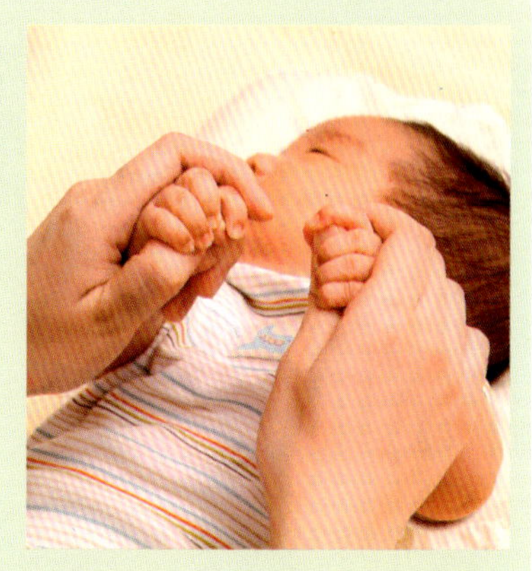

精细动作能力发展提升

够物抓握

游戏功效：培养宝宝手眼协调能力和宝宝的动手技能。

操作方法：在宝宝看得见的地方悬吊带响玩具，扶着他的手去够取、抓握、拍打。每日数次，每次3~5分钟。

可供选择的玩具推荐：

名称	品质要求	使用方法
吊挂玩具	颜色鲜艳、声音悦耳、造型精美	悬挂在宝宝的床头及周围 3 米以内，定期可以清洗、消毒轮换
可发声的橡胶玩具 摇铃玩具	树脂或塑料制品	
生活用品做玩具	妈妈的彩色项链、爸爸的领带、宝宝的鲜艳袜子都是宝宝的玩具	在喂奶或看护宝宝时妈妈戴着项链、丝巾让他看。将袜子套在宝宝手上，看着他是怎样把手举到眼前，并专心凝视

语言能力发展提升

寻找声源

游戏功效：提高宝宝对声音的感觉，使宝宝对声音有大的反应。

操作方法：拿一个拨浪鼓，在距离宝宝前方 30 厘米处摇动，当宝宝注意到鼓响时，对宝宝说："宝宝，看拨浪鼓在这儿！"让宝宝的眼睛盯着鼓，张开手想抓鼓。

休息片刻，在宝宝的后方，让他看不到你的脸，拿这个拨浪鼓摇动，稍停一会儿再问："拨浪鼓在哪里呢？"再分别将拨浪鼓慢慢移到宝宝能看到的左、右方摇动，注意观察宝宝的眼、耳和手的动作，看宝宝对声源方向的反应。

回应声音

游戏功效：练习发音，发展宝宝的语言能力。

操作方法：妈妈对宝宝发出的声音，给予不同的反应，如亲切和蔼的言语、命令式的声音及激动的喊叫等，并使宝宝能对不同的声音有不同的回应。

作过呼名胎教试验的宝宝在有人叫他名字时能回头寻找，并发出拖长的单元音或连续的两个音，如"啊咕"、"啊呜"等，渐渐地能模仿大人的口形发出声音。

生活自理能力发展提升

生活规律

游戏功效：培养宝宝良好的生活习惯，使宝宝的生活更有规律。

操作方法：晚上逐渐减少或停止喂奶，早饭后定时大便。

适应能力发展提升

视线转移

游戏功效：训练宝宝的视觉功能从而提高其适应能力。

操作方法：让宝宝的视线从一个人（或物）转移到另一个人（或物）上，或者在他（她）注视一个物体或人脸时，让其迅速移开，用声音或动作吸引宝宝视线转移。

宝宝最喜欢观看快跑的汽车、会飞的鸟儿、会跑的猫。应经常让宝宝到户外观察活动的物体。

亲近妈妈

游戏功效：宝宝慢慢学会认人并在5~6个月开始“怯生”。

操作方法：妈妈走来时，宝宝显出快乐和急于亲近的表情，有时还会呼叫，手舞足蹈。经常和宝宝逗乐的爸爸也能引起宝宝这种亲近的激情。

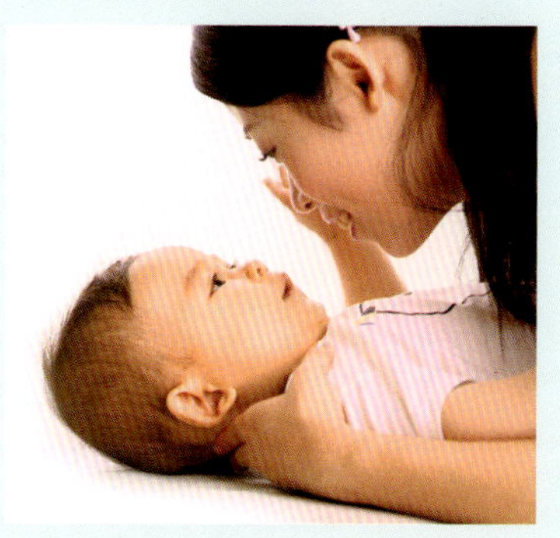

该动哪一个肢体

游戏功效：促进宝宝对声音的感知觉，使宝宝学会总结经验解决问题。

操作方法：用松紧带在床栏上吊响铃，另一头拴在宝宝的任意一个手腕上。父母先动松紧带使响铃发出声音，开始宝宝会全身使劲摇动松紧带使铃作响，以后他学会只动一个手腕就将铃摇响。

过1~2天，松紧带可拴在宝宝任意一只脚踝上，宝宝经过多次尝试也能让一个脚踝动就使铃发出声响。

注意，当父母离开宝宝床铺时，一定要解开拴住的松紧带，以免宝宝在活动时将绳子缠住肢体而妨碍血液循环。

触摸

游戏功效：不同质地的玩具能扩大宝宝手触摸的感觉。

操作方法：抱宝宝至坐位，面前放上玩具（宝宝手一伸即可触到），让小孩可以自己伸手触、碰玩具。

玩具有木线轴、小硬纸盒、塑料环、红毛球等。

社交行为能力发展提升

出声搭话

游戏功效：让宝宝感受到温暖、关爱，培养宝宝愉快的情绪。

操作方法：在宝宝情绪愉快时，父母可用愉快的口气和表情，或用玩具，让他发出“呃、啊”声，或“咯、咯”的笑声。

一旦逗引宝宝主动发声，你就要富有感情地称赞他，亲热地抚摸他，以示鼓励，并与他你一言、我一语地“对话”，诱导宝宝出声答话。

逗引发笑

游戏功效：这个时期的宝宝会积极寻找大人，见人高兴，逗引发笑能培养宝宝愉快的情绪，促进宝宝社交能力发展。

操作方法：多到宝宝跟前说话或引逗，让他高兴、愉快；或站在他面前，先看看他是否兴奋得手脚乱动、发笑等反应，若无反应，则要做各种动作引逗他发笑。

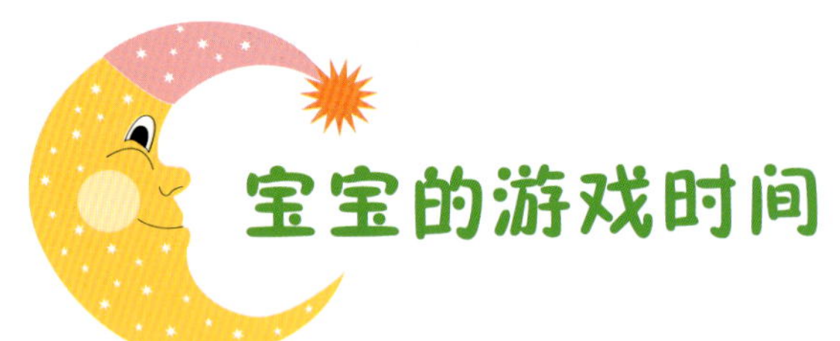

宝宝的游戏时间

找小鱼

游戏前的准备工作

准备 1 个色彩鲜艳的小鱼模型。

游戏技巧

宝宝仰卧时，将宝宝左腿放在右腿上，托住其腰部，使腹部侧转逐渐加大幅度，使肩也随之侧转，直到将宝宝推成俯卧姿势。

用小鱼模型在宝宝的一侧运动，吸引宝宝俯卧片刻，再将其翻回来，玩具放在宝宝身体另一侧，同样方式帮助宝宝翻过身，把玩具小鱼作为奖励。

游戏的好处

宝宝可以学习控制躯干，为爬的动作作准备。

专家面对面

游戏只有在宝宝能够俯卧抬头45度时方可进行。

铃儿响叮当

游戏前的准备工作

比宝宝的小床窄 10~15 厘米的硬纸板或三合板 1 块，铃铛 1 个，拉线 1 根。

游戏技巧

将硬纸板或三合板两边各穿一孔，拉线绑在小宝宝靠脚一头的床上，线上可系铃铛。

让宝宝平躺在小床上，使得脚能够踢到硬纸板或三合板。

首先，先拉着宝宝的脚去碰，当宝宝一蹬时，铃铛便会发出声响。

然后让宝宝自己练习，当宝宝蹬到板子发出声响时，便给宝宝以鼓励，使宝宝不断地重复这个动作。

游戏的好处

锻炼宝宝腿部力量，为站立作准备。

抓住小玩具

游戏前的准备工作

准备各种小动物形象的空心橡皮玩具（如小鸡、小鸭、小狗等）。

游戏技巧

将各种橡皮玩具散放在宝宝身边触手能及的范围内，让宝宝伸手去抓这些玩具。

宝宝每抓起来一个，妈妈就要说出这种动物的名称，并且夸张地学动物的叫声。

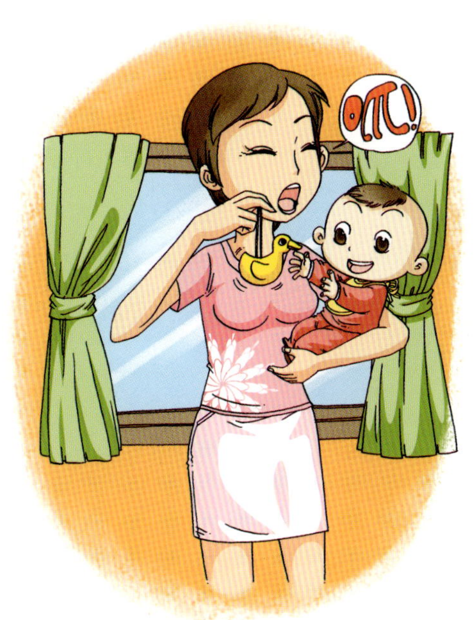

将玩具从宝宝手中取下，再次鼓励让宝宝随机抓取一个玩具。

反复几次，不断强化宝宝对这些动物名称和叫声的认识。

还可以准备一些能捏响的玩具，帮助宝宝捏响，通过锻炼小块儿肌肉，可以对大脑的运动神经区产生积极的影响。

游戏的好处

锻炼宝宝的协调能力和抓握能力，还能促进宝宝自然智能的发展。

培养宝宝的独立意识，让宝宝做一些力所能及的事情和感兴趣的事，从这些事情开始，培养宝宝的自我服务意识，塑造独立自主的优秀品格。

专家面对面 ▶▶▶

橡皮玩具的大小要适宜，以宝宝小手能抓起来为好；选择的动物形象最好是比较常见而且叫声比较容易模仿的。当宝宝学会一种动作后，妈妈要提醒和监督宝宝坚持在日常生活中运用才能培养其自我服务的能力和促使其习惯的养成。

小小斗牛士

游戏前的准备工作

准备一块手帕大小的红色绒布。

游戏技巧

妈妈哼唱《斗牛士》的旋律，拿出红色绒布，展示给小宝宝看，然后随着旋律舞动手中的红色绒布，配合节奏随机变换绒布的位置，最后突然加重旋律的尾音，然后把绒布藏在身后，这样反复舞动两三次。

游戏的好处

可提高宝宝的视觉能力，如果宝宝能随着红布移动目光，则表示他已经出现追视反应，随着节奏舞动红布还可以促进宝宝对空间运动的认识，也能培养宝宝对音乐旋律的感觉。

专家面对面 ▶▶▶

最好选择红色绒布做斗牛布，因为宝宝对红色有偏好，也对红色更敏感，容易吸引宝宝的注意力，此外，绒布的质感较强，不易反光，也不会伤害宝宝的眼睛。

另外，建议妈妈不要用音箱或录音机外放《斗牛士》的音乐，因为这首曲子节奏很快，容易令宝宝不安，妈妈自己来哼唱是最好的方式。

变脸

游戏前的准备工作

准备一个面具，要尽量可爱的或好看的，比如圣诞老人、小熊等。

游戏技巧

妈妈把面具套好放在头顶，俯身正对宝宝的面部，与宝宝视线相对；拿起宝宝的双手，让宝宝触摸自己的双颊；稍离开宝宝的脸一些，迅速地戴上面具，观察宝宝的反应，问宝宝：“妈妈呢？”停顿一下，转过身去，再迅速地把面具推倒头顶，对宝宝说：“妈妈回来了！”并再次让宝宝触摸自己的双颊。

游戏的好处

这个阶段的宝宝不仅非常喜欢看亲人的脸，并且还能认出母亲的脸。玩变脸游戏可以帮助宝宝认识人脸的特征，认识人脸和面具，对发展宝宝的视觉空间能力以及交往能力非常有帮助。

专家面对面 ▶▶▶

做这个游戏的人一定要是与宝宝非常亲密的人，最好是母亲或父亲，这样宝宝才不会害怕或哭闹。

80后妈妈育儿经

你认识到宝宝的天才和能力了吗

80后新妈妈都希望自己能够培育出一个最棒的聪明宝宝，需要注意的是聪明宝宝的培育不是越超前越好，但是也不可落后。

1 对宝宝进行早期教育可以促进大脑的健全、发达

早期教育需要根据宝宝的体质，如果不是早产儿、体弱儿，出生十多天就可以开始。

2 你要重新认识你的宝宝

你的宝宝他不但善学习，而且有动手的能力，他有惊人的记忆力、接受力、探索力、模仿力。宝宝出生后，就具有许多方面的天赋：

- **音乐天赋：**唱歌时音阶很准，音色甜美无假声；平常喜欢听各种乐器，日常生活中对声响和音乐很有兴趣。
- **逻辑天赋：**大一点的宝宝会经常提出诸如“时间是什么时候开始”之类的问题；善于划分人、事、物的种类和顺序。
- **认识自我的天赋：**善于把自己的言行与情感联系起来；对于别人将去做的事情能作出预感性的评议；对自己干的事情有准确的评判。
- **认识他人的天赋：**能注意父母或周围人的情感变化，并对此表示支持或劝慰；喜欢模仿别人在生活中的言行。

妈妈不妨注意一下宝宝具备哪种天赋，顺势引导，为日后成才创造条件。

3 宝宝良好性格的塑造

塑造宝宝快乐活泼、安静专注、勇敢自信、爱劳动、关心人、有好奇心、爱创造、有独力精神的良好性格品质。

4 早期教育的方法有

玩中学、学中玩；对牛弹琴，只管耕耘；培养习惯，环境濡染。

5 了解早期教育的最佳年龄

要记住早期教育的最佳年龄段就是0~6岁，而0~1岁尤其关键。

诚如“世界上并不缺少美，而是缺少发现美的眼睛”，宝宝也不缺少天才和能力，只是我们都缺少一双发现的眼睛，在发现之前，我们所能做的，就是把宝宝当做天才来欣赏来关注，并且给他这种氛围，终有一天，他会发挥自己的才能。

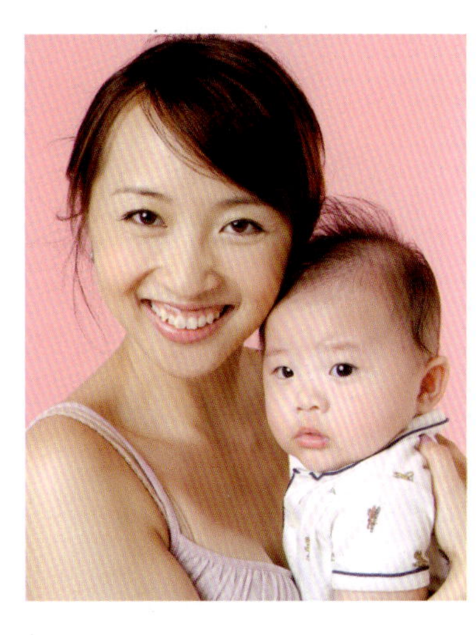

如何做到享受生活、养育宝宝、工作三不误

80后妈妈比自己的长辈们更多地开始注重生活质量，养育宝宝的同时还想着兼顾工作，工作之余的生活享受也很重要，想起来似乎有些难，但我们相信，只要你安排妥当，生活、工作、育儿的内容能结合得很完美。

首先，你需要结合自己的实际经验和感觉问问自己，是做全职妈妈还是兼职妈妈比较合适呢？

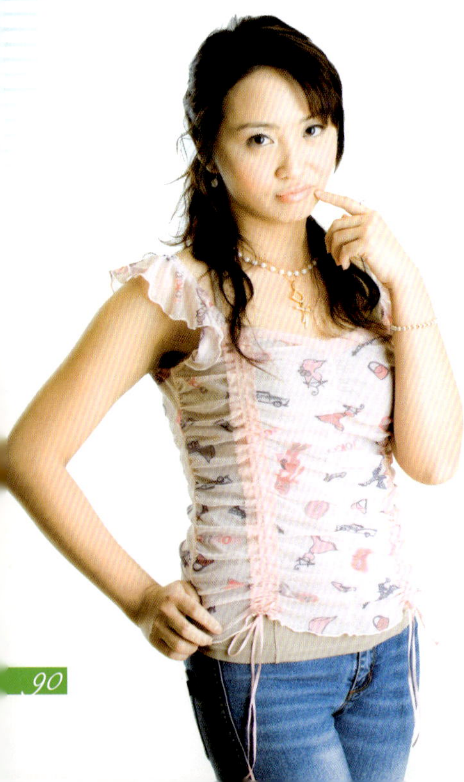

怎样权衡全职与兼职

1 兼职妈妈力不从心

上班了，不是24小时跟宝宝黏在一起，心中夹杂着母子短暂分离的焦虑、不能第一时间见证宝宝成长中的每一个惊喜的片段的遗憾。最重要的是，上班已经累得筋疲力尽，而回到家，兼职妈妈的“上班”才开始……这一切，让初为人母的你心烦不已，于是想要辞职当个全职妈妈。

2 全职妈妈经济条件不允许

家里突然新增加了一个宝宝，而你和老公又想给他最好的生活条件，于是，奶粉、尿不湿等一系列昂贵的宝宝用品，一点一点掏空你们的积蓄，为家庭收入来源考虑，辞职是不现实的，更重要的一点是，休产假已经与工作脱离了这么久，再回家全职照顾宝宝，等宝宝3岁送幼儿园的时候，与社会脱节的妈妈不知道还能否找到适合自己的工作岗位。

3 权衡利弊，再作正确选择

我们建议，如果你觉得没有更多精力处理宝宝和工作之间如此多的繁杂事务、或者你想要见证宝宝成长岁月中的点点滴滴，你可以选择回家做全职妈妈，但如果你觉得工作对你来说很重要，你能在宝宝和工作之间找到一个平衡点的话，你就可以继续你的职场白领生涯。

如果经过权衡，你选择做兼职妈妈的话，也就是说你选择养育宝宝与继续工作，那么，接下来你需要考虑如何平衡宝宝与工作之间的天平。

如何平衡工作与宝宝的天平

朝九晚五坐班的80后妈妈比起在家全职相夫教子的妈妈来说，有诸多苦处：

晚上陪宝宝睡觉、给宝宝把尿、喂奶，这些事情搅得你睡眠不足，早晨像打仗似的匆匆而去。

可能一整天都昏昏欲睡，打不起精神，下班回来，真正的工作才开始，陪宝宝玩耍，抱宝宝

出去遛弯，有的妈妈还要做饭、洗衣服，简直就要崩溃了。

身处职场的80后妈妈，该如何平衡宝宝与工作之间的天平呢？

1 找个能帮你分担家务事的贴心人

如果父母或公婆愿意帮忙照看宝宝，那是最好不过了；如果不能，最好选择生育过的、有带宝宝经验的保姆，同时不妨与丈夫商量，让他帮你分担家务。

2 有效的时间管理

同时担任妈妈、妻子、公司职员、儿媳妇等多重角色并不是一件容易的事，因此，必须学会按事情的轻重缓急来排一张次序表。

每天睡前5分钟，你不妨给第二天的生活作一个计划，在头脑中把每件事都安排就绪，这样，新的一天你将赢得比平时更多的时间。

最重要的事情要优先处理，再处理次重要的，依次类推。

不要在一天内给自己安排太多的工作，量力而行，并预留一段时间给自己，即使只有一小段自由的时间，你的心灵也会无比快乐。

3 保证出色的工作效率

一旦正式上班，生活应予结构化，善用行事历、记事本提醒自己，借以确保每天该做的都能完成，不会有遗漏发生。如果因为宝宝生病要去医院，一定要向公司请假，遵守公司的规定。

4 不要在办公室大谈做妈妈的艰辛

要知道，职场上的同僚们不会因为你是妈妈而忽略同你竞争。

不要因为宝宝的问题常常向上司请假，那样你很容易陷入被动状态。

如果遇到非正式场合你也可以应同事的要求，谈谈育儿经验，展示你的亲和力。

5 合理化解对宝宝的思念

身处办公室时，你难免会牵肠挂肚，担心宝宝怎么样了，这会使你分心，令工作变得糟糕，上班时不妨专心工作，然后定时打电话询问宝宝的情况，或看看手机、相册里宝宝的照片，以化解工作时的思念。

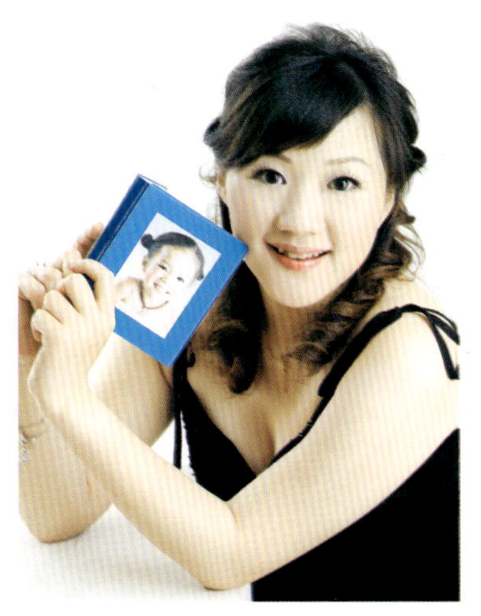

给自己留点时间享受生活

80后妈妈正是风华正茂、享受生活、享受青春的好年龄，她们有自己独特的时代印记：独生子女、时尚靓丽、知识层次高、网络依赖强，因此她们也是最讲求享受的一个群体。

80后妈妈要学着让自己从外界标签的“孩奴”中突围出来，从工作压力的水深火热中解放一下自己，下班以及宝宝休息后可以尽情享受生活，抽个身心皆宜的时段去逛逛商场，给婆婆或老公一个机会照看孩子，然后趁空去赴耽搁许久的闺蜜聚会……

总之，你不必放弃你曾经热爱的有益身心的任何活动。

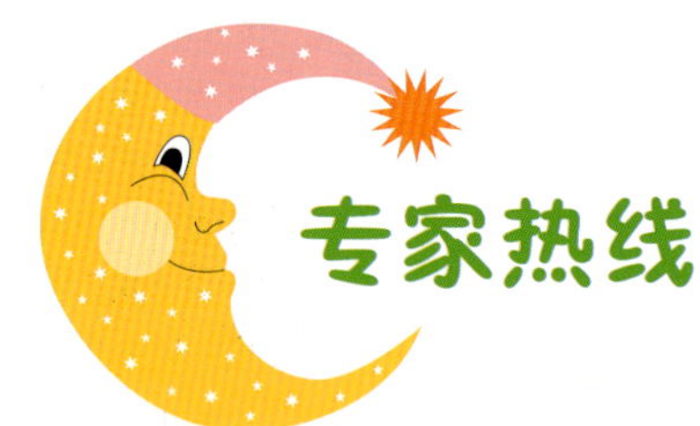

专家热线

宝宝食量很小，每次吃奶都不多，怎么办呢

如果宝宝一直奶量很少，说明宝宝的胃口一直不好，可能是消化不好，建议妈妈给宝宝煮些山楂水喝，或给宝宝顺时针按摩宝宝的腹部，促进宝宝消化，并适当让宝宝运动。

此外，第3个月时有的宝宝会厌奶，这时妈妈要找出厌奶的原因，妈妈乳房清洁不当、有异味，突然从母乳喂养转为配方奶喂养，或是宝宝喜欢上配方奶而嫌吸母乳费力等，都可能引起宝宝厌奶，妈妈要对症改善，千万不要强行喂奶，以免宝宝更加厌奶。

宝宝已经3个月了，如何减少夜间喂奶量呢

3个月后的宝宝逐渐具有食物的储存能力，可逐渐断掉夜间喂奶。可试着在夜间给宝宝喝少量开水，以逐渐不喂的方法减少夜间喂奶量。

长辈说不能使劲摇晃宝宝，这样很危险，对吗

这种说法对。

轻轻地摇晃并没有什么不对，而且有时还可以当做安抚哭泣宝宝的有力武器，但千万不能用力摇宝宝，因为宝宝头部的髓磷脂还不足以起到保护大脑的作用，猛烈的摇晃会使大脑前后碰撞，严重的可造成头部毛细血管破裂，甚至死亡。这也就是人们说的“头部摇晃综合征”。

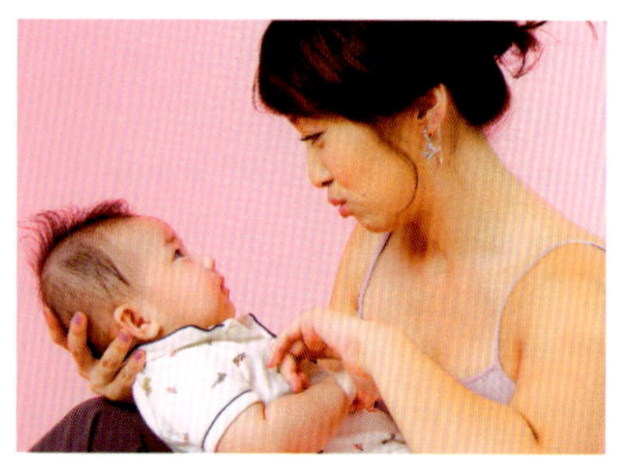

宝宝睡觉老爱踢被子，是什么原因，该怎么办

宝宝踢被子总是有原因的，只要找准了原因，妈妈就有了应对的策略：

1 大脑过度兴奋

宝宝正处于发育过程中，神经系统还发育不全，如果睡前神经受到干扰，易产生泛化现象，从而让脑皮质的个别区域还保持着兴奋状态，极易发生踢被子现象。

对策：消除兴奋因子。

睡前不要过分逗引宝宝，玩太兴奋的游戏，不要吓唬宝宝，不要让宝宝看剧情刺激的动画片，白天也不要让宝宝玩得过于疲劳。

2 睡觉不舒服

睡觉时如果被子盖得太厚，衣服穿得太多，宝宝容易闷热、出汗，就易踢被子。其次环境不舒适也容易踢被子。

对策：穿透气性、柔软性、吸气性好的睡衣，被子不要盖得太厚，衣服不要穿得太多；卧室环境要安静、光线要昏暗；另外不要让宝宝睡前吃得过饱。

3 不良睡眠习惯

如果把头蒙在被子里，或把手放在胸前睡觉，宝宝会因喘不上气来而踢被子。

对策：要帮助宝宝从小养成良好的睡眠习惯，夜里不时地留意宝宝的睡姿。

4 疾病

如佝偻病、蛲虫病、发热、小儿肺炎、出麻疹等，都会干扰宝宝睡眠。

对策：要定期给宝宝驱虫、体检，如果宝宝有了病症，要及时配合医生进行治疗。

宝宝晚上睡不好，爱哭怎么办

宝宝晚上睡不好，还哭闹的话，不但影响妈妈的睡眠，也会影响宝宝的食欲和精神状况，甚至会影响到宝宝的生长发育和心理发育，应该及时纠正：

1 了解宝宝的睡眠规律，宝宝睡醒后不要过多地打搅他，夜醒的宝宝不喂奶时，可轻拍宝宝或轻唱催眠曲，不要开灯，让他尽快入睡。

2 减少宝宝白天睡眠的时间和喂奶量，一次不让宝宝吃得过饱，多逗宝宝玩，待宝宝玩累了再睡，白天睡觉不要超过两小时，如果超过就应叫醒宝宝，喂奶、玩耍。

3 夜里为宝宝营造最好的睡眠环境，睡前可吃一些奶，但别含着奶头入睡。

4 不要每当宝宝夜哭就喂奶，要找出真正的原因，否则极易造成消化不良，使宝宝哭吵得更厉害。

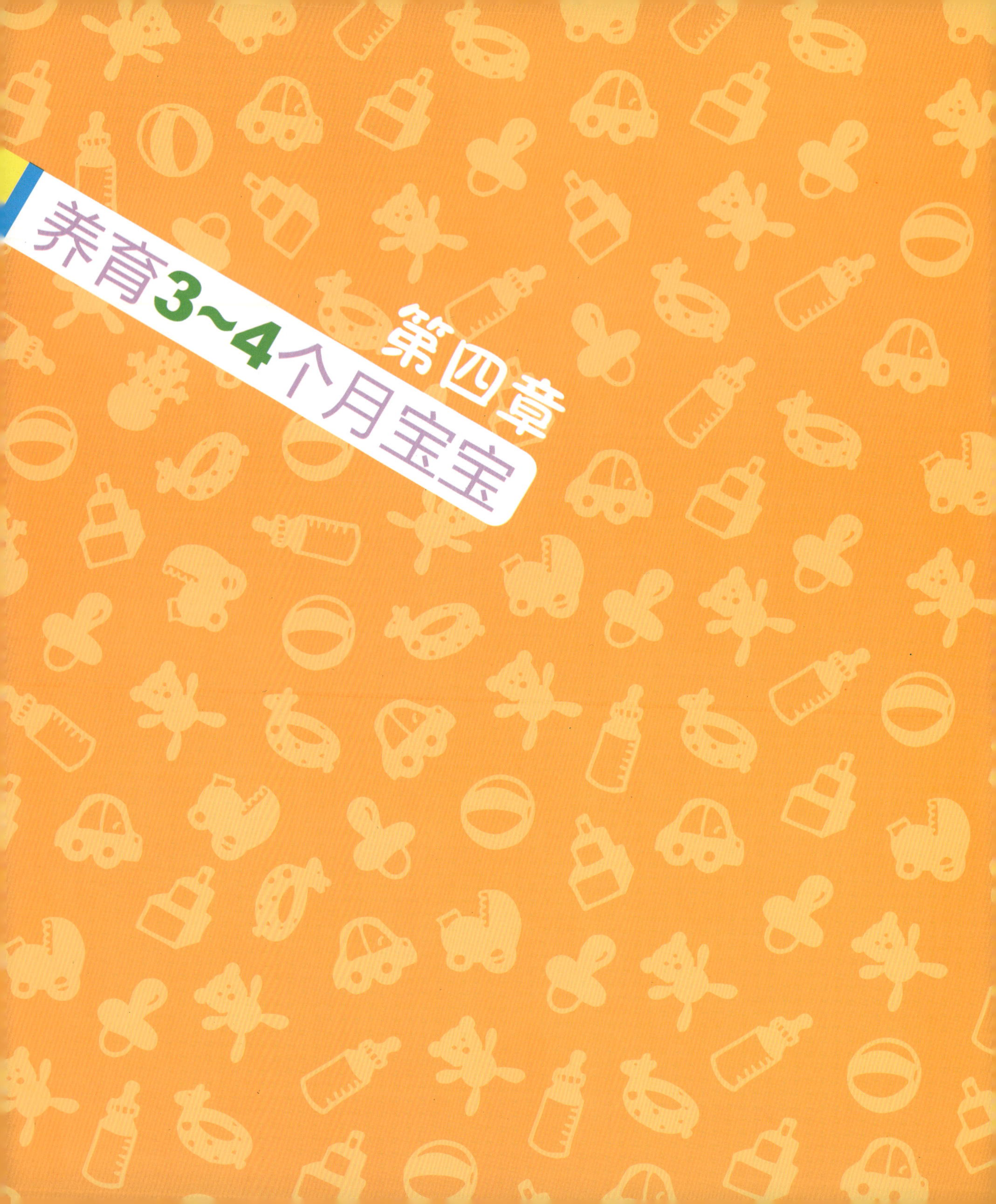

第四章

养育3~4个月宝宝

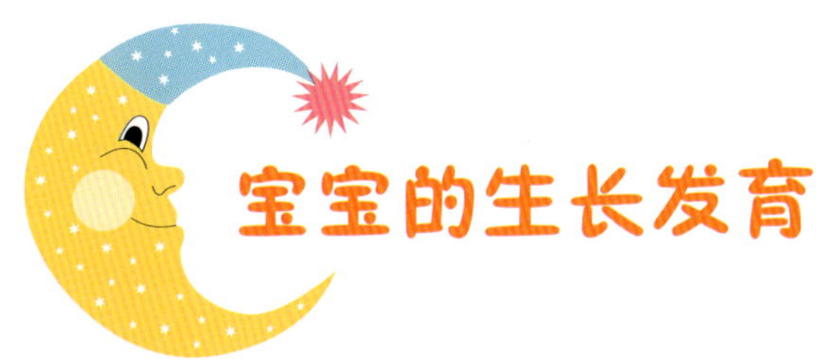

宝宝的生长发育

性别	体重（kg）	身高（cm）	坐高（cm）	头围（cm）	胸围（cm）
男宝宝	5.7~7.6	61.0~66.4	42.72	42.30	42.68
女宝宝	5.3~6.9	59.4~64.5	41.56	41.20	41.60

这个时期宝宝的增长速度开始稍缓于前3个月，宝宝到第4个月末时，后囟门将闭合，头看起来仍然较大，这是因为头部的生长速度比身体其他部位快，这十分正常，他的身体的生长很快可以赶上。

由于宝宝的唾液分泌增多且口腔较浅，加之闭唇和吞咽动作还不协调，宝宝还不能把分泌的唾液及时咽下，所以会流很多口水。这时，为了保护宝宝的颈部和胸部不被唾液弄湿，可以给宝宝戴个围嘴。

另外，宝宝开始出牙的时间差异很大，正常范围是4~10个月，只要10个月以内出牙都属于正常范围。

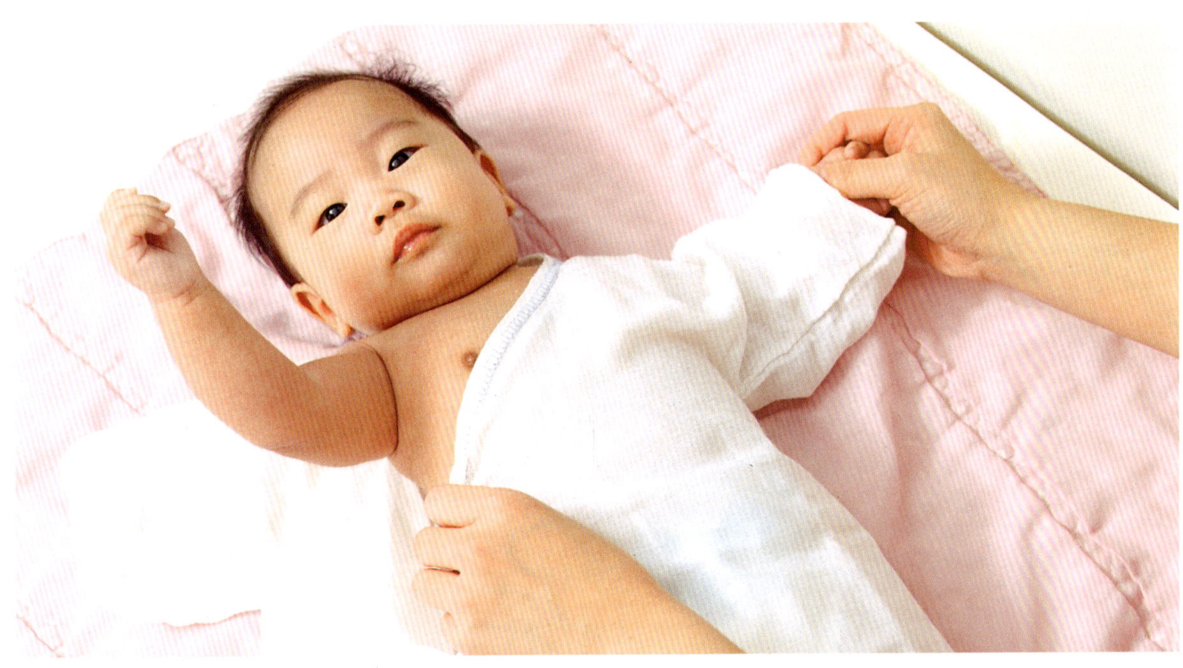

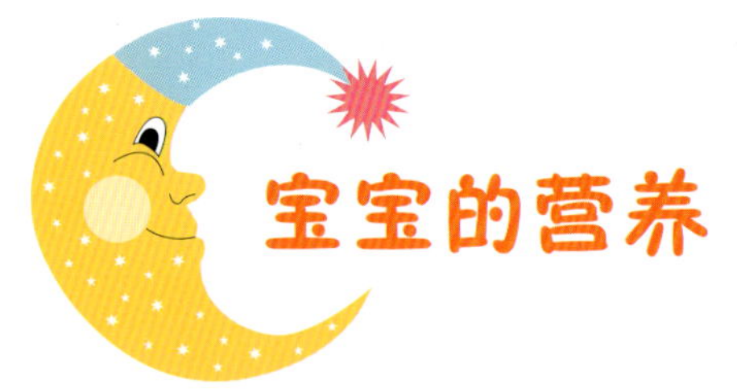

宝宝的营养

宝宝一日饮食安排

3~4 个月的宝宝吃奶已经形成规律：

母乳喂养的宝宝白天只要喂 5 次，每次间隔 4 小时就可以了，半夜只喂一次母乳即可。

人工喂养的宝宝一天可喂 5~6 次，每次的喂奶量为 180~200 毫升，总奶量保持在 1000 毫升以内即可，如果一天的喂奶量超过了 1000 毫升，容易引起肥胖，还可能导致厌奶。

3~4 个月宝宝的体内，铁、钙、叶酸和维生素等营养元素会相对缺乏，尤其对于此时不肯吃母乳的宝宝，如果不及时添加辅食，可能出现体重增加缓慢或停滞，从而导致营养不良。

3~4 个月宝宝一日饮食安排推荐

主要食物	母乳或母乳 + 配方奶	
辅助食物	温开水、菜水、果水、果泥、菜泥、鱼肝油（维生素 A、维生素 D 比例为 3:1）、钙片	
餐次	每 4 小时喂 1 次，或按宝宝需求喂哺	
哺喂时间	上午	母乳喂养的宝宝 6 时、9 时、12 时各喂一次；人工喂养的宝宝在 7 时、12 时各喂 100~180 毫升配方奶，9 时加喂一次婴儿米粉
	下午	母乳喂养的宝宝 3 时、6 时各喂一次；人工喂养的宝宝在 6 时加喂 20~30 克菜泥或水果泥
	夜间	9 时、0 时各喂一次
水	母乳喂养的宝宝不需添加；人工喂养的宝宝可在上午 7 时、10 时，下午 4 时各喂一次水或稀释的果汁和菜汁。每次喂水量在 50~100 毫升	
鱼肝油	每天 1~3 次，喂奶前半个小时加 1~2 滴。一天不超过 5 滴	
钙片	每天 3 次，每次 1~2 片	

开始添加辅食

此阶段继续提倡纯母乳喂养，但对人工喂养或混合喂养的宝宝可以开始添加非纯液体状辅食。4个月宝宝的体内，铁、钙、叶酸和维生素等营养元素会相对缺乏，有些代乳品已经不能完全满足其生长需要，因此辅食应适当增加淀粉类和富含铁、钙的食物。

辅食用的蔬菜水果如何选择

蔬菜含有宝宝生长发育必需的各种维生素以及矿物质，还能防治宝宝便秘，是必不可少的食材；水果不仅营养丰富，制作得当的话，口感也很好，而且还能促进宝宝的新陈代谢，帮助消化。

蔬菜和水果是宝宝辅食的重要食材，该如何为抵抗力还不够完善的宝宝选择蔬菜和水果呢？

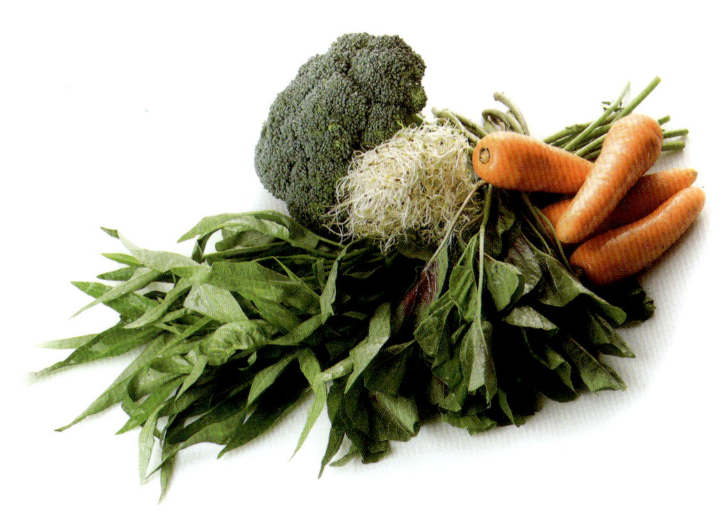

蔬菜的选择

蔬菜的选择上，首先最好选择没有使用过化学物质的新鲜蔬菜，即使不能完全达到这种要求，也应尽可能挑选新鲜、病虫害少的蔬菜，那些闻起来有浓烈农药味或不新鲜的蔬菜千万不要购买。

此外，洋葱、大蒜、香菜等刺激性大的蔬菜千万不要选，哪怕只充当配料也不行，它们对宝宝胃肠道的刺激非常大。

在具体选择时，可多选用胡萝卜、苦瓜、番茄、柿子椒等维生素C和无机盐含量比较高的蔬菜以及绿色叶类蔬菜。在无机盐和维生素含量上，大白菜、卷心菜、茭白、笋、土豆、藕、南瓜、丝瓜、黄瓜等蔬菜略低于叶类蔬菜。

宝宝满7个月后，还可多选用毛豆、扁豆、蚕豆、刀豆等鲜豆类蔬菜制作断乳食物，它们的蛋白质含量比较高，且其中的铁质有利于预防宝宝贫血。需要注意的是，若发现宝宝有蛋白质过敏现象，则要停止食用。

水果的选择

给宝宝吃的水果宜选择供应期比较长的当地时令水果，另外还宜选择如橘子、橙子、番茄等皮壳较容易处理、农药污染及病原感染机会少的。还要切记，水果不可长期存放，长期存放的水果维生素含量会明显降低，而腐烂变质的水果更是有害身体健康的。

要注意的是，杧果、菠萝、柑橘类水果是比较常见的容易引起过敏的水果，不妨从添加苹果、香蕉、梨、西瓜之类的水果开始，逐步增加新品种。另外，把水果用开水煮3~5分钟再给宝宝吃，也可避免引起过敏。

蔬菜类辅食的制作处理方法

给宝宝制作蔬菜类辅食时，妈妈可以参考以下要点：

1 从制作蔬菜汁开始循序渐进，一开始时，可制作菜水，再逐渐改为制作菜水的同时制作菜泥，一种制作多次后可渐渐增加蔬菜的选择面，待长出牙齿后，可将蔬菜切碎后放入粥或软米饭、面条中。

2 做蔬菜汁可多选用油菜、雪里红、芥蓝菜等钙含量比较高且易吸收的蔬菜，而有些蔬菜如菠菜等含有草酸，会影响钙的吸收，不宜做成汤。

3 选用尽量新鲜的蔬菜，根茎类蔬菜洗切时间与下锅烹调时间间隔不要过长。烫蔬菜时，应等水沸后再放入蔬菜。

4 烹调蔬菜时可加少量淀粉，可防止抗坏血酸被破坏。在宝宝7~8个月时，还可以多制作用碎菜和肉末混合做成的粥、烂面等，也可起到保护抗坏血酸的作用。

5 若炒蔬菜，则应尽量急火快炒，更不要把菜煮过或挤去菜汁后再入锅炒，那样营养成分已大部分丢失，只剩下纤维素了。

6 应按照先叶后茎的原则来制作蔬菜，先制作一些叶多纤维相对较少的，再逐步过渡到茎多的蔬菜，让宝宝的消化系统能适应。

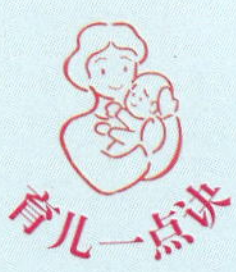

蔬菜买回来后应先用清水冲洗，最大程度地避免被有害物质污染，一般清洗步骤为：先用清水冲洗蔬菜表层的脏物，然后用清水浸泡30~60分钟，最后用流动水彻底清洗干净。

水果类辅食的制作处理方法

一般的水果如苹果、梨、柑橘等应先洗净，用清水浸泡15分钟，尽可能去除农药，再用沸水烫30秒，去皮、去核后做成果汁或果泥。另外，切开食用的水果如西瓜，也应将外皮用清水洗净后，再用清洁的水果刀切开，要注意千万别用切生菜、生肉的菜刀，以免果肉被细菌污染。

香蕉、荔枝、柿子、橘子等不宜空腹食用；比较胖的婴儿不适合食用太甜的水果，如荔枝、香蕉、西瓜、哈密瓜等瓜类水果，因为所含糖分多、热量高。此外，水果一次不能做太多，以免宝宝吃得过多影响主食摄取，导致营养吸收不均衡。

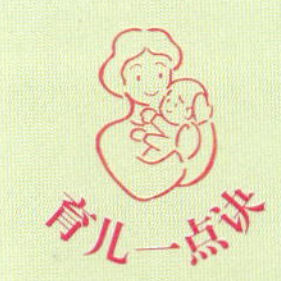

水果容易引起过敏，因此添加果汁或果泥时一周最多添加一个新品种，这样能很方便地判断出宝宝是否对某种水果不适应，添加时间在两餐之间最好。

宝宝辅食中能添加调味料吗

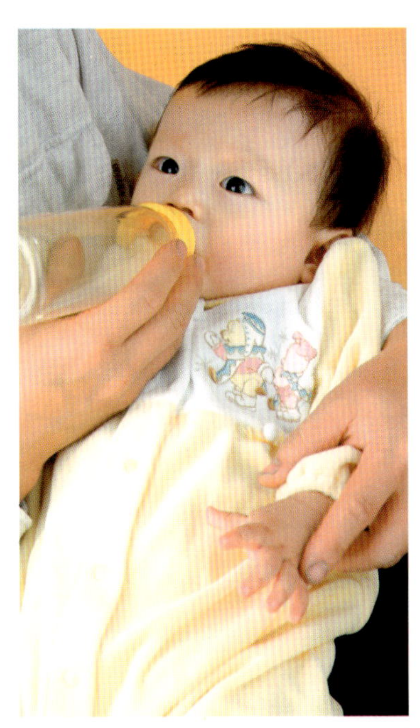

不提倡在宝宝辅食中添加调味料。

宝宝的口味是后天的饮食习惯造成的，经常食用咸味重的食物，就会对咸味比较迟钝，变得越吃越咸。符合健康标准的宝宝食品几乎是没有咸味的。宝宝8个月左右可以进食食盐，但是量一定要少，不能以大人的口味想当然给孩子吃。

味精、鸡精这些调料都是不可以增加的，它们可能会造成宝宝缺锌，引起味觉功能减退，食欲减低，妈妈也不应吃味精，以免通过乳汁传给宝宝。

另外，糖类越少加越好，如果宝宝吃的味道过重，无论是偏咸、偏甜，他对淡味道的东西可能就不接受了，而且吃甜对消化功能、牙齿都是不好的。

从小吃惯清淡食物的宝宝，长大后，就不会喜欢吃太咸、盐分太多的食品，这将使他终身受益。当然，给宝宝的辅食可以加一点点香油和植物油，但也不应多，提倡低脂辅食。

宝宝厌奶怎么办

宝宝厌奶的现象普遍发生在6个月之后，甚至有的宝宝在4个月左右便有厌奶的现象。要让宝宝度过厌奶期，妈妈要做到：

首先，不要因为担心宝宝不吃奶会影响生长发育就强行喂奶，这样只会令宝宝更加不喜欢吃奶；其次，找出宝宝厌奶的原因，继而找到对策。

宝宝厌奶的原因大体有以下几种，以下处理对策妈妈可以参考：

1 妈妈乳房有异味

宝宝对异味很敏感，可能会因此拒绝吃奶。

● 处理对策：妈妈要用温水清洁乳头和乳晕，不要随便使用肥皂或其他沐浴用品。

2 突然转变喂养方式

突然喂给配方奶或配方奶被更换也容易引起宝宝拒奶的现象。

● 处理对策：不宜随意更换奶粉，需要换奶粉时要渐进，每天添加半匙新奶粉，并逐渐增多，直到全部换完。

3 喂养姿势不当

拿奶瓶的角度不当，或奶嘴大小、舒适度不佳时，也可能使得宝宝吸吮不顺利而拒奶。

● 处理对策：将奶瓶倾斜45度最佳，如果水从奶嘴中能呈水滴状陆续滴出，则速度正好。

4 疾病

鼻塞、口腔感染时也会引起宝宝厌奶。

● 处理对策：认真观察宝宝的情况，如有异常，应咨询医生，看是否要送医院。

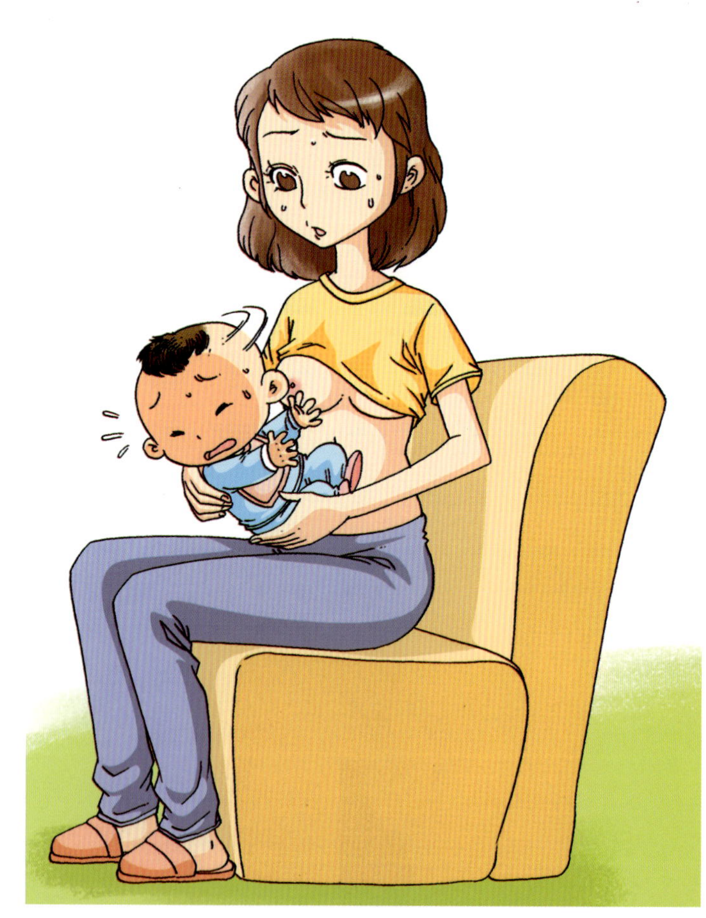

应该给宝宝补铁了

宝宝从母体中得到的足够的铁只能供宝宝出生后的4个月使用，4个月之后，宝宝体内的铁储备差不多消耗完，而母乳或牛奶中的铁不能满足宝宝的需求，因此需要及时补铁。

此时如果不添加含铁食物，宝宝容易出现贫血，但是补铁不可盲目，要掌握合理的补铁方法，以免影响宝宝的健康。

怎样合理地为宝宝补铁

1 及时合理添加辅食

合理添加辅食不仅可及时补铁，也能满足宝宝营养、能量增加的需要，乳制品已不能满足其生长发育的需要。

4个月开始添加辅食是最适当的时机，可以给宝宝添加少许磨碎的蛋黄，5个月以上的宝宝则可以逐渐增加更丰富的含铁辅食，如鱼泥、菜泥、米粉、豆腐、烂粥等。

2 补铁食物以动物性为主

食物中的铁分为两种，一种是吸收率高的血红素铁，存在于动物性食物中，如瘦肉、肝脏、鱼类中含的铁吸收率大约在10%~20%；另一种是非血红素铁，存在于植物性食物中，如米面等食物中铁的吸收率只有1%~3%。

为了补铁，应选择动物性辅食，不过大豆中铁含量高，吸收率也较高，可作为植物性辅食的首选。

3 补充维生素C以促进铁的吸收

吃补铁食品时要注意同时补充含维生素C高的新鲜水果和蔬菜，如猕猴桃、柑橘、新鲜菜泥等，有促进铁吸收的作用。

4 食补大于药补

宝宝贫血多为营养性的，通过饮食营养很容易防治，不可轻易用含铁剂的药物补铁，因为不良反应（恶心、呕吐、厌食等）多，对宝宝不利。

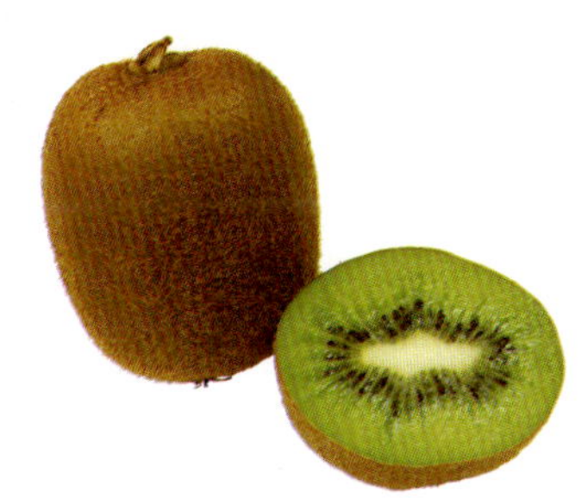

加喂鸡蛋黄预防贫血

上文我们说到，4个月的宝宝可以从添加鸡蛋黄开始补铁，预防贫血，是因为鸡蛋黄含有宝宝生长发育需要的很多营养素，尤其是富含铁质，且比较容易消化吸收，对预防小儿贫血十分有效。

不过，宝宝消化系统还很稚弱，吃鸡蛋要循序渐进：

1 由少到多

刚开始每天喂1/6~1/4个蛋黄，喂蛋黄后要注意观察小儿大便情况，如有腹泻、消化不良就先暂停，调整后再慢慢添加；如大便正常就可逐渐加量，可喂1/2个蛋黄，约3~4周就可喂到每日1个。

2 不要喂鸡蛋白

6个月前宝宝的消化系统发育尚不完善，肠壁的通透性较高，鸡蛋清中蛋白分子较小，有时可通过肠壁直接进入宝宝血液中，这种异体蛋白为抗原，可使宝宝尤其是小宝宝的身体产生抗体，再次接触异体蛋白的时候，则出现一系列反应与变态反应疾病，如湿疹、荨麻疹等，所以主张小儿吃蛋黄不宜吃蛋清。

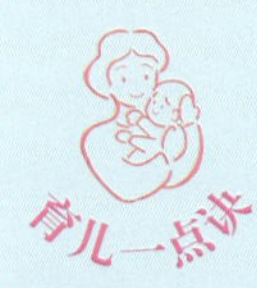

育儿一点诀

给宝宝吃的鸡蛋一定要煮熟，这样做一方面可以把鲜蛋中的寄生虫卵、细菌、霉菌杀死，另一方面益于鸡蛋中营养成分的吸收和利用。

宝宝的辅食添加食谱

宝宝营养米粉

具体做法参见相关包装提示即可，各种营养物质科学搭配，并有适量微量元素添加。

蔬菜泥

选嫩叶蔬菜如小白菜，或纤维少的南瓜、土豆等，洗净切小段或小块，加水煮熟后，捞出置于碗中，用汤匙刮下或压成泥状即可，可补充各类维生素。

水果泥

选果肉多、纤维少的水果，例如：香蕉、木瓜、苹果等，洗净去皮后，用汤匙挖出果肉并压成泥状即可，其中含丰富的碳水化合物、各类维生素。

蛋黄粥

煮大人饭时，放米及水在煲内，用汤匙在中心挖一个洞，使中心的米多些水，煮成饭后，中心的米便成软饭，把适量的软饭搓成糊状；把适量的汤隔去渣，如鱼汤要特别小心以防有幼骨，除去汤面的油；把汤及饭糊放入小煲内煲滚，用慢火煲成稀糊状，然后放下1/4个熟鸡蛋黄（要搓成蓉）搅匀煮沸即可。

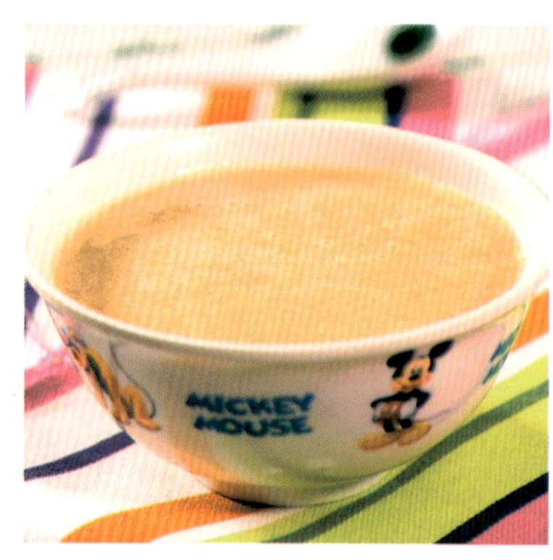

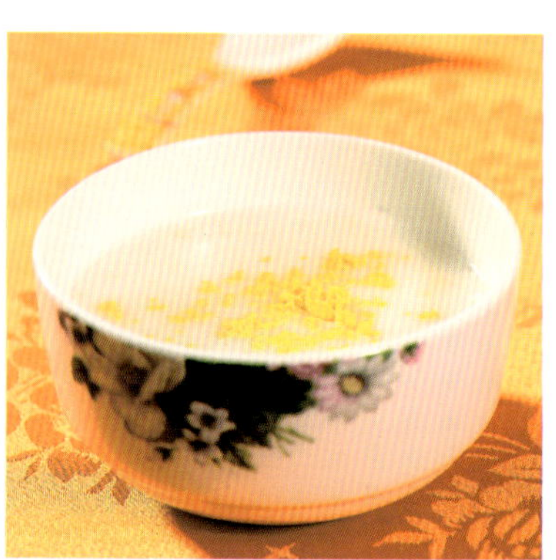

宝宝的护理

给宝宝戴围嘴

宝宝在这一时期开始流口水，而且这种现象会一直持续到1~2岁。此时，妈妈最好给他戴上围涎或用手帕擦拭，既可以使宝宝更干净、更漂亮，也可以养成好的卫生习惯。

怎样为宝宝选购围嘴

1 市场上围涎产品有围嘴式的，有背心式的，也有罩衫式的，有些颈部可调节大小，适合宝宝跨月龄使用。

2 一般采用纯棉材料，透气、柔软、舒适、吸水性好，宝宝喝水、吃饭、流口水时都不用担心弄湿衣服。有些采用粘胶设计，穿起来更方便。

3 不要使用橡胶、塑料或油布做成的围嘴，尤其是较冷的天气或宝宝有皮肤过敏时最好不要使用。如果使用，最好在这类围嘴的外面罩上一块纯棉布围嘴。

4 围嘴不宜过大，四周也不要有很多荷叶边或机织的花边，式样大方、活泼就可以了。

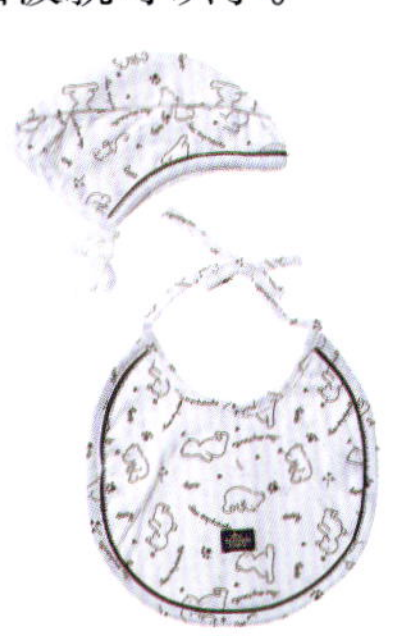

围嘴的使用要点

1 系带式的围嘴不要系得太紧，喂完饭或宝宝独自玩耍时，最好不要戴，以免造成意外。

2 围嘴的作用主要是防脏，不要把它当做手帕来使用。揩抹口水、眼泪、鼻涕等最好仍用手帕。

3 围嘴应经常保持整洁和干燥，这样宝宝才会感到舒服，乐于使用。

宝宝每天睡多长时间合适

每个宝宝在不同的年龄阶段和不同的环境中，他所需要的睡眠时间都是不同的。有些宝宝会一次睡很久，有些宝宝则喜欢不时地打一个瞌睡；有些宝宝睡眠十分规律，有些宝宝的睡眠则没有任何规律可循。

一般来说，新生宝宝睡眠的时间很长，刚出生时，几乎每天都要睡20个小时，在出生两周后，会有所减少，但每天也会睡16~18小时。下面是宝宝各时期睡眠时间的一个参考表：

时期	睡眠时间参考值
新生儿	16~20小时
3周	16~18小时
6周	15~16小时
4个月	9~12小时，加2次小睡，每次2~3小时
6个月	11小时，加2次小睡，每次1个半~2个半小时
9个月	11~12小时，加2次小睡，每次1~2小时
1岁	10~11小时，加2次小睡，每次1~2小时

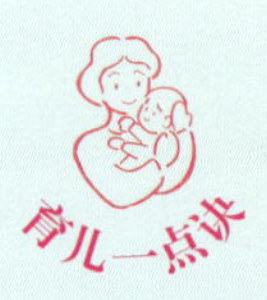

育儿一点诀

妈妈要多尝试各种方法，因为宝宝的个性不同，只有通过尝试，才能找出既适合宝宝性情又与妈妈生活方式相适应的最佳方法。

宝宝睡颠倒觉如何调整

有的宝宝白天睡觉，夜晚清醒，睡颠倒觉，这常常让妈妈觉得疲惫不堪，出现这种情况时，妈妈可以试着这样来调整：

1 限制白天的睡眠时间，一次不超过3小时，超过时应弄醒他，比如打开衣被换尿布、触摸皮肤、抱起说话等。

2 白天有规律地外出玩耍，增加活动时间，减少睡眠时间，使宝宝适度疲劳。

3 白天睡眠时室内光线不要太暗，可适当有响动；夜间则提供较暗和安静的睡眠环境，帮助宝宝区别日夜，夜间喂奶最好不开亮灯，说话用耳语状态。

4 建立一套睡前模式：洗个热水澡，换上睡觉的衣物。

喝奶后不要马上入睡，应待半小时左右，此期间可拍嗝。

与孩子说说话，念1~2首儿歌，把一次尿，然后播放固定的催眠曲(可用胎教时听过的)。

关灯，此后不要再打扰他。

注意，每天按时做很重要，可养成孩子固定时间睡眠的习惯。

一般经过几天就能将宝宝的颠倒觉调整过来，如果一时间难以纠正，也不要太着急，忍耐几周就会有效果。

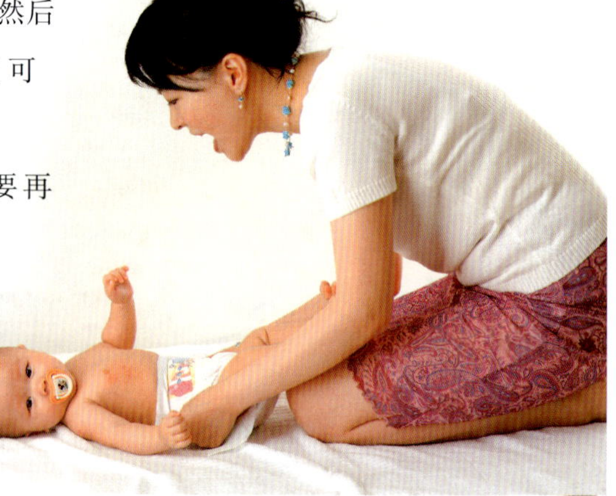

宝宝睡觉时该穿什么

宝宝睡觉既不能穿得太厚实，也不可裸睡，正确的做法是：

天冷时，给宝宝穿上一件薄内衣和一条裤子，可依气温酌情增加一件内衣，也可给宝宝穿睡衣，睡衣一定要是纯棉、薄布、柔软、透气性好的，睡觉时可给宝宝盖上被子，或宝宝放入睡袋中，但不要穿很多衣服，更不要穿上外衣睡觉，宝宝自我调节体温能力较差，当宝宝出被窝时易着凉，此外，穿得太多也容易妨碍宝宝全身肌肉的放松，还会影响他的血液循环和呼吸功能，影响宝宝睡眠。天热时，可以穿小肚兜，在胸腹部盖一层薄薄的被子，也可穿一件薄内衣，一条小短裤，但一定不要让宝宝光着身子睡觉，这容易导致宝宝腹部受凉，引起腹泻，由于体温调节能力不强，也容易身体受凉而感冒。

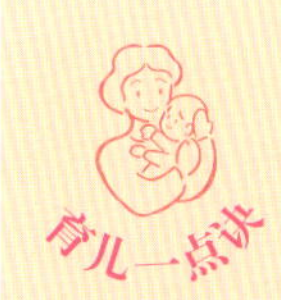

宝宝晚上睡觉的衣服应该与白天分开来，白天的衣服由于接触外界较多，细菌也相应很多，如果继续穿着睡觉，容易使抵抗力低下的宝宝受到感染。

宝宝头睡偏了怎么办

如果宝宝经常处于一个体位睡眠的话，头就会睡偏，如果出现头睡偏的情况，妈妈可以试着用改变睡眠姿势的方法来纠正，这对于6个月以内的宝宝效果很好。

具体方法是

刚睡着，不要动他，动他也不会接受，让他在喜欢的位置接着睡；待他睡着15~20分钟，比较沉的时候，帮助他改变一下体位，是循序渐进地改变，开始少一点，然后再多一点；改变以后，帮他用舒适的枕头、被子倚一下，保持这种体位。

在宝宝头形形成之时，妈妈要经常掉换姿势睡眠有利于宝宝睡出优美的头形，应该每2~3个小时要给宝宝更换一次睡眠姿势，让宝宝逐渐变成转动地睡就可以了，两侧卧位，加平卧位，都是可以的，坚持这样转着睡，宝宝的头逐渐就会圆起来。

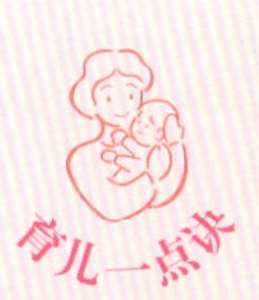

一般认为，侧卧是宝宝最好的“睡姿”选择，但不用强迫，只要宝宝不一直用一种睡姿即可，如果宝宝能养成侧卧习惯，则应注意，侧卧时采取左侧卧和右侧卧交替的方法最佳。

如何给宝宝测量身高、体重、头围

宝宝的身高、体重、头围是衡量宝宝是否正常发育的重要指标，妈妈每隔一段时间测量一下，就能知道宝宝增长情况，妈妈可以适应地调整喂养方法。如何给宝宝测量呢？

1 身高测量方法

3岁以下的宝宝测量时取卧位，脱去帽子和鞋袜以及厚衣服，仰卧于测量床底板中线上，宝宝的面朝上，两个耳朵在同一侧水平位。一个人将宝宝两只脚后跟固定底板零位置处，一只手握住两个膝盖，使宝宝两个下肢紧贴底板，测量者把住宝宝头部使其接触底板，头部上边缘与底板垂直方向对应的刻度就是宝宝的身高。

注意：本月身高增加3~4厘米，宝宝出生的第一年大约增长25厘米，其身高约为出生时的1.5倍。

2 头围测量方法

妈妈给宝宝测量时采用仰卧位或坐位，妈妈应站在宝宝前面或右侧。左手拇指将软尺零点固定于眼眉弓上边缘处，头绕脑后最突出部位一周，回到测量的起点处，即可看刻度。测量时要求软尺紧贴头皮，刻度向外，左右对称。若宝宝头发比较厚可以在软尺经过处将头发上下分开。

注意：在前半年内增加约8厘米，后半年内增加约3厘米。

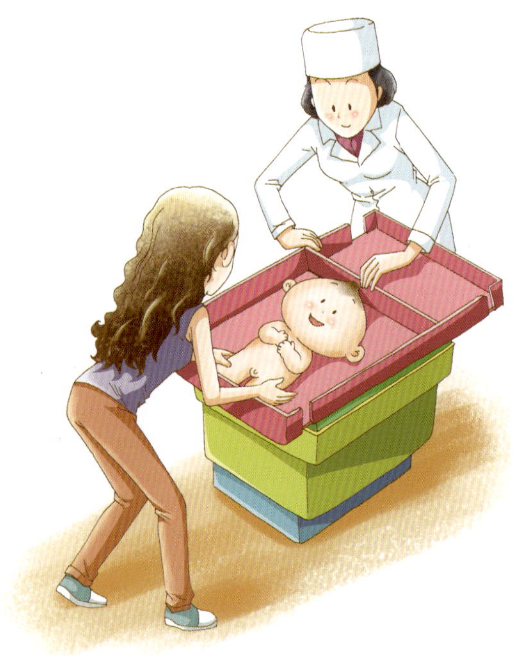

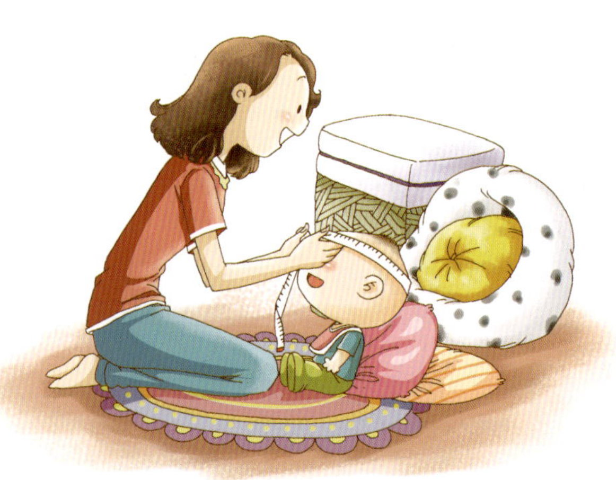

宝宝的成长测评

宝宝能力发展综述

肢体运动

出生4个月后，宝宝的头颈部变得很有力，头能稳定居中，俯卧时，还可以向上抬起90度，仰卧时，能低头看自己的手脚。

另外，宝宝的手和手臂的进步也很快，手臂很有力，在俯卧的时候，双臂能支撑起上半身，甚至能支撑着翘起屁股；手指甚至能相互配合抓捏一些东西，可以抓着自己的被子或毛巾往嘴里送。

腿部的活动也变得多而灵活，常常会踢开被子，或用脚去够旁边的东西。而且，此时的宝宝还能够在大人的帮助下翻身，也能在大人的扶助下坐一会儿。

语言能力

此时的宝宝，喜欢模仿别人的语调，如果有人跟他说话，他会与人一唱一和地交谈，会咕咕地发声来回应。

视觉、听觉

到这一个阶段，宝宝的视力几乎与成人一样了，灵敏度非常高，并且能从一个物体上移到另一个物体。如果有东西经过，眼睛立刻就会跟上去，当追看的东西消失不见了，还会主动寻找。他开始慢慢会区别颜色，偏爱的颜色依次为：红、黄、绿、橙、蓝。宝宝听力在此时有了进一步加强，可以分出男声跟女声了。

嗅觉、味觉

出生4个月后，宝宝开始有口水分泌出来，辨别味道的能力更进一步，已经能分辨味道上的细微差别。

情商

出生4个月后，宝宝能够放声大笑，而且对呼唤有了意识，如果有人叫他的名字，他能明白是在叫他，然后作出相应反应。另外，他还喜欢其他的宝宝，当看见其他宝宝时，注意力明显更加集中，注意时间也更加长，还常常会对着镜子里的自己微笑。

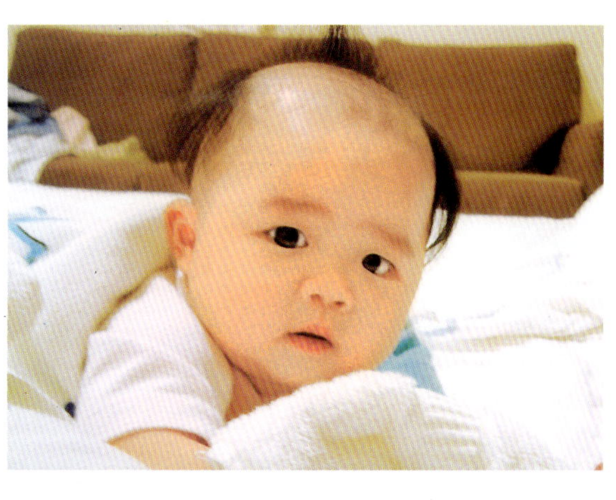

宝宝潜能提升方案

大动作能力发展提升

前臂支撑

游戏功效：锻炼宝宝的臂力，扩大宝宝的视野，提高宝宝的注意力。

操作方法：在原基础上继续训练宝宝俯卧抬头，如妈妈站在宝宝头前与他讲话，使其前臂支撑全身，将胸部抬起，抬头看妈妈；妈妈还可在前方用玩具逗引，从左到右、从远到近移动玩具，观察宝宝的反应。

翻身

游戏功效：提高宝宝的灵活性。

操作方法：继续按前面方法训练翻身。妈妈也可以在宝宝的一侧放一个玩具，逗引他翻身去取，此时，妈妈可握住宝宝一侧的手，宝宝自然而然就握着你的手，做出翻身动作，并由仰卧到侧卧再到俯卧。

拉坐

游戏功效：能增强宝宝的平衡能力。

操作方法：宝宝在仰卧位时，妈妈握住宝宝的手，将其拉坐起来。注意让宝宝自己用力，妈妈仅用很小的力，以后逐渐减力，或仅握住妈妈的手指拉坐起来，宝宝的头能伸直，不向前倾。每日训练数次。

精细动作能力发展提升

够取悬吊的玩具

游戏功效：锻炼宝宝双手的灵活性，促进宝宝智力发展。

操作方法：妈妈将玩具用绳子系着悬挂起来，先用手摸，玩具被推得更远。宝宝再伸手，玩具又晃动起来。经过多次努力，宝宝终于用两只手一前一后将它抱住，大概要到5个月时宝宝才能用单手准确够取。

准确抓握

游戏功效：发展宝宝的触觉，锻炼宝宝双手的抓握能力。

操作方法：妈妈把宝宝抱至桌前，桌上放几种不同的玩具，让其练习抓握。每次放3～5分钟，经常变换，可以从大到小，反复练习，并记录能准确抓握的次数。

见物伸手并朝物体接近

游戏功效：发展宝宝的观察力和触觉。

操作方法：爸爸和妈妈一人抱着宝宝，另一人在离宝宝1米处用玩具逗引他，观察宝宝是否注意。与玩具接近，渐渐缩短距离，让宝宝一伸手即可触到玩具。如果宝宝不会主动伸手朝玩具接近，可引导宝宝用手去抓握玩具，去触摸、摆弄玩具。

语言能力发展提升

咿呀学语

游戏功效：养成与宝宝交谈的习惯，见到什么就对宝宝说什么，干什么就讲什么，这能培养宝宝日后优秀的语言素质。

操作方法：每次吃奶后，妈妈可以一边将宝宝扶起拍拍后背，一边对他说："宝宝，吃饱了吗？""好吃吗？""香不香？"在换尿布时和他说："宝宝尿湿了，不舒服吧？"尽管宝宝不明白这些话的意思，但他会和着你的声音，嘴里发出"啊"、"喔"等音来。

学发声

游戏功效：给宝宝足够的语言刺激，提高宝宝的语言能力。

操作方法：拿一个带响的玩具，妈妈一边逗他玩，一边喊："宝宝 ná(拿)住。"同时拉着宝宝的手让他握住玩具，激发宝宝能自发地连接两个不同的单音。

在宝宝床上悬挂一个较大的、能发声的塑料娃娃，宝宝仰卧在床上，要让宝宝的手脚都能碰到玩具。要逗引他抓、蹬和发声，注意宝宝能否发出 ma、na 等的近似音并作记录。

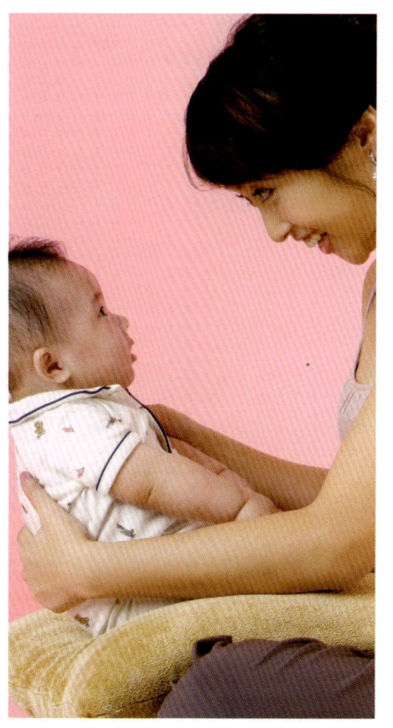

生活自理能力发展提升

用勺舔食

游戏功效：给宝宝顺利添加辅食并为宝宝几个月后的断奶作准备。

操作方法：用勺喂米糊或鸡蛋黄，能张口舔食。

睡眠习惯

游戏功效：培养宝宝良好睡眠习惯。

操作方法：白天觉醒时间延长，晚上能睡长觉。

适应能力发展提升

寻找目标

游戏功效：认识了第一种物品，以后宝宝可以逐渐认识家中的花、门、窗、猫、汽车等物，渐渐学会用手去指，认识自己的玩具，听到声音会用手去拿。

操作方法：妈妈抱宝宝站在台灯前，用手拧开灯说："灯。"初时宝宝盯住妈妈的脸，不去注意台灯。多次开关之后，宝宝发现一亮一灭，目光向台灯转移，同时又听到"灯"的声音，渐渐形成了条件反射。以后再听到大人说"灯"时，宝宝眼睛看着灯，就找到了目标。

寻找声源

游戏功效：训练宝宝将声音与物体联系起来，发展宝宝动作的目的性。

操作方法：爸爸站在宝宝一侧，摇动带响的玩具，妈妈注意宝宝是否转头去看，并作记录。

社交行为能力发展提升

抚摸妈妈的脸

游戏功效：使宝宝高兴，并对妈妈的脸感兴趣，能提高宝宝的社交和情绪能力。

操作方法：妈妈要经常俯身面对宝宝，朝宝宝微笑，对宝宝说话，做各种面部表情。与此同时，拉着宝宝的手摸你的耳朵，摸你的脸，边拍边告诉他："这是妈妈的脸。"然后发出"咩咩"等好玩的声音。

藏猫猫

游戏功效：训练宝宝分辨面部表情，使他对不同表情有不同反应。

操作方法：妈妈用毛巾把脸蒙上，俯在宝宝面前，然后让他把你脸上的毛巾拉下来，玩时有意识地给予不同的面部表情，如笑、哭、怒等。

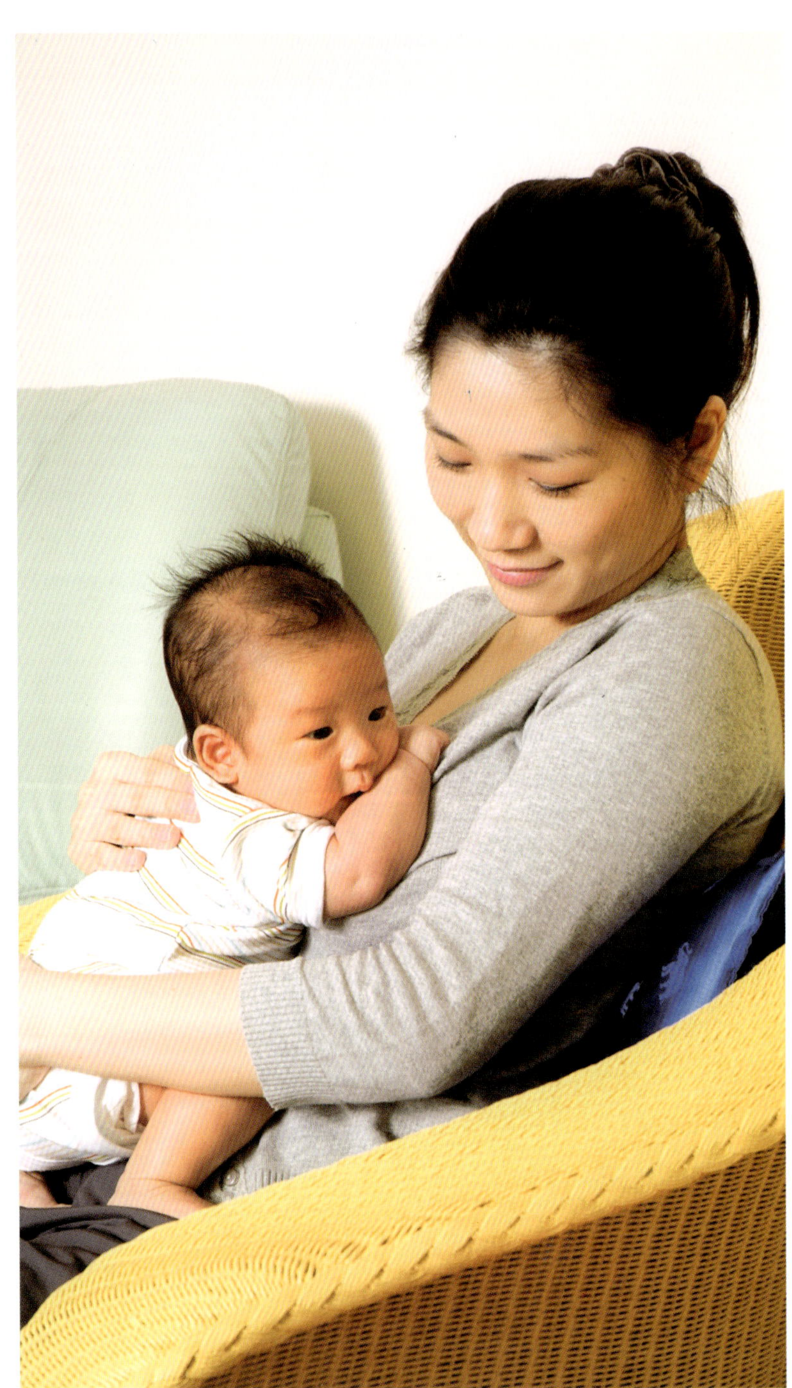

宝宝的游戏时间

公园里玩纸飞机

游戏前的准备工作

爸爸妈妈一起带宝宝到公园，鲜艳的彩纸折几个纸飞机，彩纸的颜色尽可能鲜艳，色彩对比要强烈。

游戏技巧

拿起红色的纸飞机，展示给宝宝，告诉宝宝：“这是红飞机。”

将纸飞机轻轻抛向前方，吸引宝宝注意。

然后问宝宝：“红飞机飞到哪儿去了？”让宝宝指指看，“啊，红飞机在那儿呢。”

换另外颜色的纸飞机重复上述步骤。

游戏的好处

宝宝的视觉追随纸飞机的飞行路线，可以锻炼宝宝的视动觉反应，发展对空间的认知。

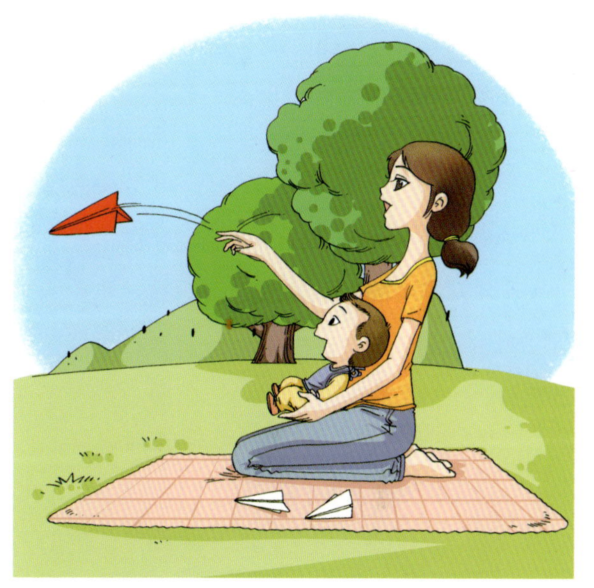

专家面对面 ▶▶▶

飞机不要抛得太远，速度也不要过快，否则不利于宝宝追踪。

抛飞机的动作不要太大，以免宝宝忽视了观察纸飞机的飞行路径。

由爸爸把纸飞机放在宝宝的手中，帮助他把飞机抛向远处，宝宝的参与感更加强烈，也会更有兴致，手眼协调能力得以锻炼和发展。

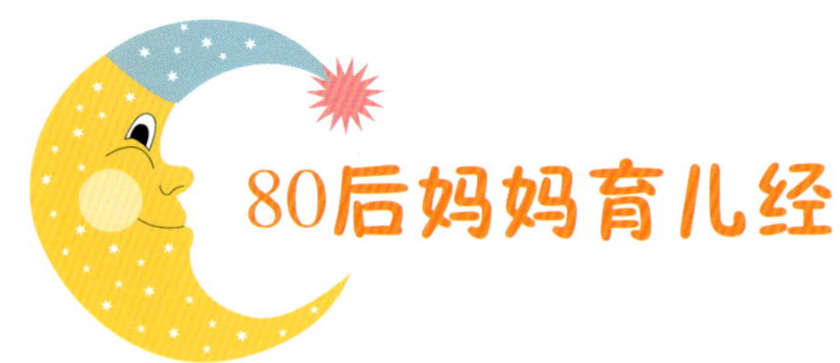

带宝宝的时尚方法——背带

宝宝背带可以令爸爸妈妈轻松地背着小宝贝，面对面背着时还可以随时和宝宝进行交流，背着背时能更省力，背带正逐渐成为80后潮爸潮妈们的选择，不过使用背带的步骤及其注意事项也需要爸爸妈妈事先多了解和学习。

宝宝背带的使用步骤

在腰部扣紧背带，如觉得不方便，在前面扣紧再转回腰部。

直着抱起宝宝，让他靠着你的肩膀，一只手放在他的头后。

向上拉起兜袋，让宝宝的腿穿过兜袋的洞——通常是撑开兜袋，而不是去拉宝宝的腿。用一只手把肩带拉到你的肩膀上，而另一只手一直承受着宝宝的重量。

当你坐正后，宝宝的重量就逐渐落到背带上。

当你向前倾时，通常要把一只手放在宝宝的头后，因为支架不足以支撑头部的重量。

使用宝宝背带时的注意事项

宝宝背带通常适合2~8个月的宝宝使用，太小的宝宝，颈部肌肉尚未发育成熟，暂勿使用。

为了宝宝舒适，哺乳后约30分钟才宜使用宝宝背带。

洗涤时请勿使用漂白剂及强性洗衣粉，避免残留物刺激宝宝皮肤。

宝宝较小时，也就是6个月以内最好使用宝宝与妈妈面对面的背法。

宝宝较大时，也就是超过6个月以上，可以使用宝宝背对妈妈面部的背法；使用宝宝背带前请先检查塑钢扣环是否牢固。

使用背带时，一定要让身体和宝宝的面部保持一定距离，给宝宝足够的呼吸空间，以免引起窒息。

怎么让上班、母乳喂养两不误

上班的妈妈一般在第 4 个月时就要重返工作岗位了，这时上班和母乳喂养就难倒了不少妈妈，其实，只要作好充分的安排和准备，是可以让妈妈尽享哺育与工作快乐的。

作好充足的事前准备

1 恢复上班前的 2~3 周，你需要了解单位对哺乳职工的政策，明确具体工作内容，安排好自己的时间表。

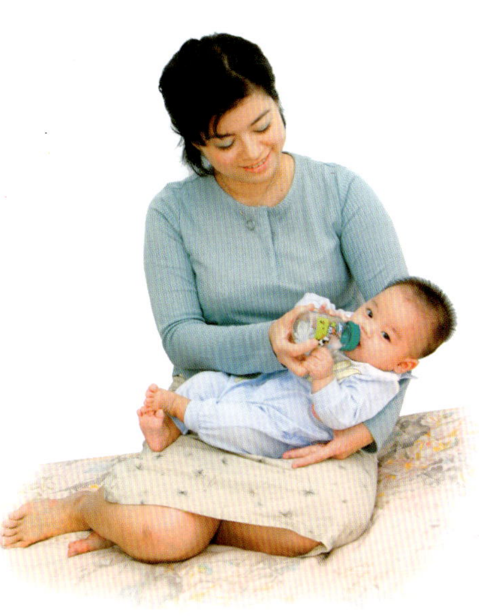

2 根据工作时间及地点，开始着手调整宝宝的进食时间。如果工作地点离家近，可在中午休息时安排喂奶 1 次，加上早、晚及夜间的几次喂奶，基本可以保证母乳喂养；如果家远，可以事先将母乳储存好，由他人代喂，晚上回家后要坚持哺乳。

3 训练宝宝用奶瓶或小勺，自己不在家时，请他人帮忙喂。

4 准备好吸奶器及储奶用具，演练吸（挤）奶、储奶、解冻母乳及喂食过程。挤奶方法为：挤奶前，先要用肥皂把双手洗干净，将拇指放在乳头、乳晕上方，距乳头根部约 2 厘米处，食指放在并平贴在乳头、乳晕的下方，与拇指相对，其他手指托住乳房。挤时先将拇指和食指向胸部方向轻轻压，感到触及肋骨为止，再相对轻挤乳头和乳晕下面的乳窦部位，进行有节奏的挤压运动，手指不要触及乳头、更不能挤乳头。

吸奶器的话，选购电动或手动的均可，有些吸奶器模仿宝贝吸奶的情形，吸奶效果好，还可以提高激素分泌量。另外，双泵全自动循环式抽取式吸奶器，便于工作时使用，比较节省时间，而且外形小巧，具有冷藏功能。

避免母乳减少的方法

1 学会上班期间将奶吸出保存

一方面将奶水吸出来，冷藏或冷冻起来备用，不必因为上班时宝宝吃不到母乳而烦恼，前提是一定要保证吸出的奶洁净、无菌；另一方面，在白天的工作期间，即使再忙也要设法保证每3个小时吸1次奶，可以有效防止奶胀和泌乳量减少，使哺乳得以继续下去。

上班期间挤奶、保存奶还需要注意的细节：

- 用吸奶器吸奶每次一般需15分钟，加上清理的时间整个过程不超过20~25分钟，应尽量利用工作间歇，不要产生工作冲突。
- 找一间安静隐私的空间，如私人办公室，以免影响乳汁分泌，吸奶前要放松心情，可以喝一大杯温水或温果汁，还可看着宝宝的照片。

2 注意劳逸结合，保持良好的心情，合理安排饮食

上班后仍要选择营养丰富的工作餐，多吃蔬菜，多喝水；注意不要喝含有酒精的饮料和咖啡、茶等。

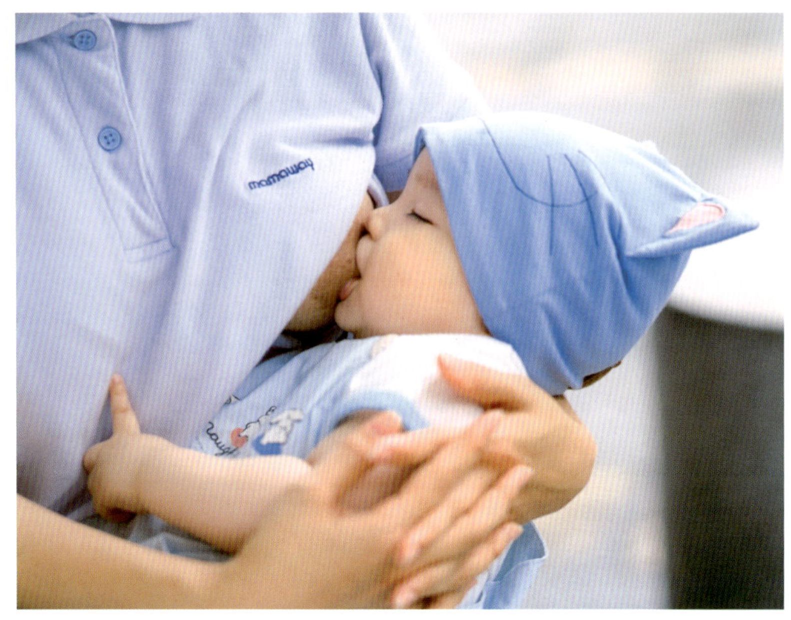

要保证母乳的饮用安全

1 乳汁挤出后，应立即装入已消毒过的干净奶瓶中或冷冻塑料袋里。不要把挤出的乳汁放进装有原先挤有乳汁的容器中。最好在奶瓶外面裹一层保鲜膜，有利于保鲜。

2 乳汁经过4℃以下冷藏，必须在12小时内喂完，要想保存1周左右，须采取冷冻。解冻后的母乳须在3小时内尽快食用，不宜再次冷冻。

3 在奶瓶或冷冻袋的外面贴好标签，详细注明时间，按时间先后给宝贝食用。

4 不要使用微波炉解冻母乳，温度太高会破坏母乳中的免疫物质。可把容器放在盛有温水或凉水的盆里解冻；如果时间紧急，可用流水冲。食用前要摇晃几下，因为奶水冻结后会产生分离。

5 如果单位没有冰箱，可以将奶放在保温杯中保存，里面用保鲜袋放上冰块，回家后放在冰箱。

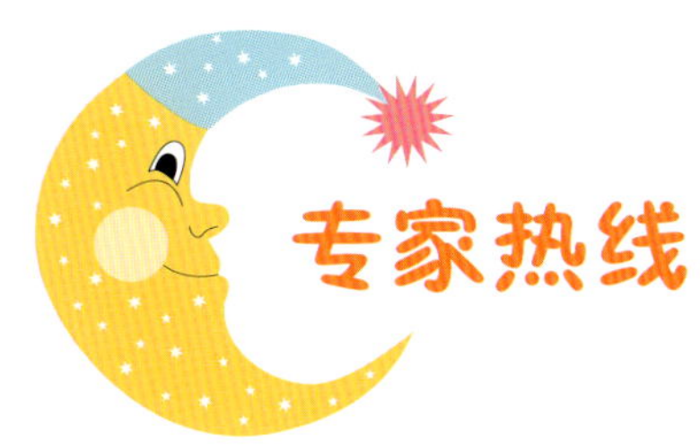

专家热线

宝宝3个半月，给他东西他从来不看，在他耳边摇铃他也不听

宝宝的视觉和听觉生理功能和结构在出生后还会逐渐发育完善，3个月的宝宝是能以视线追随移动的物体也可以对声音有反应的，从你的问题中可以看出你的宝宝视力和听力均有问题，建议去儿童医院进行相应的检查。

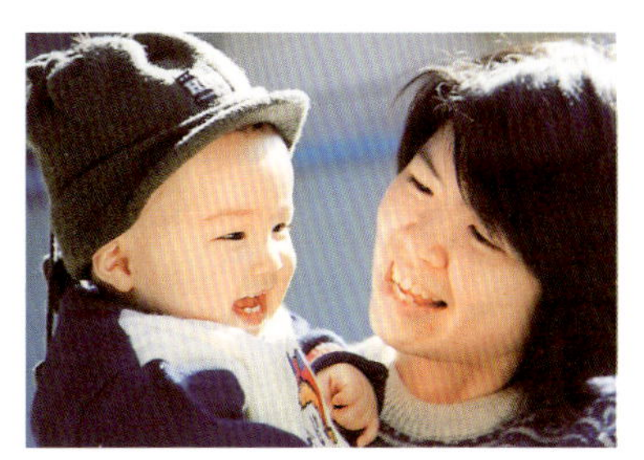

如何给宝宝补充维生素D，宝宝需要补钙吗

维生素D的作用是促进钙的吸收，一般建议给宝宝补充到2岁左右。夏秋季节宝宝户外活动比较多，皮肤通过日晒可以产生一部分的维生素D，所以可以不补充维生素D，或减半量，比如隔天吃一次，冬春季节再恢复到原量。至于宝宝是否需要补钙，不能一概而论，喂母乳的过程中建议妈妈补钙至少每日600毫克，宝宝没有特殊情况可以不补钙，人工喂养的宝宝如果饮食正常，生长发育良好也不需要常规补钙，建议满6个月后给宝宝检查血微量元素，如果钙在正常范围也可以不补。

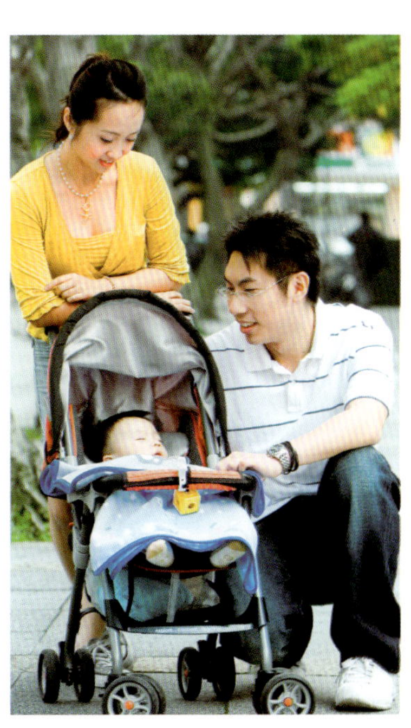

给宝宝服用含铁强化食品能防止宝宝贫血吗

给宝宝选用强化铁的食品不要盲目，因为含铁强化食品既不是营养药，也不是预防和保健药，不应随便购买当做一般食品给宝宝吃，否则会引起铁过量。

宝宝作健康检查后，可根据检查结果和饮食情况，在医生指导下，适当服用铁强化食品。服用前要了解食品中铁的含量和每日用量。要避免因家长不控制宝宝食量短时间内进食大量铁强化食品，而引起的铁中毒。

提倡给宝宝吃大自然提供给人类的各种食物来补充铁元素，如蛋黄泥、肝泥、动物鱼等，每周 1~2 次。宝宝的膳食中只要做到食物品种多样化、数量足、烹调方面科学，通常不会发生营养性贫血，此时，根本不必吃含铁强化食品。

宝宝特别容易受惊吓，这正常吗，该怎么护理

这是正常的。

宝宝的神经系统发育尚不完善，如果有突然的较大的声响，会出现惊跳现象或大哭，容易受到惊吓，这是正常的。等宝宝长到 6 个月，这种状况就会减轻直至消失。

为避免宝宝受到惊吓，妈妈可以这样做：

1 让宝宝有充分的安全感。可以在宝宝睡觉的时候，握着他的手，或轻轻拍他，把平时穿的衣物，放在宝宝的身边，让他闻到妈妈的气味。

2 不必刻意保持环境的安静，适当保留日常的嘈杂程度，让宝宝慢慢适应，这样才不容易被吓到。

3 此外，不要让宝宝睡前进食过饱或过于兴奋，注意预防缺钙，缺钙是夜晚惊醒的原因之一，多留意宝宝是否有蛲虫病、皮疹、贫血等疾病，若发现应及时诊治。

宝宝爱吃手正常吗，需要注意什么

2岁以前的宝宝有吃手行为是正常的，这是智力发展的一种信号，爸爸妈妈不用特别担心，没有必要强行阻止。

3 个月后的宝宝会开始出现手的动作，他往往会挥舞着他的手臂和手玩得很高兴，当宝宝能把手放在嘴里啃的时候，说明宝宝的运动肌群与肌

肉控制能力已经相互配合、相互协调了，这是宝宝的进步。

此外，这个时期的宝宝将手放在嘴里啃会多些安全感，有镇静作用，而一旦吸吮、舔啃的需要得不到满足就会让他不安，并产生暴躁、抑郁的不良情绪，如果强制性地要求他停止吃手，会使宝宝产生逆反心理，容易形成具有攻击力的性格。

不过，吃手容易感染细菌，长期吃手可能影响手指和牙齿的发育，因此，爸爸妈妈要注意将宝宝的手洗干净，当宝宝开始长牙时，妈妈可以给宝宝一块磨牙饼干，给晚上睡觉也喜欢啃手指的宝宝套个手套，避免它咬伤自己，平时多多给宝宝玩具，多和宝宝一起做游戏，可以防止宝宝长时间吃手。

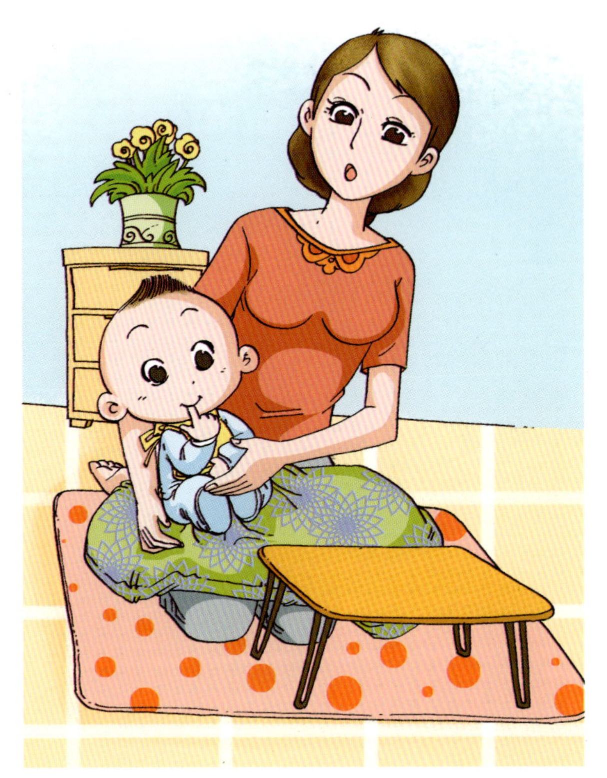

宝宝老让人抱着，放下就哭怎么办

宝宝总是要人抱是有原因的。如果宝宝被抱习惯了，一旦不被抱着，他就会哭闹，这对宝宝培养独立意识不利，妈妈千万不要一见宝宝哭就抱起他，可以先逗逗他，给他唱唱歌，跟他讲讲话，或者轻轻拍他，安抚他，让他意识到，不是一哭就可以被抱的。

四五个月的宝宝开始认人了，如果宝宝缺乏安全感，当离开妈妈的怀抱时就会哭，可以让他平时多与别人接触，多抚摸他，以免他感到孤独，避免他对爸爸妈妈过于依赖而不安。

另外，如果宝宝感觉不舒服，也会在独自一人时哭闹，比如长牙等，这时要多留心，及时为他排解，若开始长牙，要为他准备一些磨牙棒、口胶之类的工具，转移他疼痛的注意力。

专题页：宝宝的辅食添加计划，营养好味道

宝宝的辅食添加要做到循序渐进、安全、营养均衡，妈妈可以根据宝宝月龄的增加逐渐丰富宝宝的辅食。为方便妈妈快捷方便地找到解决辅食问题的方法，我们特地制作了一张宝宝辅食添加计划表，以供妈妈参考：

4~6个月宝宝辅食添加计划

宝宝的辅食要点	◆ 4 个月之后，妈妈就可以根据宝宝的实际需要，考虑添加一些辅食了，宝宝的辅食最好从单一的含铁谷类米粉开始，把米粉和母乳或配方奶混合，放在碗里，用勺子喂宝宝吃。 ◆ 辅食安排在两次喂奶之间，可以先喂一点奶，消除宝宝因饥饿产生的焦躁和不安，再喂辅食，最后让宝宝吃奶，直到吃饱为止。 ◆ 宝宝到了 6 个月，辅食里可以添加一些绿色蔬菜，食物种类的添加顺序没有特殊的规定，只是添加一种新食物后，要观察 2~3 天，看宝宝是否会产生食物过敏或消化不良等症状。 ◆ 如果宝宝出现挑食，不喜欢某一种食物，这都是正常的，有时候需要 15~20 次的尝试，才能让宝宝接受一种食物。
宝宝吃多少	这个阶段辅食添加的量很少，主要是让宝宝接受吃辅食的过程和食物的味道。 ◆ 母乳的量和次数：每次 15 分钟，每天 5 次左右（包括辅食之后）。 ◆ 配方奶的量和次数：每次 120~200 毫升，每天 4~5 次，辅食之后的那次奶量少于其他各次。 ◆ 辅食的次数：每天 1~2 次，从每次 2~3 小匙开始，然后逐渐增加到 1~2 大匙（约 35 毫升），每天 2~3 次。辅食要煮成泥，可以混合在一起分次喂给宝宝。 ◆ 其他食物每次量的标准： 碳水化合物：含铁的宝宝米粉 2~3 大匙。 蛋白质：豆腐 15~25 克，鸡蛋黄半个以下。 维生素类：蔬菜水果泥约 2~4 大匙。
专家热线	Q：宝宝添加辅食为什么要从 4~6 月开始呢？ A：因为宝宝的运动发育与吃饭方式的变化有关系，之所以把宝宝添加辅食的年龄定在 4~6 月开始，是因为这时宝宝的脖子能够立得住，也能试着坐住，宝宝在咀嚼时其实也在促进下半身的发育。

续表

	Q：宝宝吃下去的食物在大便的时候又原样排出，是消化不良吗？ A：实际上宝宝已经吸收了一些营养，只是把剩余部分排出来了，所以不一定是消化不良；还有可能是因为宝宝囫囵吞下食物的原因，所以应该给宝宝吃适合他口腔发育程度的软硬、大小适中的食物。
美味辅食推荐	◆ 蔬菜蛋黄羹：将胡萝卜半根、土豆半个用水煮熟，捞起沥干水分后，用勺子压成泥状；将白粥半碗、蛋黄半个以及蔬菜泥拌匀，放入容器中，用大火蒸 10 分钟即可。

6~9个月宝宝辅食添加计划

宝宝的辅食要点	◆ 宝宝适应了泥状的辅食后，可加一些稍需要咀嚼又很软的块状食物，比如煮烂的肉，从 1~2 小匙开始，等待 2~3 天，观察宝宝是否有过敏或消化不良症状。 ◆ 宝宝此时可以尝试手指食物了，如饼干、面包片等。手指食物要煮得很软，最好是入口即化的，因为硬的食物很容易卡住气管。
宝宝吃多少	这个阶段，辅食的量和种类都有所增加，但是对宝宝来说，奶还是最主要的营养来源，所以不要为了让宝宝多吃辅食而减少奶的摄入。 ◆ 母乳的量和次数：每次 15~20 分钟，每天 5 次左右。 ◆ 配方奶的量和次数：每次 200 毫升，每天 5 次（包括辅食之后）。每天喝水 80~150 毫升。 ◆ 辅食次数：每天两次。
专家热线	Q：宝宝老是拒绝我喂新的辅食，怎么办？ A：开始时宝宝可能会抗拒新的辅食，一旦他尝到美味，便会被征服，所以妈妈要坚持，每顿饭里至少要有两种食物，让宝宝感觉食物的味道，添加新的食物时，最好能配上一种宝宝喜欢吃的食物。 Q：除了母乳和配方奶，宝宝还可以喝点什么呢？ A：6 个月以后，除了白开水。你可以尝试让宝宝喝点果汁，果汁的量控制在 50~100 毫升，太多的果汁会引起宝宝腹泻、胀气甚至导致宝宝肥胖。
美味辅食推荐	◆ 蔬菜鸡肉麦片糊：大白菜叶 1 片，鸡胸肉 30 克，即溶麦片 2 大匙，鸡骨高汤 100 毫升；白菜叶洗净先用滚水烫熟，捞起待凉后切丝；鸡胸肉洗净后切小片备用；将鸡骨高汤加热，放入鸡肉煮熟，再放入即溶麦片泡开，最后和白菜丝一起放入搅拌器打成泥即可。

9~12个月宝宝辅食添加计划

宝宝的辅食要点	◆ 如果宝宝已经适应较软的块状食物，并学会用牙龈把食物嚼碎，他的辅食就可以升级到半固体状，甚至有些成人食物煮软些也可以给宝宝吃。 ◆ 食物的种类可以增加一些，如香蕉、梨、胡萝卜、面条、鱼肉等。 ◆ 可以让宝宝坐在餐桌旁用餐，既能增加宝宝的学习机会，还能增加乐趣。 ◆ 宝宝的食物口味要淡。 ◆ 如果宝宝拒绝让妈妈喂，而要自己吃，你不妨给他一把小勺。
宝宝吃多少	这个阶段，宝宝开始学习自己吃饭，真正吃到嘴里的东西可能少之又少，没关系，先给他练习的机会，等他吃完了，你可以酌量再喂一些。 ◆ 母乳的量和次数：每次 15~20 分钟，每天 5 次左右。 ◆ 配方奶的量和次数：每次 150~200 毫升，每天两次，辅食后 3 次，80~120 毫升。 ◆ 辅食每次量的标准： 碳水化合物：米水比例 1:5 的粥 90~100 克（6~7 大匙），或软饭 80 克。 蛋白质：豆腐 50 克，乳制品 50 克（原味酸奶 6 小匙），鸡蛋 2/3 个，鱼肉 20~25 克，肉 1 大匙。 维生素类：胡萝卜两片，菠菜叶尖部，10 片，土豆 1/5 个，番茄半大匙，草莓 1~2 个（总重量为 50~80 克）。 调味料：黄油半小匙，盐极少量，酱油 1~2 滴，蛋黄酱 1 小匙，番茄酱半小匙。
专家热线	Q：宝宝特别能吃，不会吃多了吧？ A：食物过软可能是导致宝宝吃得过快、吃得过多的原因，大一点的宝宝，因为运动量的增加，食量自然也增加，如果他的大便也随之增加，食量自然也增加，说明宝宝的消化很好，应该多和他说“吃饱了吧”，让他了解吃饱的感觉。 Q：宝宝的牙长得晚，是不是辅食的升级速度也要放慢？ A：没有必要，宝宝是用牙床咬东西吃，所以不按照宝宝牙齿的发育程度来决定进入下一个阶段的辅食，但是如果到了 1 岁左右宝宝还没有长前牙，那最好减缓辅食添加的结束期，这有利于宝宝的前牙生长。
美味辅食推荐	◆ 鱼松：鳕鱼 40 克蒸熟、捣碎，加入少许糖、酱油搅拌均匀，起油锅，将鱼入锅，小火炒至鳕鱼完全松软即可。

注：上表中的数据量妈妈可参考，但不要拘泥于此，以宝宝的实际情况为准，吃饱为好。

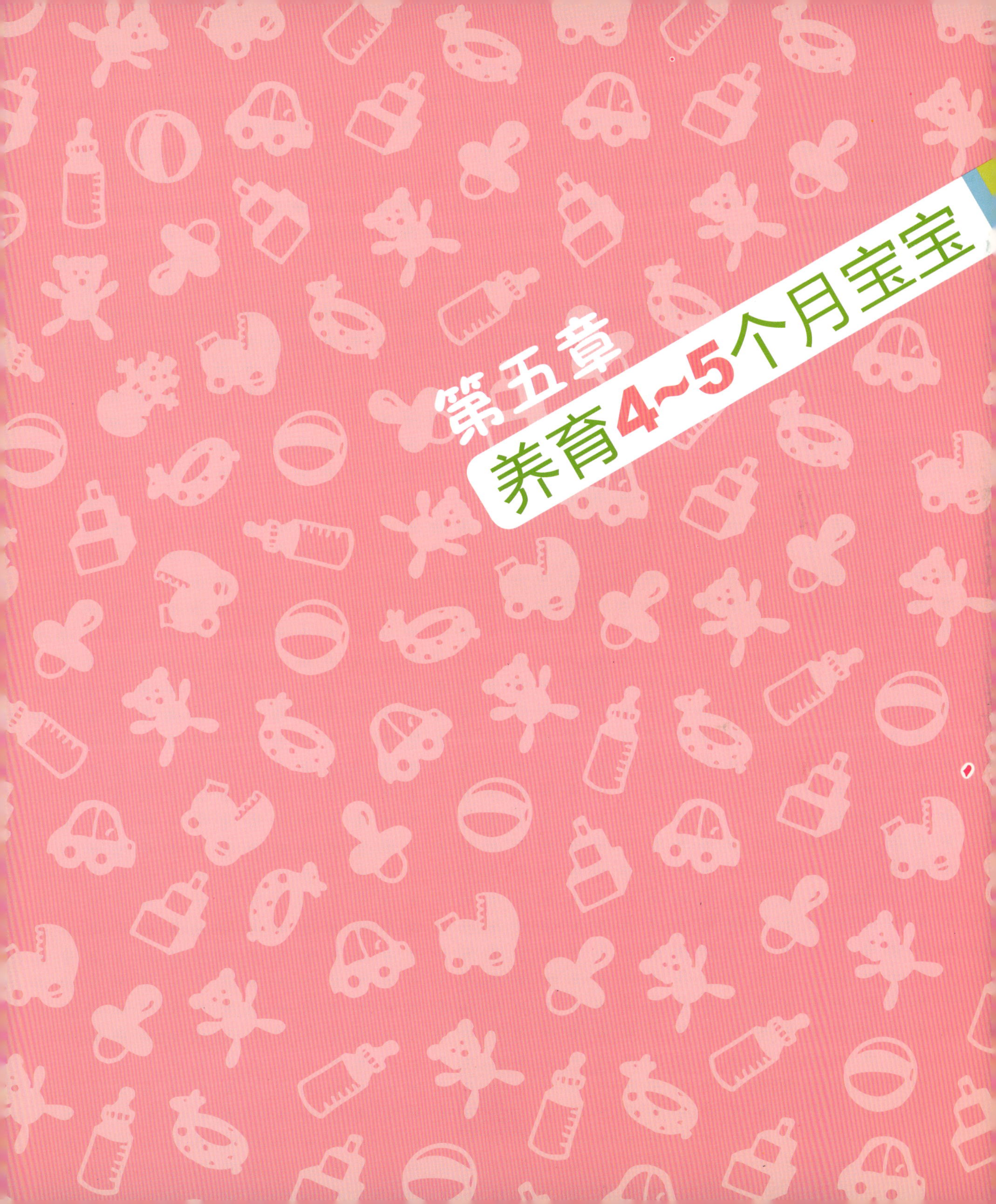

第五章 养育4~5个月宝宝

宝宝的生长发育

性别	体重（kg）	身高（cm）	坐高（cm）	头围（cm）	胸围（cm）
男宝宝	6.3~8.2	63.2~68.6	43.57	43.10	43.40
女宝宝	5.8~7.5	61.5~66.7	42.30	41.90	42.05

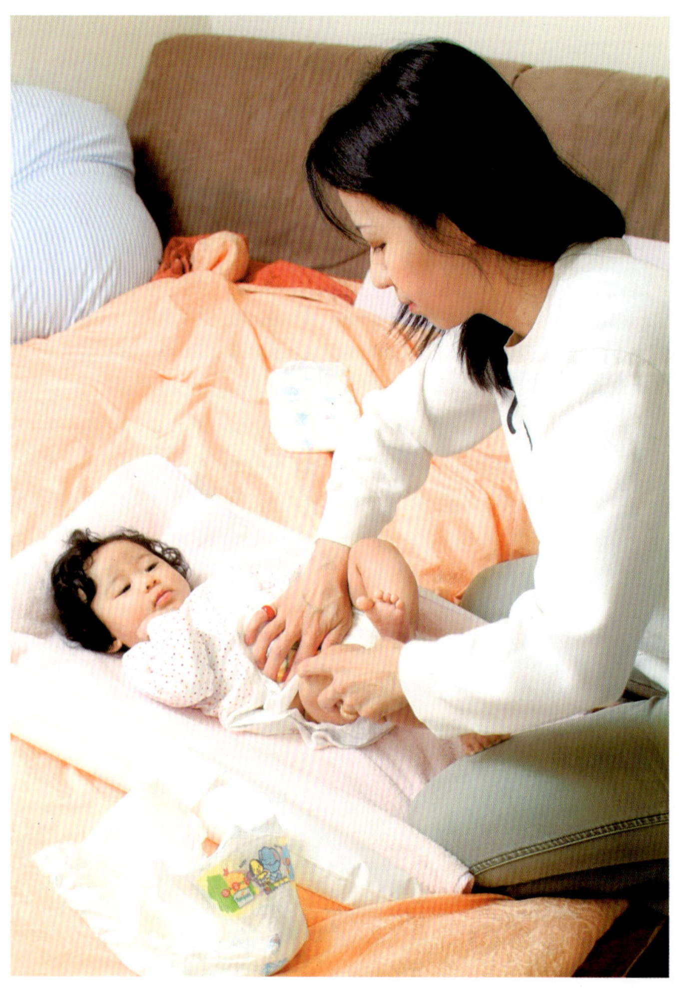

这段时期的宝宝，眉眼等五官也“长开了”，脸色红润而光滑，变得更可爱了，此时的宝宝已逐渐成熟起来，显露出活泼、可爱的体态，身长、体重增长速度较前减慢。

出生 5 个月的宝宝，舌头上已经形成感觉味道作用的味蕾，也是味觉发育和功能完善最迅速的时期。宝宝对食物味道的任何变化，都会表现出非常敏锐的反应并留下“记忆”。因此，宝宝能比较明确而精细地区别出食物酸、甜、苦、辣等各种不同的味道。

同时，你可能会发现宝宝的床上散落了很多胎毛，因为宝宝后脑勺上的头发几乎已脱尽，这个时期的宝宝，正是胎毛脱落时期，宝宝只有脱尽胎毛，才会有质感不同的新头发生成。如果已经添加辅食，要注意营养，也许宝宝很快就能长出一头乌黑浓密的黑发。

宝宝的营养

宝宝一日饮食安排

4~5个月的宝宝在饮食上要注意定时定量

母乳喂养的宝宝白天只需喂5次奶，夜间宝宝有需求则喂，可不必强喂。

人工喂养的宝宝可以每隔4个小时喂一次配方奶，每次喂150毫升左右，白天的两餐中间各加一次辅食。

宝宝4个月后，奶中所含的成分已经难以满足宝宝生长发育的需要，加上宝宝体内来自母体的铁已消耗尽了，每天最好给宝宝加一次蛋黄，以帮助宝宝补铁。

● 4~5个月宝宝一日饮食安排推荐

主要食物	母乳或母乳 + 配方奶	
辅助食物	温开水、菜水、果水、果泥、菜泥、婴儿米粉、鱼肉泥、蛋黄、鱼肝油（维生素A、维生素D比例为3:1）、钙片	
餐次	每4小时喂1次，或按宝宝需求喂哺	
哺喂时间	上午	母乳喂养的宝宝6时、9时、12时各喂一次；人工喂养的宝宝在7时、12时各喂100~180毫升配方奶，9时加喂一次婴儿米粉或蛋黄
	下午	母乳喂养的宝宝3时、6时各喂一次。人工喂养的宝宝在6时加喂20~30克菜泥、果泥或蛋黄
	晚上	9时、0时各喂一次
水	母乳喂养的宝宝不需添加。人工喂养的宝宝可在上午7时、10时，下午4时各喂一次水或稀释的果汁和菜汁。每次喂水量在50~100毫升	
鱼肝油	每天1~3次，喂奶前半个小时加1~2滴。一天不超过5滴	
钙片	每天3次，每次1~2片	

宝宝辅食添加的8个原则

给宝宝添加辅食要考虑到宝宝的月龄和消化适应能力，按照宝宝的发育规律进行，给宝宝添加辅食时，妈妈要遵循以下几个原则：

1 不要操之过急

添加辅食，要按照月龄的大小和实际需求来，辅食添加是让宝宝渐渐转移主食的过程，这个过程不能操之过急，要循序渐进。

2 从最容易被吸收的辅食开始

最先添加的辅食一定是宝宝容易接受和吸收的，等适应后再一种一种添加，如果不适应，就暂时停止，过几天再试，如果宝宝拒绝吃，也不要勉强，等几天再试，不要一开始就把宝宝弄烦了，让宝宝慢慢适应。

3 不要在夏季开始添加

夏季宝宝食量减少，消化不良，不利于添加辅食，如果添加辅食宝宝不吃，应该等到天气凉爽些再添加，不必拘泥。

4 要循序渐进

辅食添加要从少到多，从稀到稠，从细到粗，从软到硬，从泥到碎，逐步适应宝宝消化、吞咽、咀嚼能力的发育。

5 在宝宝身心俱佳时添加新辅食

添加辅食要在宝宝身体健康，心情高兴的时候进行，当宝宝患有疾病时，不要添加从来没有吃过的辅食。

6 注意不良反应

在添加辅食过程中，如果宝宝出现了腹泻、呕吐、厌食等情况，应该暂时停止添加，等到宝宝消化功能恢复，再重新开始，但数量和种类都要比原来减少，以后再慢慢逐渐增加。

7 尊重宝宝的个性

如果宝宝一直不肯接受某种食物，妈妈也不必强求，再说并非此刻不吃就代表以后也不吃，可以换个方式或时间再喂，培养好习惯的同时也应尊重宝宝的个性。

8 不要拘泥于书本

添加辅食，不要完全照搬书本，要根据具体情况，灵活掌握，及时调整辅食的数量和品种，这是添加辅食中最值得注意的一点。

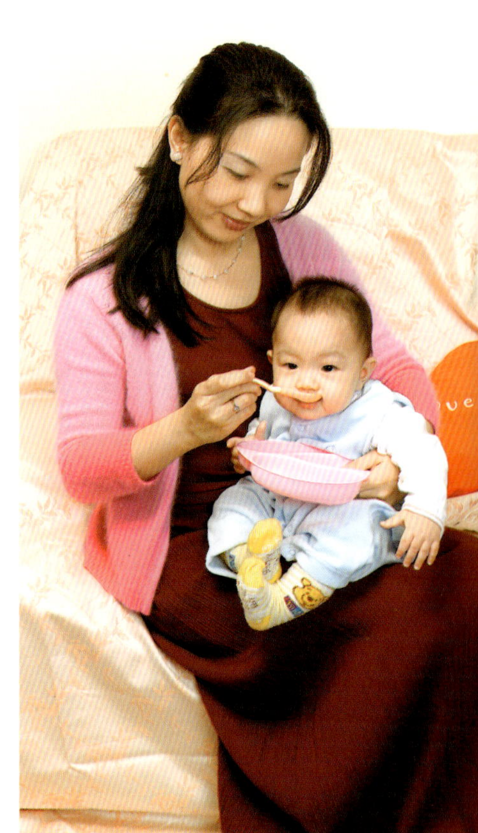

怎样让宝宝很快接受新添加的食物

此阶段的宝宝生长发育迅速，应当让他尝试更多的辅食种类。为让宝宝能尽快接受新添加的食物，妈妈可以这样做：

添加的原则是由稀到稠，由少到多，由细到粗，由一种到多种。根据宝宝的消化情况而定。每加一种新的食品，都要观察宝宝的消化情况，如果出现腹泻，就要立即停止添加这种食物。在第 4 个月添加的果泥、菜泥和蛋黄的基础上，这个阶段可以再添加一些稀粥或汤面，还可以开始添加鱼肉。当然，宝宝的主食还应以母乳或配方奶为主。

爱水果亦不能偏废蔬菜

每天吃点蔬菜的目的是为了摄入维生素和矿物质，但是在添加辅食的过程中，有的父母看见宝宝不喜欢吃蔬菜而喜欢吃水果，于是就用水果代替蔬菜喂食宝宝，这是极不恰当的。

水果不能代替蔬菜，虽然水果中的维生素量不少，足以能代替蔬菜，然而水果中钙、铁、钾等矿物质的含量却很少；此外，蔬菜中含纤维素多，纤维素可以刺激肠蠕动，防止便秘，减少肠对人体内毒素的吸收；再有，蔬菜和水果含的糖分存在明显的区别，蔬菜所含的糖分以多糖为主，进入人体内不会使人体血糖骤增，而水果所含的糖类多数量是单糖或双糖，短时间内大量吃水果，对宝宝的健康不利，过多的水果会导致宝宝膳食的不平衡，有的宝宝多吃水果还会腹泻或容易发胖。

宝宝的辅食添加食谱

土豆胡萝卜米汤

将大米两大匙淘净并用水泡好；将土豆 1/5 个和胡萝卜 1/10 个切成小块；将大米和切好的蔬菜倒入锅中加适量的水煮；将煮好的材料过滤一遍，只留米汤，微温时即可喂食。

菜泥面糊

挂面 10 克倒入沸水中煮至熟软，捞起备用；煮熟的挂面与水同时倒入小锅内捣烂，煮开；起锅后加入少量蔬菜泥即可。

番茄鱼糊

净鱼肉100克煮熟后切成碎末；番茄20克用开水烫后剥去皮，切成碎末；锅内放入鸡汤200毫升，加入鱼肉末、番茄末，煮沸后用小火煮成糊状即成。

香蕉奶糊

将香蕉1/4根去皮之后捣碎；用黄油10克在锅里炒制面粉，炒好之后倒入肉汤3大匙煮并用木勺轻轻搅匀；煮至黏稠时放入捣碎的香蕉；最后加适量牛奶略煮即可。

防止营养不当造成胖宝宝

对于宝宝而言，不要过分限制热能的摄入，以免发生营养不良或神经系统发育不良，但是也不能刻意加大食量，以防止体重增加过快。

尊重宝宝的食量

宝宝的食量是具有家族性的，有的宝宝食量比较小，想要人为改变也很困难，如果强迫宝宝进食，恐怕会事与愿违，造成宝宝厌食，引起食量进一步下降。

而有的宝宝生来食量就比较大，如果家长不注意控制，一味让宝宝加大食量，就容易让宝宝陷入病态的肥胖中。

对于宝宝的食量，家长正确的做法应该是尊重他们，允许吃得少的宝宝保持自己的食量，关键是监测宝宝的身高、体重、头围等身体的发育情况是否在正常范围内，只要正常，就不会出现问题。

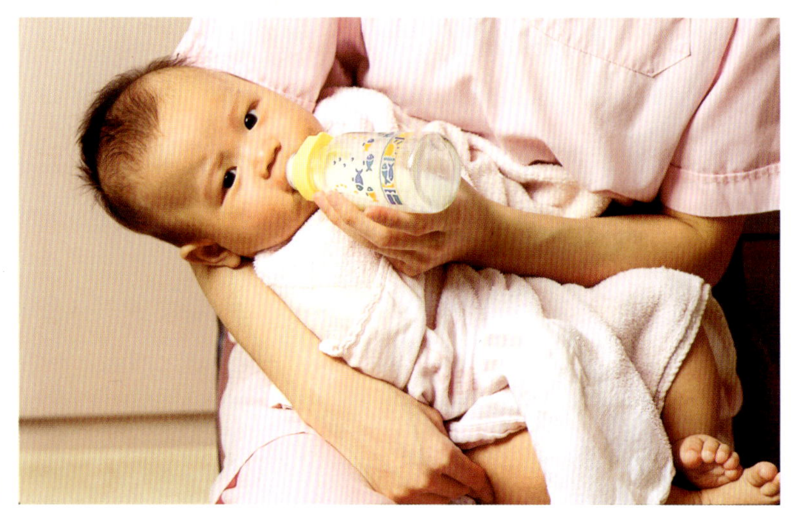

避免宝宝营养不当引起肥胖

对于人工喂养或者混合喂养的宝宝最好采用母乳化的配方奶粉，以免摄入过多的饱和脂肪。

不要过早过多地给宝宝添加淀粉类谷物食物。有些宝宝从小食欲旺盛，做父母的担心小孩吃不饱，在两个月时就在奶中加入米粉等，这样会影响蛋白质的摄入量，而且同时摄入较多的热量，容易使宝宝长得虚胖，但体质下降。

此外，宝宝在开始添加辅助食品的时候，也正是宝宝一生中膳食习惯养成的时期，此时父母的不良膳食习惯很容易被宝宝模仿，如不爱吃青菜、豆腐等清淡食品，爱吃甜食、油多味道浓厚的食物。这样的不良膳食习惯极易被宝宝模仿，从而养成不良的饮食习惯。

已经发胖的宝宝怎样调整

对于已经发生肥胖的宝宝，应根据宝宝生长发育的实际情况，控制能量摄入量，要调节主要营养素蛋白质、脂肪、碳水化合物的比例，保持正常比例。

在控制能量摄入的同时，不能忽视各种维生素和矿物质的摄入，应当保证正常需要的营养素的摄入。平时可以多食用富含各种维生素和矿物质的水果、蔬菜、牛奶、鸡蛋、鱼等食物。

慎重对待市场上的婴儿辅食

市场上还有婴儿吃的小罐头、鸡肉松、鱼肉松等半成品。向5月龄的宝宝喂食这些半成品，并不是最好的辅食添加选择，妈妈自己做辅食，才是最佳选择。

一来，市场上的成品和半成品婴儿辅食需要格外注意安全问题，另外，5个月大的宝宝还很需要母爱，而市场上的婴儿辅食不能让妈妈体会到做辅食的乐趣，无法在辅食中融入感情，也就无法令宝宝体会妈妈的爱意。

如果妈妈实在没有时间，可以等到第6个月，或半岁以后再添加这些半成品婴儿辅食，4~5月龄还是用奶类喂养宝宝，这是最安全的，因为如果辅食添加不当，容易导致宝宝腹泻，不仅达不到增加营养的目的，反而会让宝宝丢失掉原有的营养，很不值得。

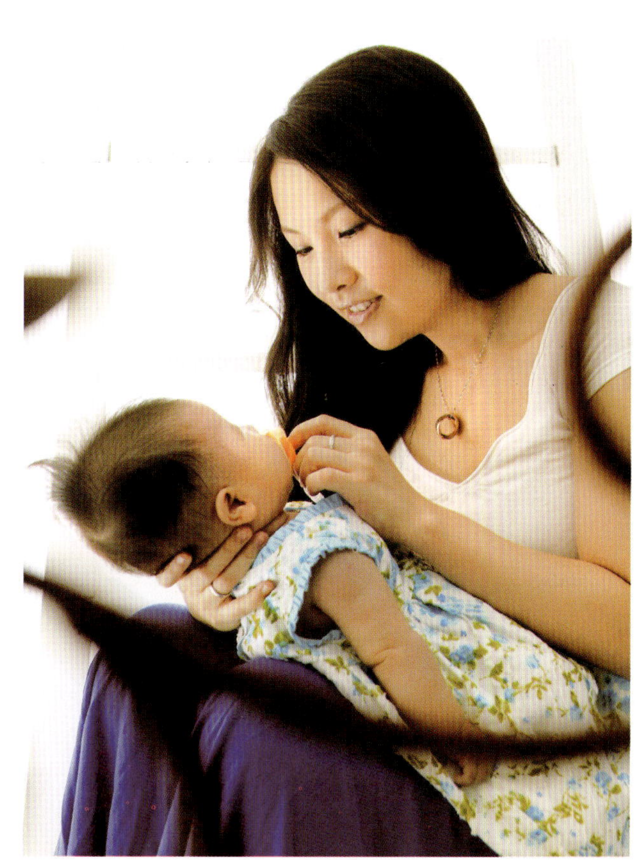

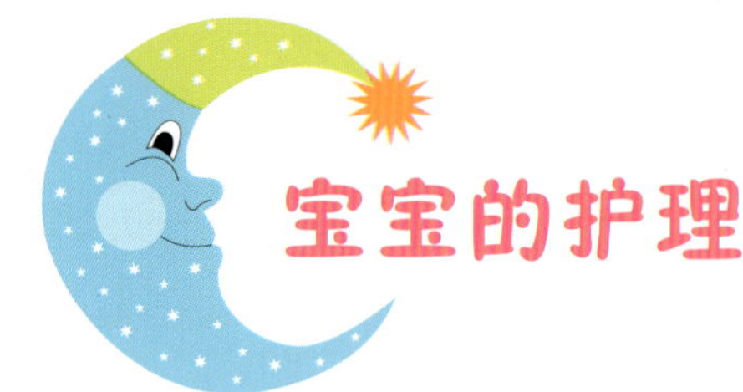

宝宝的护理

帮宝宝坐起来

5个月大宝宝在清醒时，呈仰卧姿势，很喜欢拉着妈妈的手，慢慢地坐起来，但此时的宝宝坐得很不稳当，摇摇晃晃，宝宝却玩得很开心，妈妈应该如何训练宝宝坐起来呢?

1 妈妈可以让宝宝仰卧在床上，并用双手轻轻地拉住宝宝的上臂或腋下。

2 拉到坐姿后，再宝宝身后放一些坐垫，先让宝宝靠着坐 1 分钟。

3 然后妈妈再帮助宝宝仰卧床上，每天重复练习 2 次，待宝宝适应后再慢慢延长坐的时间。

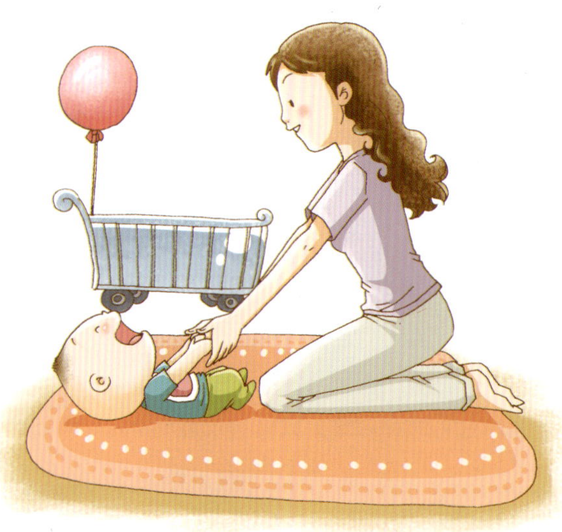

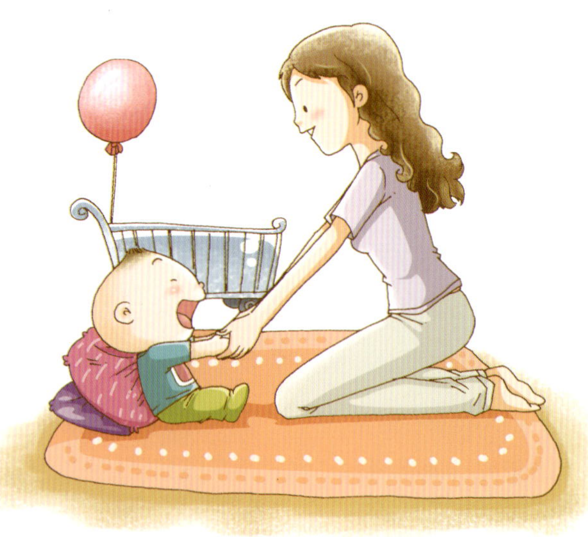

给宝宝选购一个理发器

如果宝宝是男孩，可以为宝宝选购1个宝宝用安全理发器。

这类理发器设计了储屑盒，可以收纳头发屑；带有静音设计的方便在宝宝熟睡时使用；配有陶瓷刀头的可以修剪细软头发，而且使用更安全。

如果宝宝是女孩，偶尔使用1次可以向朋友借用或者用剪刀剪。（尤其3岁以后宝宝有了性别意识，就不要把女宝宝的头发理得太短。）

购买理发器之前最好向用过的朋友咨询，或者要求商家演示其各种功能，尤其要考虑使用的安全性，用前的装配及用后的清洁是否方便。

给宝宝理发要注意什么

准备好理发工具，并熟悉使用程序后，妈妈就可以帮助宝宝理发了，理发时需要注意的是：

1 除非特殊需要，不要给3个月以内的宝宝理发。

2 使用前详细阅读说明书，特别是安全方面的注意事项，注意使用安全。用后收好，不要给宝宝当玩具。

3 妈妈在给低龄宝宝理发时，最好有他人帮助，如果宝宝哭闹，最好不要强迫他，等他安静下来或者睡着了再理。

4 宝宝理发没有特别的时间规定，可根据头发生长速度及性别不同，1~2个月理1次发。

有些妈妈希望给宝宝制作胎毛笔留作纪念，可以请理发师上门为宝宝理发。如果是请理发师给宝宝理发要注意理发师是否经过宝宝头部护理及理发的双重培训，具有给宝宝理发的丰富经验。理发用具是否安全，而且理发前是否经过严格的消毒，以避免交叉感染。

宝宝晚上睡觉爱出汗正常吗

有些宝宝晚上睡觉时，尤其是在睡眠最深的时候，出汗非常多，宝宝睡觉出汗是很常见的。

因为宝宝白天活动量大，新陈代谢旺盛，神经系统也处于很高的兴奋状态，当他们晚上入睡后，由于神经系统功能发育还不完善，旺盛的新陈代谢和兴奋的神经不能相应降下来，于是，大量的热能就以出汗的方式在短时间内释放出来，让宝宝在晚上睡觉时出汗多。

此外，宝宝体温调节机制还不完善，天气炎热、室温过高、穿衣过多或被子太厚等原因也会导致出汗，一般刚睡时出汗最多，之后渐渐减少。

但是，如果宝宝出汗过多，就可能意味着有什么地方不正常。

缺钙是宝宝睡觉出汗过多的一个可能，如果是缺钙导致宝宝出汗多，他同时也会伴随睡觉不踏实的现象。另外，宝宝睡觉出汗过多可能是先天性心脏病的征象，也可能是因为存在一些感染，或是睡觉时呼吸很费力，也会出汗。

当出现以上非正常情况时，妈妈要引起注意。

怎样改善宝宝睡觉出汗多的问题

1 室内保持适宜温度，房间应该是暖和但不热的，温度保持在大约16℃~21℃之间最佳。

2 不要穿太多衣服睡觉，不要使用包被，也不要盖毯子、厚被子或毛绒玩具。

妈妈应以自己的冷热感觉为宝宝作相应调整，如果你感觉热，宝宝也会有同感，如果你感觉温度适宜，宝宝穿的也不多，可是在熟睡时依然出汗很多，建议妈妈咨询一下医生。

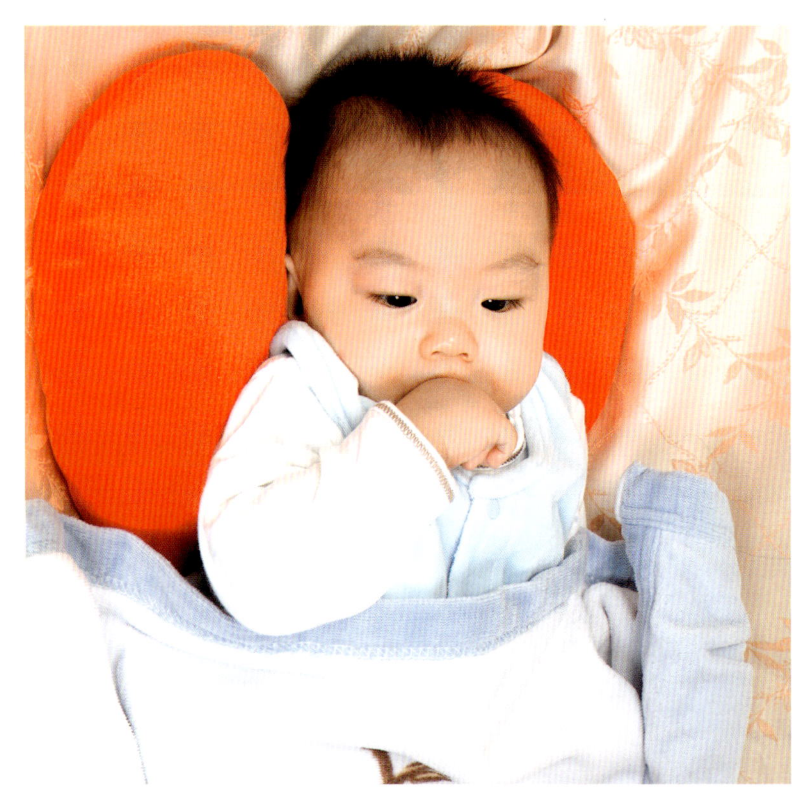

宝宝的成长测评

宝宝能力发展综述

肢体运动

5个月的宝宝，腿部力量明显增强，如果大人扶着他，可以在床上或大人腿上不断跳动或静止站立两秒钟以上。靠着能坐稳，俯卧时在前臂的支撑下能抬胸，能翻身。

手的抓握能力也有显著提高，手眼逐渐协调，伸手抓物从不准确到准确，能拍、摇、敲玩具，还能两手分工，一手拿一样。把布蒙在他脸上，他会自己拉掉。

语言能力

此时的宝宝会在看到熟悉的人时，出声对其打招呼或呼唤，让别人注意到他。另外，在高兴的时候，会模仿大人发声，除“哦”、“啊”之外，会发出重复、连续的音节，如“baba”或“mama”，进入咿呀学语阶段。

视觉、听觉

宝宝长到5个月时，眨眼的次数有所增加。能够比较准确地判断物体的远近距离，可以准确地拿到身边的玩具，并送到眼前玩耍。能够很准确地确定声音的来源，当别人叫他的时候可以迅速把头转到此人所在的方向。

嗅觉、味觉

宝宝在辅食添加的过程中，味觉发育越来越敏感，会坚决拒绝他不喜欢的食物。

情商

宝宝此时已能分辨出熟悉人和陌生人，会主动地亲近父母，当看到陌生人时，有可能害怕并啼哭，会把胳膊伸向父母，要求抱抱。如果他正在玩的玩具被强行拿走，会大哭表示不满，直到再给他玩具才会停止哭泣，不过他并不能分清这个玩具是不是之前被抢走的玩具。

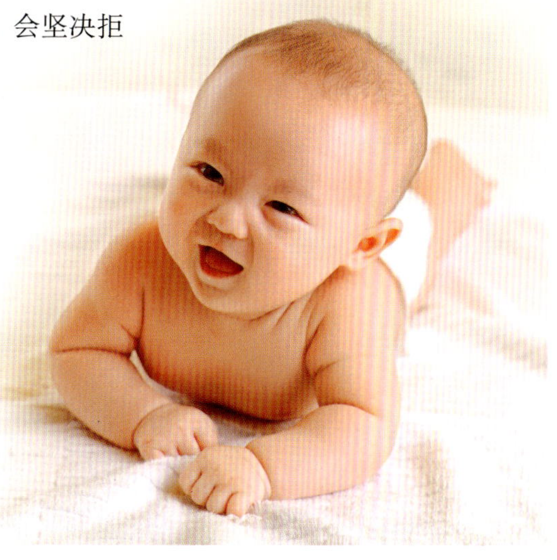

宝宝潜能提升方案

大动作能力发展提升

直立

游戏功效：可促进平衡感知觉的协调发展。

操作方法：妈妈两手扶着宝宝腋下，让他站在你的大腿上，保持直立的姿势，并扶着宝宝双腿跳动，每日反复练习几次。

靠坐

游戏功效：训练宝宝的身体平衡性。

操作方法：将宝宝放在有扶手的沙发上，让宝宝靠坐着玩，或者妈妈给予一定的支撑，让宝宝练习坐，支撑力量可逐渐减少，每日可连续数次，每次10分钟。

翻身

游戏功效：能让宝宝的翻身动作更加灵活，使全身协调发展。

操作方法：继续用玩具逗引，使能左右翻身，从仰卧转成俯卧。

匍行

游戏功效：能促进宝宝身体和骨骼的生长发育，提高宝宝的智力。

操作方法：让胸部离床，上身体重落在手上。有时宝宝双腿也离开床铺，身体以腹部为支点在床上打转。用手抵住宝宝足底，用玩具在前面引诱，宝宝会用上肢和腹部开始匍行。

精细动作能力发展提升

伸手抓握

游戏功效：训练宝宝双手的协调性。

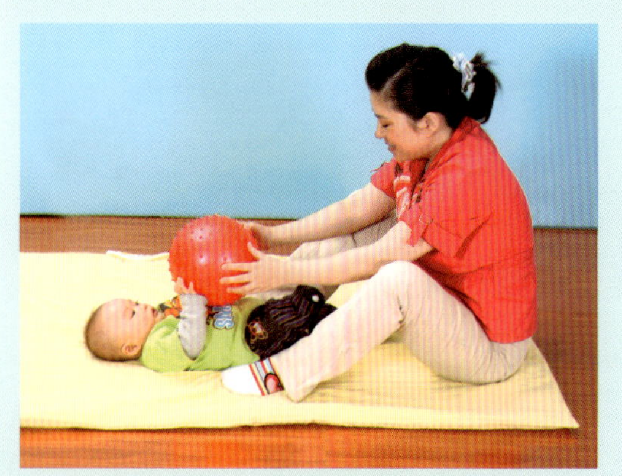

操作方法：将宝宝抱成坐位，面前放一些彩色小气球等物品，物品可从大到小。开始训练时，物品放置于宝宝一伸手即可抓到的地方，慢慢移至远一点的地方，让宝宝伸手抓握，再给第二个让他抓握。观察宝宝是否会把物品传给另一只手。

手指的运动

游戏功效：让宝宝的手指更灵活。

操作方法：把一些带响的玩具（要易于宝宝抓握）放在宝宝面前，首先让他发现，再引导他用手去抓握玩具，并在手中摆弄。然后除继续训练其敲和摇的动作外，再训练小孩做推、捡等动作，观察拇指和其他四指是否在相对的方向。

语言能力发展提升

模仿发音

游戏功效：训练宝宝的语言模仿能力，让宝宝享受发音的乐趣，练习发音。

操作方法：妈妈与宝宝面对面，用愉快的口气与表情发出“wu-wu”、“ma-ma”、“ba-ba”等重复音节，逗引宝宝注视你的口形，每发一个重复音节应停顿一下给宝宝模仿的机会。接着妈妈手拿个球，问他“球在哪儿”时，把球递到宝宝手里，让他亲自摸一摸，玩一玩，告诉他：“这是球－球。”边说，边触摸、注视、指认，每日数次。

听到名字作出反应

游戏功效：让宝宝熟悉自己名字的发音。

操作方法：宝宝早就能听到声音回头去看，但是能否理解那就是自己的名字，此时可以进一步观察。带宝宝去街心公园或有其他宝宝的地方，父母可先说其他小朋友的名字，看看宝宝有无反应，然后再说宝宝的名字，看他是否有反应。平常要多叫他的名字。

生活自理能力发展提升

自喂饼干

游戏功效：可以练习宝宝手指的紧攥力。

操作方法：妈妈给宝宝一块软的能攥住的饼干，笑着对他说：“宝宝吃饼干啦。”并帮他把饼干移到嘴边放入口中，让小孩将饼干咀嚼后咽下。

可以让洗净手的宝宝自己用手的拇指和食指捏小馒头或手指饼干吃，妈妈要先作示范给宝宝看。

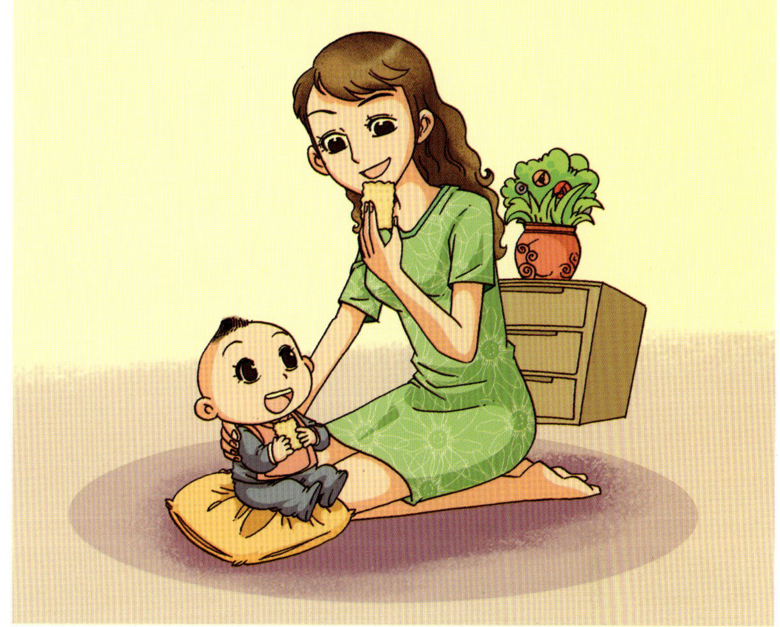

适应能力发展提升

寻找失落玩具

游戏功效：使宝宝学会转移注意力。

操作方法：将带响的玩具从宝宝眼前落地，发出声音，看看他是否用眼睛追随，伸头转身寻找。如果能随声追寻。可继续用不发声的绒毛玩具落地，看看能否追寻。如果追寻就将玩具捡来给他，以示鼓励。

从看到指

游戏功效：促进宝宝手、眼、脑的协调发展。

操作方法：鼓励宝宝在听到物名后不但用眼睛看，而且要扶着宝宝的手去指，去触摸。指认物名是练习听声音与物品的联系，记住学过的东西。要经过逐件物品反复温习才能记牢。

找铃铛

游戏功效：训练宝宝的认识能力。

操作方法：妈妈轻轻摇着小铃铛，先引起宝宝的注意，然后走到宝宝视线以外的地方，在身体一侧摇响铃铛，同时问他“铃在哪儿呢”，逗他去寻找。当宝宝头转向响声，大人再把铃摇响，给他听和看，让他高兴。然后当着他把铃铛塞入被窝内，露出部分铃铛，再问“铃在哪儿呢”。宝宝会看着或指向被窝。

社交行为能力发展提升

照镜子

游戏功效：培养宝宝的视听能力和感知能力，发展宝宝的抽象思维。

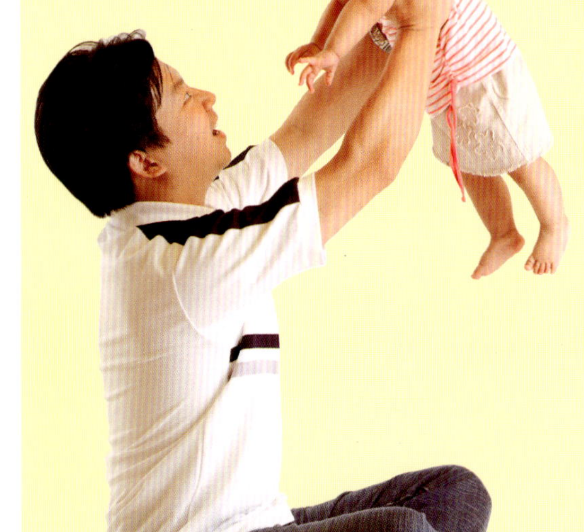

操作方法：继续玩照镜子的游戏。和妈妈同时照镜子，看镜子里母子的五官和表情逗引宝宝发出笑声。还可做其他简单的游戏。注意反复和小孩玩“藏猫猫”游戏，鼓励他在拉开毛巾时发出“喵儿”的声音。

表情反应

游戏功效：使宝宝认识喜、怒、哀、乐的表情。

操作方法：妈妈继续训练宝宝分辨面部表情，让宝宝和你一起做惊讶、害怕、生气和高兴等游戏。

举高放低

游戏功效：建立父亲和宝宝之间的亲密关系，激发宝宝的愉快情绪。

操作方法：宝宝喜欢让爸爸“举高”，然后再“放低”，爸爸要一面举一面说出来，以后每当爸爸说“举高”时，宝宝会将身体向上作相应的准备。

在举起和放下动作时，要将宝宝扶稳，千万不要做抛起和接住的动作，以免失手让宝宝受惊或受伤。

宝宝的游戏时间

盘子音乐会

游戏前的准备工作

准备几个不同材质的盘子（如铁的、塑料的或木制的）和钢勺。

游戏技巧

妈妈和宝宝一起敲。妈妈一边引导宝宝听声音，一边伴唱：

叮叮当，叮叮当，盘儿响叮当；叮叮当，叮叮当，盘儿响叮当。

游戏的好处

训练宝宝的手眼协调能力，培养宝宝敲打的兴趣。

专家面对面 ▶▶▶

在敲打时，由于动作不协调，宝宝容易敲到自己，对此家长要注意，一定要看护好宝宝。

公演的小舞蹈家

游戏前的准备工作

将宝宝带到人多的地方或者家中有很多家人在场的时候，准备几首节奏明快的音乐。

游戏技巧

妈妈扶着宝宝的腋下，让宝宝站稳。

有意识地放松手腕，让宝宝自己的小屁股一蹲一蹲地跳舞。

播放乐曲，帮助宝宝尽量配合乐曲的节奏。

大家鼓掌，给予宝宝表扬。

游戏的好处

蹲起、弹跳游戏对于宝宝学习保持平衡起着非常重要的作用，是宝宝开始行走的先决条件。

配合节奏感强的音乐，让宝宝跳蹲蹲舞，不仅有利于提高宝宝的乐感，还可以锻炼宝宝的身体，促进其体能、头脑的和谐发展。

家人或外人的鼓掌使宝宝获得自信并促进宝宝丰富的情感和敏锐思维能力的健康发展。

专家面对面 ▶▶▶

不要在宝宝吃饱后马上开始游戏，宝宝下肢的支撑力量还很弱，要控制游戏的时间，千万不要让宝宝疲劳，一般两分钟即可。

可爱的爬爬虫

游戏前的准备工作

将宝宝放置在较硬的床上或较软的地板上。

游戏技巧

让宝宝趴着，妈妈站在宝宝身后并把手放在宝宝的脚掌上。

宝宝的脚触及到妈妈的手时，会通过蹬妈妈的手借力向前移动。

妈妈也可轻轻推宝宝一下，同时说：

"小脚丫推一推，小脚丫推一推，妈妈推推好宝宝。"

游戏的好处

扭动、爬行帮助宝宝大脑形成突触来控制将来整体运动技能的发展。

妈妈和宝宝间的互动游戏可以挖掘宝宝的情商潜能，为宝宝将来承受压力和挫折、应付更加复杂的社会关系作好准备。

专家面对面 ▶▶▶

活动的环境一定要清洁，要事先检查床上、地板上有没有会对宝宝造成伤害的物品，以免宝宝误食，造成危害。

妈妈在后面推，爸爸可以在前面鼓励宝宝，手里可以拿着一个玩具，作为给宝宝的奖励，成就感会让宝宝乐此不疲。

翻越障碍的小勇士

游戏前的准备工作

准备枕头、坐垫、毛绒玩具。

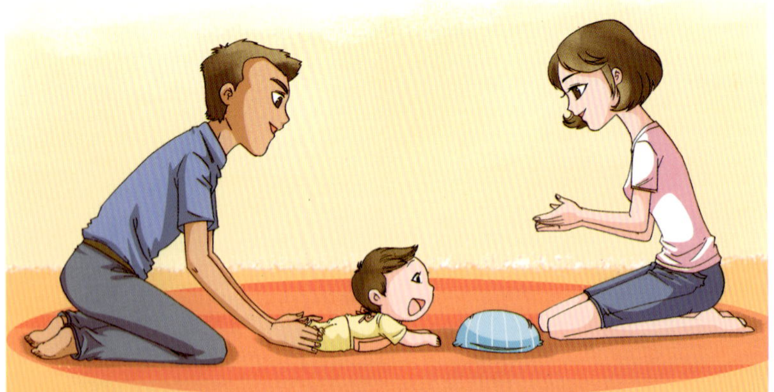

游戏技巧

使宝宝俯卧在床上，在宝宝面前堆放一些枕头、坐垫、软垫或毛绒玩具等，妈妈一边呼唤宝宝，一边鼓励宝宝爬过来找妈妈。

爸爸用双手掌抵住宝宝脚心向前推，或用一条毛巾放在他的腹下，然后提起宝宝的腹部，让宝宝学着手膝爬行去越过障碍物，"爬"到妈妈身边，并且用语言鼓励他。

宝宝找到妈妈后，要表示赞赏，让宝宝有一种成就感。

游戏的好处

爬行是一种极好的全身运动，它能促进宝宝身体的生长发育。宝宝在爬行的过程中，头颈抬起，胸腹离地，用四肢支撑身体的重量，这就锻炼了胸腹背与四肢的肌肉，并可促进骨骼的生长，为日后的站立与行走创造了良好的基础。

成长环境决定人的情感承受能力，让宝宝反复地面对压力会使大脑产生控制恐惧感的连接，这能够培养宝宝的超凡毅力。

专家面对面 ▶▶▶

对宝宝来说，最不好的一件事就是置之不理，当不被理会时，宝宝的脑就好像在休眠，等于失去了成长的机会。因此，让宝宝多动、多看、多听才有助于脑力的开发。要知道，对宝宝而言，最亲近又容易听得懂的声音还是爸爸、妈妈的声音。

小火车，慢慢跑

游戏前的准备工作

准备一个颜色鲜艳的纸板，将它剪成一个10厘米长、6厘米宽的长方形小火车样子。

游戏技巧

家长拿起“小火车”放到宝宝面前，吸引宝宝的注意，当宝宝开始注意到“小火车”时，对他说：“小火车开车喽！”然后将“小火车”从左向右慢慢移动；一边移动“小火车”，家长还应一边模拟火车开走时的声音：“咔嚓咔嚓——哐当哐当。”

当“小火车”从宝宝身体的一侧移动到另一侧之后，家长要让它停下来，同时模拟火车停下来的声音：“呜——”

然后，再将火车慢慢返回，重复数次。

游戏的好处

这个游戏模仿火车，用纸板在宝宝的视线中移动，可以吸引宝宝的视线，帮助他感受空间中的位置关系，还可以帮助宝宝学习转头，提高宝宝的身体控制能力，锻炼颈部肌肉的力量。

专家面对面 ▶▶▶

这个阶段，宝宝的视觉范围还非常有限，所以纸板最好在距离宝宝两米以内。

移动小火车的速度一定要缓慢，宝宝颈部转动能力还不很好，要根据宝宝视线追随的情况灵活地调整。

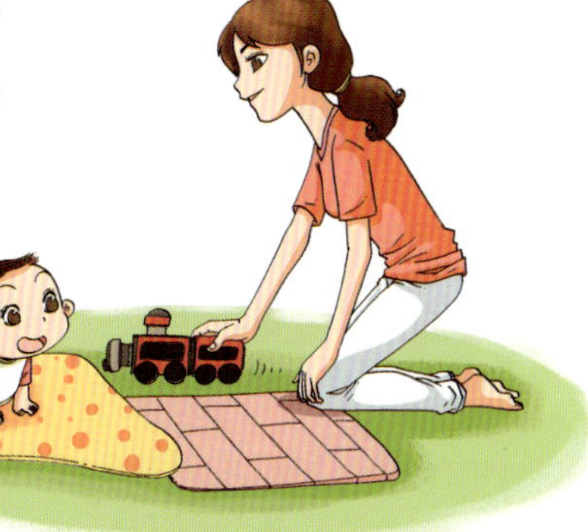

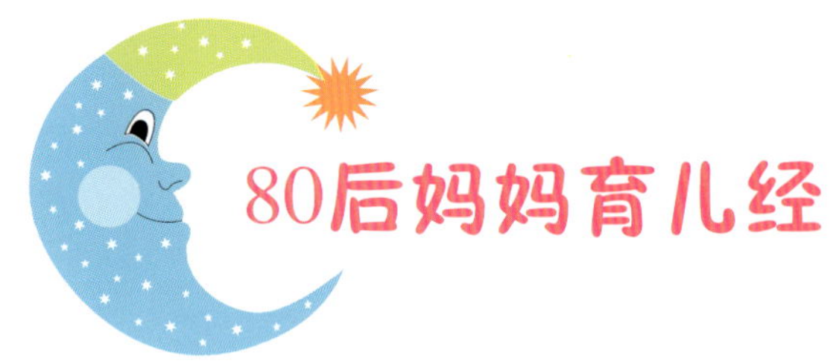

小方法让宝宝爱上吃辅食

一些宝宝已经可以吃辅食了，80后妈妈也多数重新开始工作，工作一忙就不太有时间去观察和总结宝宝的辅食问题，万一碰上宝宝不爱吃这不爱吃那时，一时也很难找到好的应对方法，对此，我们总结出了一些辅食添加的小诀窍，希望和各位妈妈共享：

不要喂太多或太快

按宝宝的食量喂食，速度不要太快，喂完食物后，应让宝宝休息一下，不要有剧烈的活动，也不要马上喂奶。

品尝各种新口味

饮食富于变化能刺激宝宝的食欲。在宝宝原本喜欢的食物中加入新材料，分量和种类由少到多。逐渐增加辅食种类，让宝宝养成不挑食的好习惯。宝宝讨厌某种食物，妈妈应在烹调方式上多换花样。宝宝长牙后喜欢咬有嚼感的食物，不妨在这时把水果泥改成水果片。食物也要注意色彩搭配，以激起宝宝的食欲，但口味不宜太浓。

重视宝宝的独立心

半岁之后，宝宝渐渐有了独立心，会想自己动手吃饭，家长可以鼓励宝宝自己拿汤匙进食，也可烹制易于手拿的食物，满足宝宝的欲望，让他觉得吃饭是件有"成就感"的事，食欲也会更加旺盛。

准备一套儿童餐具

大碗盛满食物会使宝宝产生压迫感而影响食欲；尖锐易破的餐具也不宜使用，以免发生意外。儿童餐具有可爱的图案、鲜艳的颜色，可以促进宝宝的食欲。

不要逼迫宝宝进食

如果宝宝到吃饭时间还不觉得饿，不要硬让他（她）吃。经常逼迫宝宝进食，会让他产生排斥心理。

不要在宝宝面前品评食物

宝宝会模仿大人的行为，所以妈妈不应在宝宝面前挑食及品评食物的好坏，以免养成他偏食的习惯。

学会食物代换方法

如果宝宝讨厌某种食物，也许只是暂时性不喜欢，可以先停止喂食，隔段时间再让他吃，在此期间，可以喂给宝宝营养成分相似的替换品。

妈妈要多尝试，相信总有一些方法能让宝宝爱上吃辅食。

专家热线

挤出来的乳汁如何保存

首先要用干净的容器，如消毒过的塑胶桶、奶瓶、塑胶奶袋等，将母乳装起来，每次都要用一个新容器，不要将容器装得太满或把盖子盖得很紧，以防冷冻结冰而胀破，按照每次给宝宝喂奶的量，把母乳分成若干小份来存放最好，每一份母乳上都应贴上标签并记上日期，以方便他人给宝宝合理喂食且不浪费。

如果长期存放母乳，最好不要用塑胶袋装，而且应冷冻储存，一般来说母乳储存时间不宜长，室温可储存8小时，冰箱（4℃ ~8℃）存48小时，–18℃以下存3个月。

冷藏冷冻的乳汁如何加热

母乳的加热要引起重视，如果方法不对会破坏母乳的营养成分。

比较好的加热冷藏（冻）母乳的方法有3种：

1 隔水烫热法

如果是冷藏母乳，可以把容器放进温热的水里（水温不要超过60℃）浸泡，使奶变得温热，浸泡时，要时不时地晃动容器使母乳受热均匀。

如果是冷冻母乳，要先泡在冷水里或是用流动水解冻，然后再像冷藏母乳一样烫热。

2 温奶器加热

把温奶器的温度设定在40℃，隔水加热母乳，温度更容易掌握。

3 恒温调奶器

使用恒温调奶器，温度设定在40℃，加热母乳。

冷冻的母乳可能会出现分层的现象，这是正常的，只要在喂食前轻轻摇晃将其混合均匀就可以了。

母乳千万不要使用微波加热，否则会破坏营养成分。

宝宝吃惯了母乳，不肯吃奶粉怎么办

如果不接受奶粉一般是因为奶嘴不适应，或是对奶粉的气味不适应，可以采取以下措施：

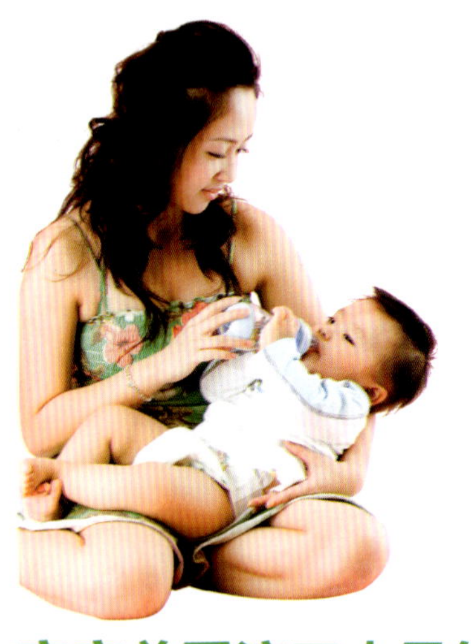

1 尽量买质地柔软些的奶嘴，与妈妈乳头相像的、有类似乳晕的宽底座、慢流速的奶嘴也可以，这样更容易被宝宝接受。

2 最初使用奶瓶时，可以在奶嘴上涂抹一些母乳，每次使用前可以将奶嘴煮一下，使之变得柔软。

3 如果宝宝接受奶嘴确实很困难，可以尝试用勺子喂奶，大一点时可以尝试用杯子或碗。

4 在最初试喂奶粉时，应将奶粉稀释成接近母乳甜味的程度，让宝宝从味觉上更容易接受一些。

5 要像喂母乳那样，与宝宝进行目光交流，安抚宝宝情绪。

6 在宝宝饥饿时喂奶粉，效果也比较好。

宝宝总爱流口水是怎么回事

新生儿的唾液很少，5~6 个月时，由于乳牙的萌出对牙龈神经的机械刺激及半固体、固体食物的添加，使唾液分泌量明显增加，而宝宝的吞咽功能尚未发育完善，来不及吞咽分泌的唾液，口腔又比较浅，因此常常使唾液流出口外。随着牙齿的出齐，吞咽功能的完善，流口水的现象会逐渐消失。病态的流口水（如小儿患口腔疱疹）伴有发烧、疼痛、拒食等其他症状，需要带宝宝去医院咨询医生。

给宝宝喂奶总呛奶，小脸憋得青紫，怎么办

给宝宝喂奶、喂药，或宝宝溢乳误吸时，如果宝宝突然出现呛咳、气急、面色青紫、烦躁不安等情况时，应立即把宝宝倒提起来，轻拍背部，使其呕吐、咳嗽，将气管内异物排出，如果情形比较严重，要立即送医院。

4~5个月的宝宝看电视好不好

让宝宝看电视，会引起一些反对，怕对宝宝的视力有不良影响。其实只要让宝宝看电视的方法正确，对宝宝还是有很多好处的，可以发展宝宝的感知能力，培养注意力，防止怯生。4~6个月的宝宝已有了一定的专注力，而且对图像、声音特别感兴趣。这时，不妨让宝宝看看电视。

宝宝看电视的时间不要超过2~10分钟。看电视的内容要有选择，一般来说宝宝喜欢看图像变换较快、有声、有色、有图的电视节目，如儿童节目、动画片、动物世界，甚至一些广告节目等，这些电视内容都可作为宝宝看电视的内容，每次看电视可选择1~2个内容，声音不应过大，过于强烈，以使宝宝产生愉快情绪，而且不疲劳。

吃牛初乳能增加宝宝的抵抗力吗

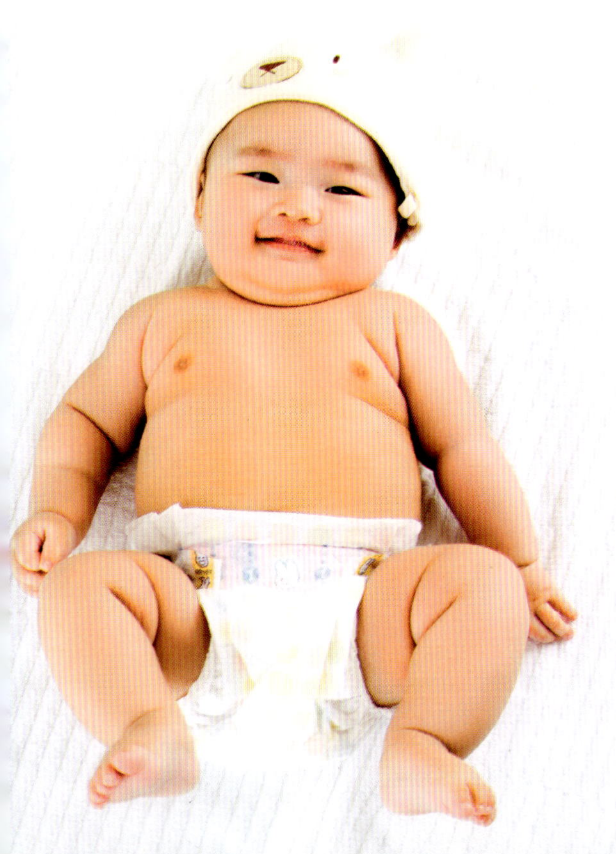

目前尚无有力的结论。

牛初乳是母牛产犊后3~5天内的牛乳，对小牛有提高免疫力作用，含有大量的抗原蛋白质碳水化合物以及免疫球蛋白组成的化合物，能抑制呼吸系统疾病，能抵抗流感病毒、肝炎病毒等的入侵。

但是，由于不同物种间感染谱不同，牛体内所具有的抗人类疾病的特异性抗体十分有限，因而现行市场上的“牛初乳”是否真的具有增加宝宝抵抗力的作用尚需进一步研究和实践。

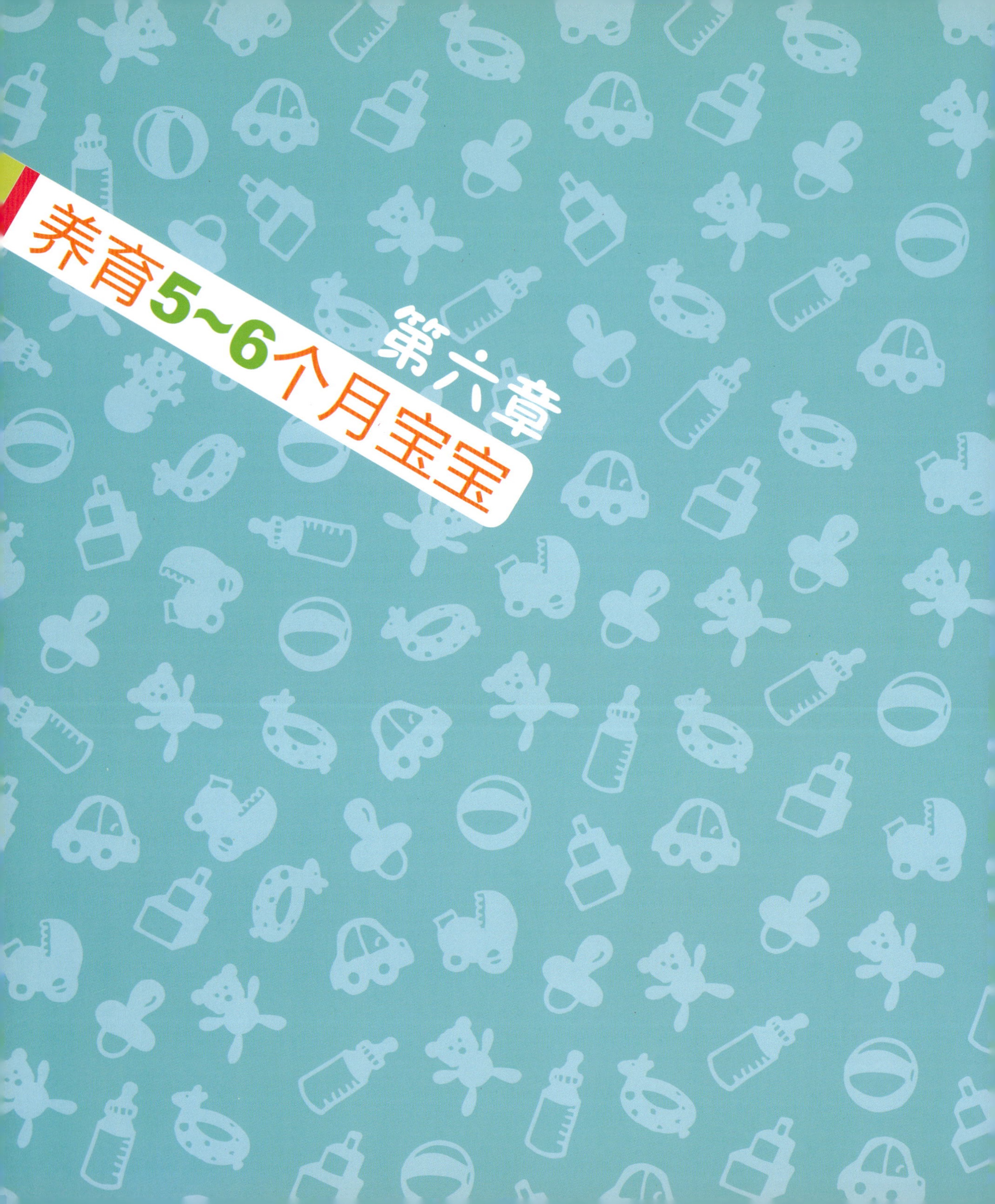

第六章 养育5~6个月宝宝

宝宝的生长发育

性别	体重（kg）	身高（cm）	坐高（cm）	头围（cm）	胸围（cm）
男宝宝	6.9~8.8	65.1~70.5	44.16	44.32	44.06
女宝宝	6.3~8.1	63.3~68.6	43.17	43.20	42.86

半年来，宝宝的身体变化特别大，神经系统日趋成熟。

此时的宝宝差不多已经开始长乳牙了，常是最先长出两颗下中切牙（下门牙），然后长出上中切牙（上门牙），再长出上侧切牙。他从刚出生时的小老头变成现在白白胖胖的小宝贝，让人看在眼里、喜在心头。

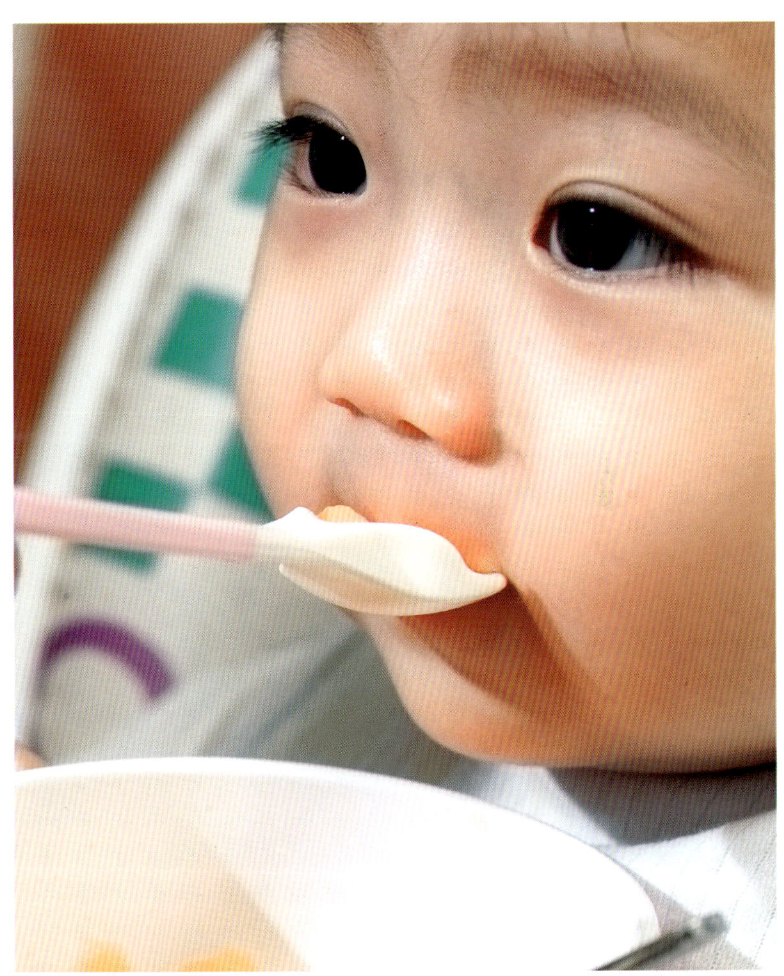

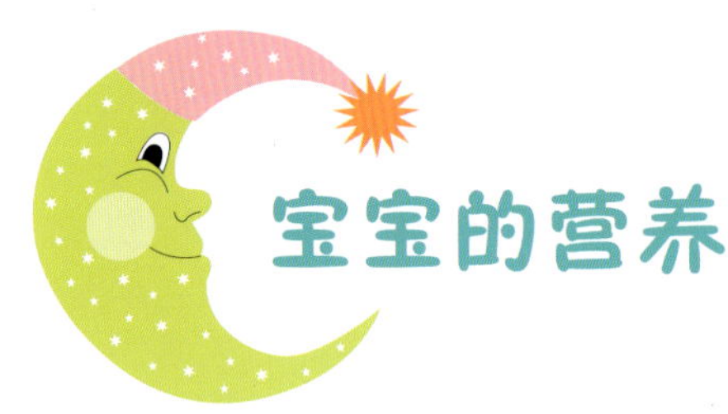

宝宝的营养

宝宝一日饮食安排

5~6个月的宝宝，即使是纯母乳喂养的宝宝也对大人们吃饭表现出强烈的兴趣，并开始流口水、动嘴唇或伸手去抓食物，这时妈妈就要给宝宝添加辅食了。

但要注意：每天只可给宝宝喂一次米粥，米粥缺少宝宝成长所必需的动物性蛋白，吃米粥过多只能导致脂肪堆积，这对宝宝的成长是极为不利的。

5~6个月宝宝一日饮食安排推荐

主要食物	母乳或母乳＋配方奶	
辅助食物	温开水、菜水、果水、果泥、菜泥、婴儿米粉、鱼泥、肉泥、蛋黄、稀粥、烂面条、鱼肝油（维生素A、维生素D比例为3:1）、钙片	
餐次	白天喂3次，晚上喂2次	
哺喂时间	上午	6时、12时各喂一次，母乳按宝宝需求喂哺，配方奶每次喂150~200毫升。9时加喂50~80克辅食
	下午	3时喂一次，母乳按宝宝需求喂哺，配方奶喂150~200毫升。6时加喂50~80克辅食
	晚上	9时、0时各喂一次
水	母乳喂养的宝宝不需添加。人工喂养的宝宝可在白天的两餐之间加喂温开水、菜汁或果汁。每次喂水量在50~100毫升	
鱼肝油	每天1~3次，每次1~2滴。一天5~6滴	
钙片	每天3次，每次1~2片	

宝宝奶量变化不大，并非厌食

在第6个月，宝宝的奶量与上个月差别不大，一般不会出现大的变化，如果家长认为随着月龄的增加，宝宝的食量这个月也一定会增大，当看到宝宝的奶量并没有增加，甚至略有降低时，就往往会担心宝宝是厌食，其实，这是不对的。

有的宝宝一出生食量就比较小，这个月他们依然吃得少，每天吃的奶量甚至不足1000毫升，这是正常的，还是要向妈妈强调一点，宝宝的食物是否充足，营养是否达标，关键要看发育是否正常，只要宝宝在正常范围内即可。

当然，如果宝宝低于或超过标准范围太多，则需要向医生咨询，作进一步的检查，找出原因。

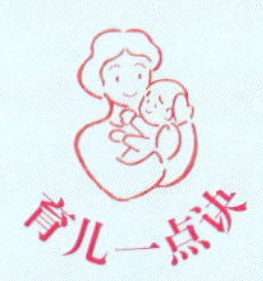

从心理学来讲，宝宝在2岁之前属于口欲期，通过嘴巴的满足，来认识这个世界，这才能让他具有一定的安全感，所以，妈妈要尊重宝宝的进食意志，不要强制他进食。

开始添加肉泥、鱼泥、肝泥

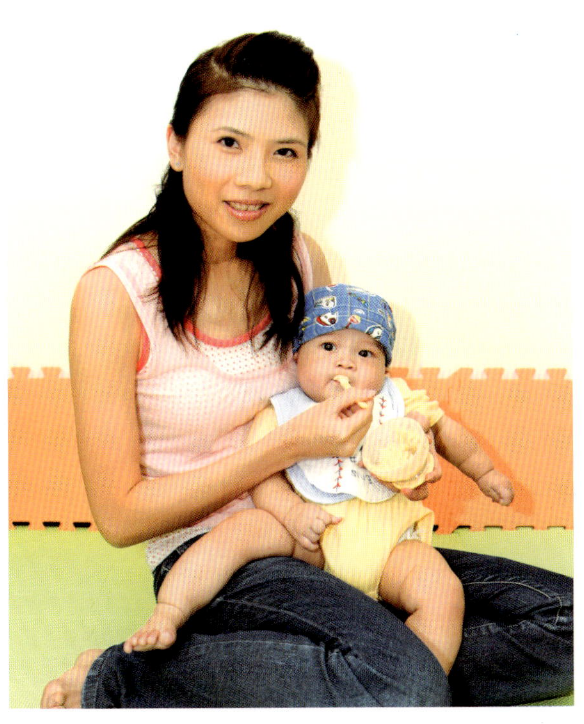

从第6个月起，宝宝身体需要更多的营养物质和微量元素，母乳已经逐渐不能完全满足宝宝生长的需要，所以，依次添加其他食品越来越重要。除了之前添加的几种辅食之外，这个阶段的宝宝还可以开始吃些肉泥、鱼泥、肝泥。

肉泥、肝泥和鱼泥的制作方法

肉泥

将肉洗净剁碎，加少量水煮烂，捣成泥状，可加少许盐或调料煮，用小勺喂食，或放入煮烂的粥、面条中混合喂食。

肝泥

将猪肝剁碎，放少许水煮烂，捣成泥状，可加少许盐或调料煮，用小勺喂食，或放入煮烂的粥、面条中混合喂食。

鱼泥

将收拾干净的鱼放入开水中，煮后剥去鱼皮，除去鱼刺后把鱼肉研碎，用干净的布包起来，挤去水分。将鱼肉放入锅内，加入白糖、精盐搅匀，再加入开水（100克净鱼肉加200克开水），直至将鱼肉煮软即成。

宝宝的辅食食谱

豌豆糊

将豌豆两大匙炖烂，并捣碎。

将捣碎的豌豆过滤一遍，与肉汤两大匙和在一起搅匀。

白菜肉汤糊

将白菜叶1/8片切好，加入肉汤3大匙同煮；将煮烂的白菜叶捣碎，放入锅中倒入调好的淀粉糊煮，至黏稠时即成。

蔬菜肉末

将猪肉50克洗净切碎；葱头100克剥去外皮切碎；胡萝卜50克洗净切碎；番茄50克用开水烫一下，剥去皮切碎；菠菜25克择洗干净，切碎待用；把切碎的猪肉、葱、胡萝卜放入锅内加肉汤适量煮熟，最后加入番茄、菠菜，继续煮片刻即成。

鸡肝糊

鸡肝15克放入沸水中去掉血水，再煮10分钟，取出剥去外衣，放容器内研碎备用；鸡架汤150毫升放入小锅内，加入研碎的鸡肝，煮成糊状，搅匀即成。

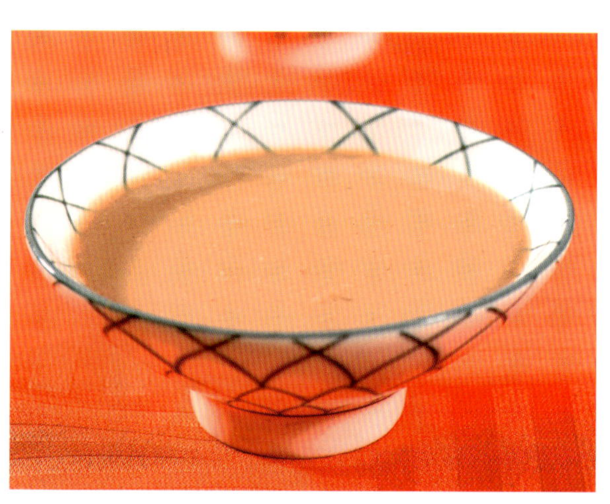

宝宝的护理

给宝宝买辆小推车

对于宝宝来说，婴儿小推车是很基本的设备，可以方便地带宝宝出行，建议爸爸妈妈根据自己的实际需要去购买合适的婴儿车。

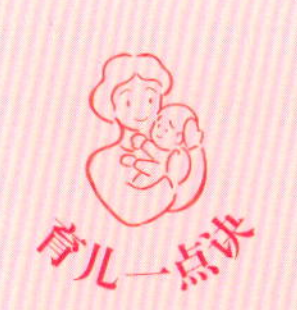

小推车最好不要让别人送，除非可以自己去挑选，也不要买小推车送给别人，因为合适的小推车需要家长根据实际情况决定，另外，1岁以内的宝宝适合使用既能睡又能坐的两用推车。

1 先买一辆较大的普通推车，这样不仅很小的宝宝能用，2~3岁以后还可以用。

2 大轮子具有较佳的操控性，一般要求前轮有定向装置，后轮设有刹车装置，配有安全简易的安全带、遮阳或遮雨的顶篷，还要注意把手的高度是否适合。

3 产品要有安全认证标志，不要有可触及的尖角、毛刺、锐边，以免划伤宝宝皮肤；金属焊接的地方，表面应平整，没有裂缝、烧穿或未焊透等缺陷；组装好的推车，应结构牢固，各种转动部件应运转灵活；刹车功能可靠；关节折转处不会夹住宝宝好奇的小手指。

4 可以选用二手产品，但要注意推车的锁紧机构和保险装置是否齐全和可靠；使用前要将布套拆下，清洗、消毒。

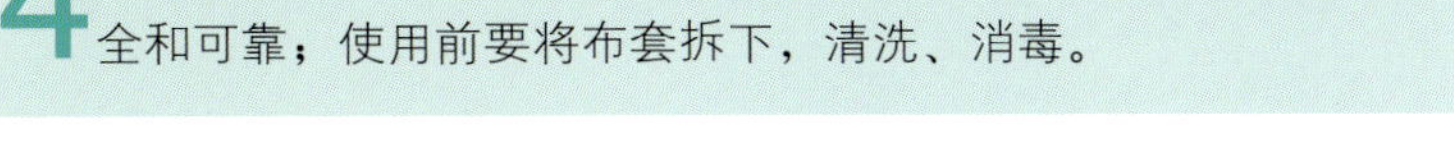

怎样使用宝宝推车

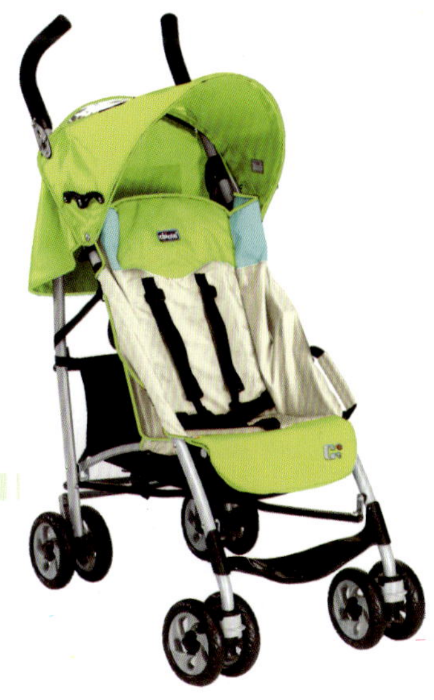

使用小推车要注意安全，也要善加利用小推车的长处：

1 在使用推车时，妈妈尽量不要离开推车，以防意外。

2 宝宝满月以后，就可以经常到户外活动，接受日光浴、空气浴，带他观看周围的景物，看其他宝宝玩耍。这些不断变化的景物对宝宝的视觉、听觉等感官发育都是很好的刺激。

3 不要长时间推着宝宝在车辆川流不息的马路旁行走，汽车排放的尾气中含有有害物质，对宝宝健康危害极大。

4 在童车的上方和四周悬挂鲜艳的各种图案和玩具，锻炼宝宝的视觉想象。

给宝宝用安抚奶嘴好不好

安抚奶嘴就是空奶嘴，是宝宝重要的娱乐工具之一，很多父母可能已经有这样的经验：当孩子哭闹的时候，把安抚奶嘴放进他嘴里，宝宝立刻就停止哭闹，一心一意“啃”起了奶嘴。

大概6~7个月的时候，宝宝会形成习惯性地吮吸安抚奶嘴或者手指的倾向，这能让宝宝变得平静。相对于吸手指而言，安抚奶嘴更卫生，也同样可以安抚宝宝的情绪，而且还能帮助宝宝学习鼻呼吸。

但是，安抚奶嘴是有利有弊的，吮吸安抚奶嘴的缺点是，如果吮吸得太用力，就会影响到中耳里的耳膜，从而导致宝宝患上中耳炎，因此曾患中耳炎的宝宝绝对不能吮吸安抚奶嘴，牙齿长出来以后也不要继续使用安抚奶嘴，否则，会使牙齿的排列参差不齐。

必要时可以给宝宝使用安抚奶嘴，但是在使用时，要注意几点：

1 在新生儿学会适当的吸吮母乳之前，不要使用奶嘴。因为吸乳头和吸奶嘴（包括奶瓶）是不同的肌肉机制。太早引入奶嘴，会造成宝宝混淆，干扰宝宝学习正确的咬合技巧，让哺乳无法成功。

2 不要动辄给宝宝安抚奶嘴。安抚奶嘴是父母照顾宝宝的辅助品而非替代品。当宝宝吵闹不安时，父母应先留意宝宝吵闹的时段和情境，试着解读他的需要：是饿了、困了，还是要大人抱？然后再决定是否给他安抚奶嘴。有的父母一听到宝宝哭，就塞进奶嘴让他闭嘴，这对宝宝和大人而言都是坏习惯。

3 使用安抚奶嘴一定要注意卫生。避免将细菌带入宝宝口腔，造成宝宝身体不适。

4 长期使用安抚奶嘴可能造成咬合不正，因此使用安抚奶嘴时间不能过长。一般情况下，宝宝1岁时就该开始戒了，最晚不能超过4岁，否则宝宝下颚骨骼定型以后，要矫正牙床就要费很大工夫了。

宝宝的成长测评

宝宝能力发展综述

肢体运动

宝宝长到6个月时，如果把他扶起来，他能把手放在身前，支撑着床坐一会儿，如果后背有依靠，就可以较稳当地坐着，自己能够迅速熟练地由仰卧位翻到俯卧位，并抬高臀部试图爬行。手能做准确的动作，如果把毛巾遮在他脸上，他可以迅速准确地拿开，还能把玩具从一只手里倒到另一只里。头颈部可以自由随意地活动，仰卧时，经常会把脚塞到嘴里吮吸。

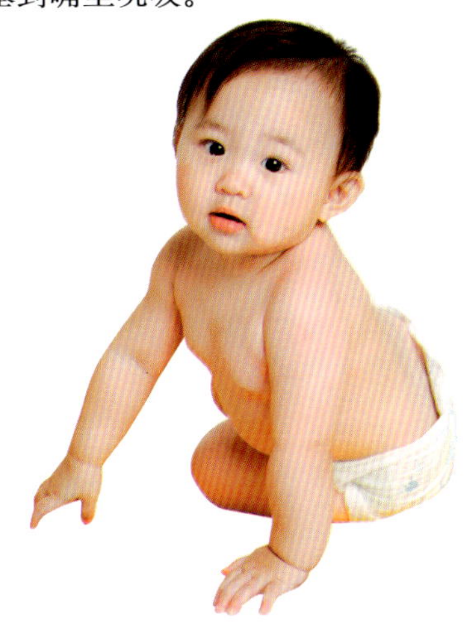

语言能力

宝宝此时与人说话的欲望特别强烈，可以发出的音节也更加丰富，而且会把某些音节连起来说，父母可以缓慢连贯地跟宝宝说一些话让宝宝学习。在父母唱儿歌时会做出一种熟知的动作。

视觉、听觉

随着头部的自如转动，此时的宝宝视野有了很大的扩展，接受的视觉刺激更多。听觉灵敏度也非常高了，已经接近成人，而且能记住声音，哭闹时，即使没见到妈妈的人，只听到妈妈的声音也会变得安静，当听到特别的声音如小狗叫，会到处寻找。当听到音乐时，会随着音乐晃动四肢，虽然动作节奏不一定协调，但宝宝会非常兴奋。

嗅觉、味觉

宝宝辅食添加的种类越来越多，口味偏好也越来越明显，可能会与父母的口味一致，喜欢某些口味，而坚决拒绝某些口味。

情商

6个月是宝宝最爱交际的时候，会主动对别人咿呀说话，人多的时候，兴奋程度明显提高。照镜子时会笑，用手摸镜中人。能够知道自己的名字，听到叫他的名字会有反应。记忆力也有明显的进步，如果玩具掉落了，会四处寻找。看到喜爱的人或玩具会手舞足蹈，而看到陌生人尤其是陌生的男人会表现出害怕的样子并藏在妈妈的怀里。

这个阶段是宝宝自尊心形成的非常时期，所以父母要引起足够的关注，对宝宝适时给予鼓励，从而使宝宝建立起良好的自信心。

宝宝潜能提升方案

大动作能力发展提升

独坐

游戏功效：训练宝宝的大动作能力和身体的平衡性，有的宝宝要到7个月或以上才能坐稳。

操作方法：靠坐的基础上让宝宝练习独坐，妈妈可先给予一定的支撑，以后逐渐撤去支撑物或首先让宝宝靠坐，待坐得较稳后，逐渐离开靠背。

匍行

游戏功效：训练宝宝四肢的肌肉运动能力。

操作方法：用玩具逗引帮助小儿练习匍行，妈妈可把手放在小儿的脚底，帮助他向前匍行，以后逐渐用手或毛巾提起宝宝腹部，使身体重量落在手和膝上，以便他向前匍行。

体操

游戏功效：为宝宝学步作好准备。

操作方法：做宝宝操，主要练习扶站，练习下肢和匍行、准备走的站立，但时间不超过1分钟。

翻身

游戏功效：训练宝宝的大动作能力，使宝宝全身的灵活性增强。

操作方法：学习由仰卧翻至侧卧，然后再翻至俯卧。可将玩具放在宝宝的体侧伸手够不着处，宝宝为够取玩具先侧翻，伸手使劲也够不着时，全身再使劲就会变成俯卧。

精细动作能力发展提升

够取小物体

游戏功效：使宝宝手指的精细动作能力加强。

操作方法：继续练习够取物体，物体要从大逐渐到小，从近逐渐到远，让宝宝练习从满手抓到拇、食指抓取。

扔掉再拿

游戏功效：训练宝宝的双手协调性和灵活性。

操作方法：让宝宝坐着，给他一些能抓住的小玩具，如小积木、小塑料玩具等。先让宝宝两手均抓住玩具（一件一件地给），然后再给宝宝新的玩具，他会扔下手中的一个，再拿起另外的一个。

选择物体

游戏功效：以此建立“比较”、“分类”的概念。

操作方法：可同时给宝宝2~3件种类相同但形状或颜色不同的玩具，让宝宝进行选择。

玩具倒手

游戏功效：反复练习，宝宝就会飞跃到“玩具倒手”。

操作方法：在和宝宝玩玩具时有意识地连续向一只手递玩具或食物，妈妈示范让宝宝将手中的东西从一只手传到另一只手。

语言能力发展提升

模仿发音

游戏功效：6个月时有的宝宝能发出4~5个辅音。

操作方法：妈妈经常发出各种简单辅音，例如ba-ba、爸-爸、ma-ma、妈-妈、wa-wa、娃-娃等，说名字时要指给他看，让宝宝模仿发音，别对宝宝说个不停，给他时间反应，记录宝宝能发辅音的数目。

听声辨别人物

游戏功效：训练宝宝的观察力、注意力。

操作方法：当爸爸回家时妈妈说“爸爸回来了”，宝宝马上朝门的方向转头看爸爸。宝宝在父亲怀中听说“妈妈”时马上朝妈妈看，并且要妈妈抱。

听声拿玩具

游戏功效：形象玩具在此时能促进听力的发展，并能训练宝宝对语言指令的执行能力。

操作方法：能在听到“娃娃”时拿出娃娃，听到“大象”时拿取大象。

听儿歌做动作

游戏功效：以后凡是念到“也要去”时，宝宝会自己将身体按节拍向后倾倒。

操作方法：让宝宝面对着妈妈坐在妈妈的膝上，妈妈拉住宝宝的小手边念边摇：

“拉大锯，扯大锯，外婆家，唱大戏。妈妈去，爸爸去，小宝宝，也要去！”

到最后一个字时将手一松，让宝宝身体向后倾斜。

生活自理能力发展提升

自喂食品

游戏功效：培养宝宝独立的人格特质。

操作方法：继续练习让宝宝自己拿着东西吃，如饼干、虾酥条等。

适应能力发展提升

扩大交往范围

游戏功效：消除宝宝的怯生和恐惧心理，能开发智力、促进宝宝语言发展。

操作方法：这个时期的宝宝喜欢接近熟悉的人，能分出家里人和陌生人。要经常抱宝宝到邻居家去串门或抱他到街上去散步，让他多接触人，为宝宝提供与人交往的环境。

以哭表示反抗

游戏功效：使宝宝的认知产生飞跃。

操作方法：当宝宝对不满的事物以哭声来反抗的时候，妈妈可以柔声安抚并找到宝宝哭泣的原因，让宝宝止住哭泣。

社交行为能力发展提升

伸双臂求抱

游戏功效：培养宝宝的社交能力，促进宝宝语言发育。

操作方法：要利用各种形式引起宝宝求抱的愿望，如：抱他上街、找妈妈、拿玩具等。抱宝宝前，须向宝宝伸出双臂，说："抱抱好不好？"鼓励他将双臂伸向你。

照镜子

游戏功效：培养宝宝的认识能力。

操作方法：继续照镜子玩，让他拍打、捕捉镜中人影，用手指着他的脸反复叫他的名字。再指着他的五官（不要指镜中的五官）及小手、小脚，让他认识。

藏猫猫

游戏功效：这个游戏是古今中外宝宝开发智力的游戏，能训练宝宝的观察力和注意力。

操作方法：宝宝喜欢同大人玩"藏猫猫"，他喜欢逗大人玩，直到2岁兴趣仍不减。

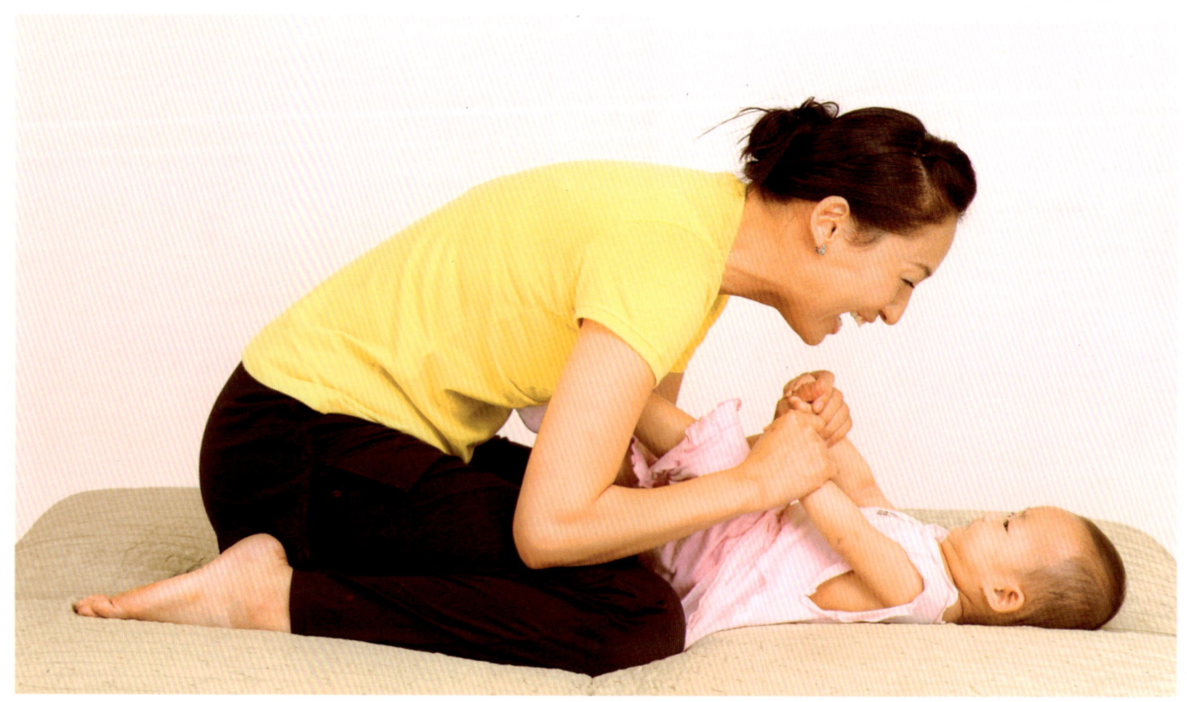

宝宝的游戏时间

打滚的小球球

游戏前的准备工作

平坦的大床或铺在地上的软垫子。

游戏技巧

妈妈和宝宝一同仰卧在床上，妈妈翻身，示范给宝宝看。

引导宝宝和自己一起翻身，边翻身边念儿歌：“骨碌骨碌滚一滚，滚一滚，滚出一个小球球。”（说到“小球球”时，抱一下宝宝）

帮助宝宝学习按照节律翻身，妈妈念儿歌，每念一句，就翻一次身，让宝宝跟着妈妈做。

游戏的好处

帮助宝宝翻身有助于胸部和手臂肌肉的发育，这个有趣的游戏会帮助宝宝学会滚动。

专家面对面

宝宝对周围环境充满好奇，在学会爬之前，会采取其他移动身体的办法，如翻身打滚等，爸爸妈妈应该鼓励支持和帮助。千万不要制止宝宝的探询欲望，爸爸可以给宝宝示范一些如前滚翻、后滚翻的动作，激发宝宝的运动兴趣。

蹬车旅行

游戏前的准备工作

换完尿布或洗澡后，宝宝心情好时。

游戏技巧

让宝宝仰卧；妈妈用两手轻轻抓住宝宝的双脚，不要太用力，让宝宝的脚像蹬自行车一样活动。

注视宝宝的眼睛，并说：“宝宝蹬车车玩去喽。”

游戏的好处

根据宝宝成长的不同阶段，有意识地锻炼宝宝，以提高他的运动智能。游戏可以为宝宝提供大量的动作经验，协助宝宝全面性地发展与生俱来的肢体运动能力。

专家面对面

换尿布后，宝宝的心情会很好，这时可用游戏来延长这个好心情。特别是洗澡后，可为宝宝全身抹上乳液或宝宝油，一边游戏一边为宝宝轻轻地按摩，效果更好。

敲大锣，打大鼓

游戏前的准备工作

准备一些塑料瓶、奶粉罐、宝宝的小碗等不同材质的发声容器，和几根木槌或筷子等击打工具。

游戏技巧

在地板上铺上干净的席子或地垫，家长将各种游戏材料散落在宝宝的面前，引起宝宝的注意；然后示范性地用筷子敲击铁皮罐子，或者敲击塑料瓶子，让宝宝模仿；鼓励宝宝尝试敲击各种材料；宝宝敲响一下，家长要及时表扬，可以按照宝宝敲击的节奏模拟发音，如宝宝用筷子敲击塑料瓶两下，大人可以高兴地发出“咚咚”声。

游戏的好处

宝宝这个时候可以坐起来了，活动能力比以往有了很大提高，操作能力也随之提高。

给宝宝提供各种材料让其敲击、触摸，不仅可以帮助宝宝感觉各种材料材质的区别，还可以让宝宝探索自己的活动与外界声响之间的关系，提高思维的积极性，培养宝宝对节奏的控制能力。

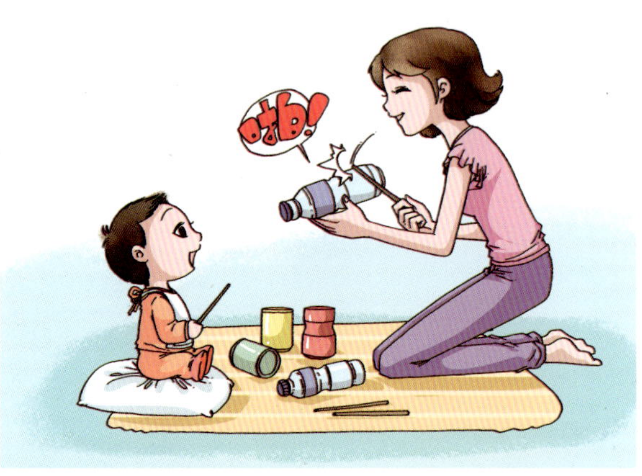

专家面对面 ▶▶▶

准备的材料要具备安全性，不要准备玻璃制品等易碎材料，每次游戏材料不要过多，以免宝宝接受不来产生疲劳，随着宝宝能力的增强，可以不断地替换材料。

由于这个游戏中会用到击打工具，因此家长一定要小心看护，防止宝宝用筷子等材料扎伤自己。

奇妙的八音盒

游戏前的准备工作

准备八音盒一个。

游戏技巧

将宝宝放在床上，在宝宝身体的一侧打开八音盒，吸引宝宝转头；待宝宝转过头来后，关上音乐盒，停顿一下，然后再次打开盒子，让音乐响起，这时宝宝会很惊奇，这样反复两三次，直到让宝宝注意到音乐声和八音盒开关之间的关系。

变换一下八音盒的位置，重复进行上面的游戏。

玩游戏的同时，妈妈可以念儿歌：

神奇盒子，住着仙子，轻轻打开，音乐不止。（在宝宝扭头看着八音盒时，开始给宝宝念儿歌，念到“轻轻打开”时，打开八音盒，然后用欢快的语气伴随音乐说“音乐不止”。）

游戏的好处

宝宝听到声音就会主动寻找声源，变换音八音盒的位置可以帮助宝宝练习转头。

同时，寻找八音盒的位置能很好地培养宝宝的空间感知能力，及数学逻辑能力。

专家面对面 ▶▶▶

八音盒可以有一些旋转或者色彩的变幻，这样在晚上玩游戏时，更能吸引宝宝的注意力，也能锻炼宝宝的视觉能力。当宝宝发现音乐盒的秘密之后，家长要鼓励宝宝自己动手打开或者关闭八音盒。

抓小鱼

游戏前的准备工作

准备一个乒乓球，在球身上画上小鱼的样子。

游戏技巧

妈妈怀抱着宝宝坐在稍硬一点的床上或是干净的席子上，拿着画有小鱼的乒乓球展示给宝宝看，然后递给宝宝，让宝宝伸手抓住。

当宝宝看自己手中的球时，妈妈轻轻用手指从上面把球从宝宝手中捅落在床上，待小球在床上不再动了，将它捡起来再次放入宝宝手中，然后再轻轻用手指从上面把球从宝宝手中捅落。

这样反复3~5次，不要让宝宝感觉疲劳。游戏中，妈妈可以念下面的儿歌：

鱼儿鱼儿真调皮，总是蹦来又蹦去，宝宝伸手抓小鱼，抓不到鱼真着急。（儿歌在将乒乓球捅落时念比较好，可以转移宝宝的注意力，不让他有失去球的挫败感，念“宝宝伸手抓小鱼”时，可以将球捡起来放到宝宝手上。）

游戏的好处

宝宝看到自己手中的物品掉落，视觉会追随着物品掉落的路线，这个过程可以提高宝宝的视觉追随能力和双手的抓握能力。

追视小球对宝宝的空间感知能力的发展也很有帮助。

专家面对面 ▶▶▶

由于乒乓球较小，宝宝在出牙期间，可能会将小球拿到口中咬，因此妈妈要多留意，不要让宝宝将球放入口中。

游戏的效果在于小球的移动，因此小球掉落的地方不能太柔软，否则小球很难移动，床上不要铺柔软的被子或毯子，此外，乒乓球弹跳性好，也不要掉落在硬地板上，否则跳得太高太远，会令宝宝无法集中注意力，产生消极情绪。

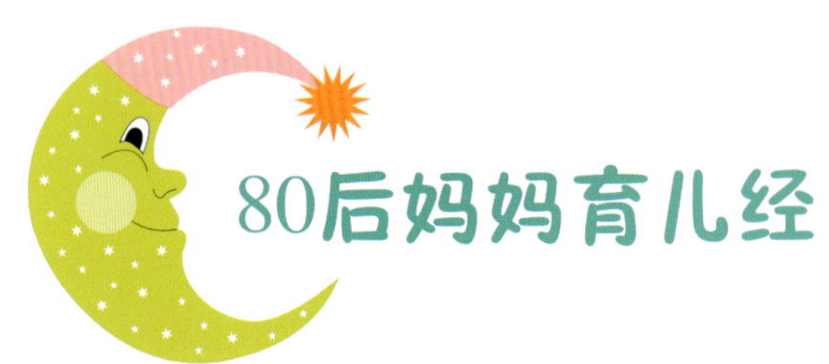

80后妈妈育儿经

怎样做个省钱不“省事”的育儿潮妈

宝宝降临后，家庭的开支比孕期更甚了，虽说80后妈妈在给宝宝的投资上很是舍得，但毕竟赚钱不易，妈妈们也一定想过如何开源节流的问题，怎样做一个醒目而新潮的妈妈，既会省钱又不亏待宝宝呢？

下面我们给妈妈们支几招，有很多是过来人的经验，希望对妈妈们有启发：

物品置换

宝宝的消费品多具有“短暂性”的特点，最好、最新的物品也很快就用不上了，可以放到网上去和别人换有用的东西，或者也可以卖给别人，同时也可以在网上用别的东西换一些大件宝宝用品，童车、婴儿床、大件玩具等。

亲朋好友送的新礼物可以勇敢地索取销售凭证，如果不需要的话可以到商店去换自己需要的商品。

网上淘货

在网上购买要比到商场里买便宜很多，一般宝宝尺码大小差别不大，比大人更好买到合适的东西，可以有选择性地在网上淘宝宝用品。

不要囤货

我们很容易被商场里漂亮可爱的商品吸引，不知不觉买很多，宝宝用品是不用囤积的，除了一些日常消耗品如奶粉、纸尿裤外，建议只买最需要的，不然很容易浪费。

发挥DIY的精神

手巧的妈妈可以DIY宝宝的衣物、尿布、用品，不仅省钱还很享受。有另类创意的妈妈，可以DIY商品，例如用普通奶瓶搭配好奶嘴，让性价比上一个台阶。

关心一下赠品

奶粉厂家经常会与超市、医院等机构合作，进行讲座或促销活动，期间会有小礼品赠送，还有很优惠的买赠活动，如果有你感兴趣的奶粉品牌，不妨去参加，拿到一些赠品。

团购打折

育儿论坛或淘宝网上经常会有妈妈们的团购活动，能用比市场价优惠很多的价钱买到同样品质的物品，妈妈们上网时可以多关注。

另外，如果有当妈妈的朋友或邻居，也可以一起到商店或批发市场团购，价格也会便宜不少。

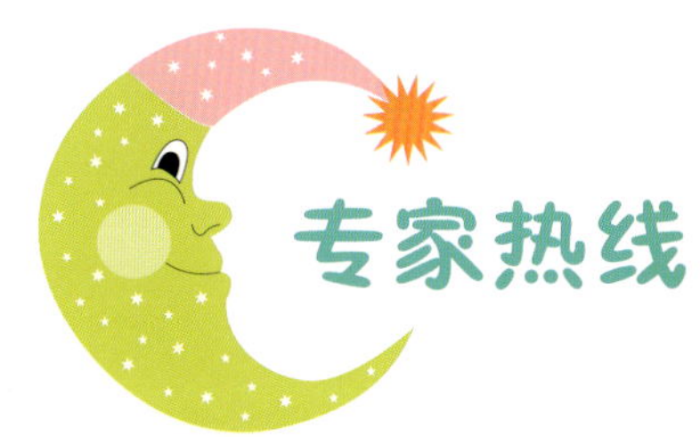

夏天宝宝能睡凉席吗

宝宝是可以睡凉席的，关键是选什么凉席。

宝宝睡凉席，如果过凉的话，可能引发腹泻、肠胃不适等症状，妈妈要给宝宝选择草席，因为过凉的竹席、麻将席和牛皮席往往容易使宝宝着凉，一般不要选用。同时，宝宝皮肤比较娇嫩，新席子买来以后必须先用热水烫一下、再拍一拍，并在阳光下晒干。

睡觉时，在席子上铺一个薄的棉布被单，这样可以避免宝宝蹬腿时擦破皮肤，凉席尿湿后要及时清洗晒干。

我的宝宝6个月，消化功能不好，有时腹泻，请问应该如何用药

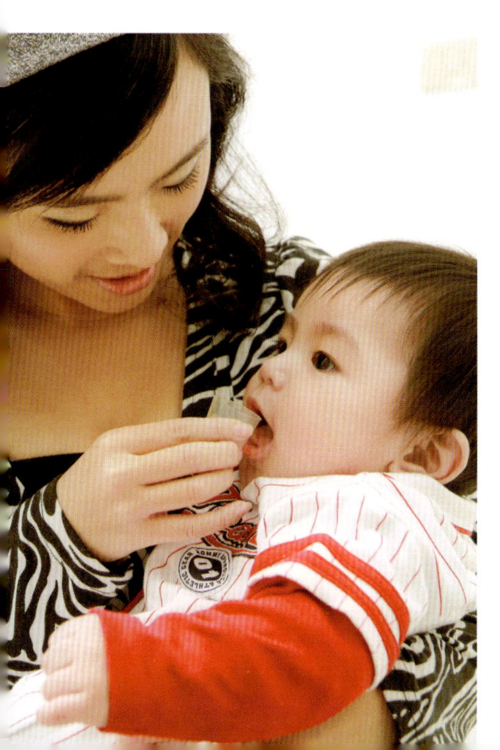

6个月的宝宝，消化系统尚未发育成熟、胃酸和消化酶分泌少，消化酶活力也比较低，因此，很容易受多种因素的影响，出现消化功能紊乱的症状，最常见的如吐奶、腹泻等。

建议妈妈仔细观察一下宝宝的大便，如果大便中总有奶瓣或有酸味，说明宝宝的消化不好，应该调整乳食，比如是否喂养不当？辅食搭配是否合理？如果排除了喂养因素，最好先带着宝宝的大便到医院检查，在医生的指导下，给宝宝一些健脾消食的药物，比如妈咪爱、宝宝健脾散等，也可以到中医院检查，宝宝是否有脾胃不和的症状，在医生的指导下使用一些外治方法。

市面上的宝宝强化食品效果真有那么好吗

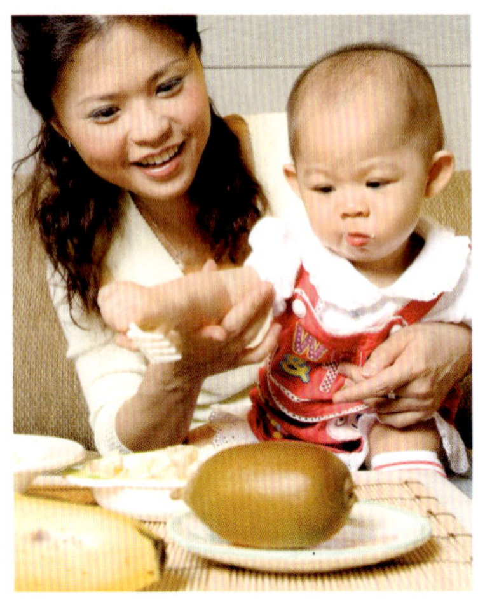

宝宝强化食品大多以谷物、大豆、奶粉为主要原料，以砂糖、蔬菜、水果、蛋类、肉类为选择性配料，再加入钙、磷、铁、锌和维生素等，加工精细，哺喂方便，虽然广告商在功效上有些夸张，但对宝宝而言也是一种不错的选择。

亲朋好友看见宝宝总是忍不住要捏捏他的脸，这样好吗

这样不好。

宝宝的脸部皮肤非常薄嫩，口腔内腮腺组织发育不完善，脆弱，易受伤害，大人不断捏、用力亲宝宝脸蛋，很可能会导致他们的腮腺和腮腺管一次又一次地受到撕、压、挤而导致受伤，造成宝宝失去腮部肌肉控制，流口水，时间久了就会形成条件反射，因此大人一定要管好自己的手，尽量避免过力亲吻和揉捏宝宝的脸蛋。

宝宝快半岁了，长辈送了很多首饰给他，宝宝能戴吗

最好不要给宝宝戴首饰。

老人们很喜欢给宝宝戴一些加上吉祥祝福的首饰，如象征“吉祥快乐”、“长命百岁”的手镯、项圈等，但这些首饰其实并不适合小宝宝。

宝宝的皮肤非常娇嫩，所戴饰物会刺激摩擦局部皮肤，过敏体质的宝宝还会引起过敏症状，打磨不光滑的首饰还会刮伤皮肤，造成感染，生性好动的宝宝还可能将首饰放进嘴里探索，首饰中的重金属如金、银容易引起中毒，而且不能保证首饰中没有放射性元素，长时间受到辐射会引发放射性首饰病。

首饰是寄托善意、美好祝福的，不一定非得戴着才行，爸爸妈妈也可以选择收藏。

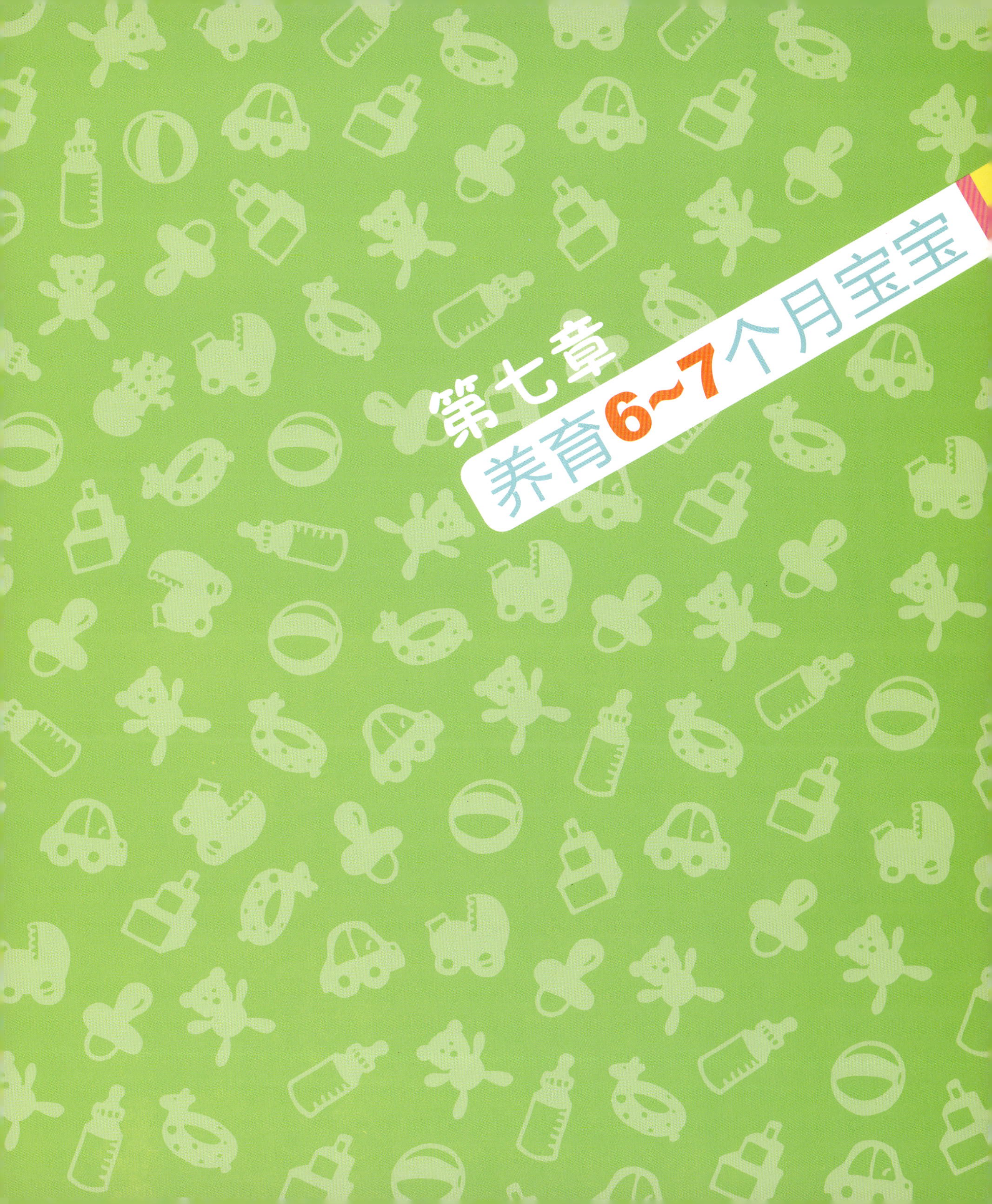
第七章
养育6~7个月宝宝

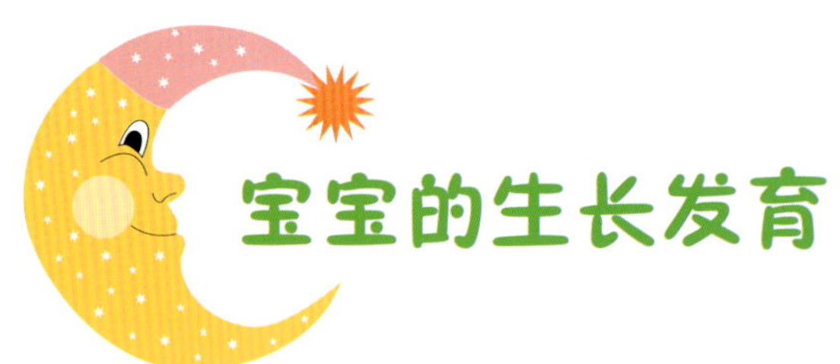

宝宝的生长发育

性别	体重（kg）	身高（cm）	坐高（cm）	头围（cm）	胸围（cm）
男宝宝	7.4~9.3	66.7~72.1	44.7	45	44.6
女宝宝	6.8~8.6	64.8~70.2	43.8	43.7	43.5

这个时期的宝宝，身体发育开始趋于平缓。如果下面中间的两个门牙还没有长出，这个月也许就会长出来。如果已经长出来，上面当中的两个门牙也许快长出来了。

宝宝长牙时，会咬手指、玩具、衣被，可以适当吃磨牙食物，比如磨牙饼干；可以让宝宝少坐多爬，不给他机会咬手指；给宝宝添加辅食的家长不要口对口喂宝宝食物，因为大人的唾液常带有细菌和病毒。

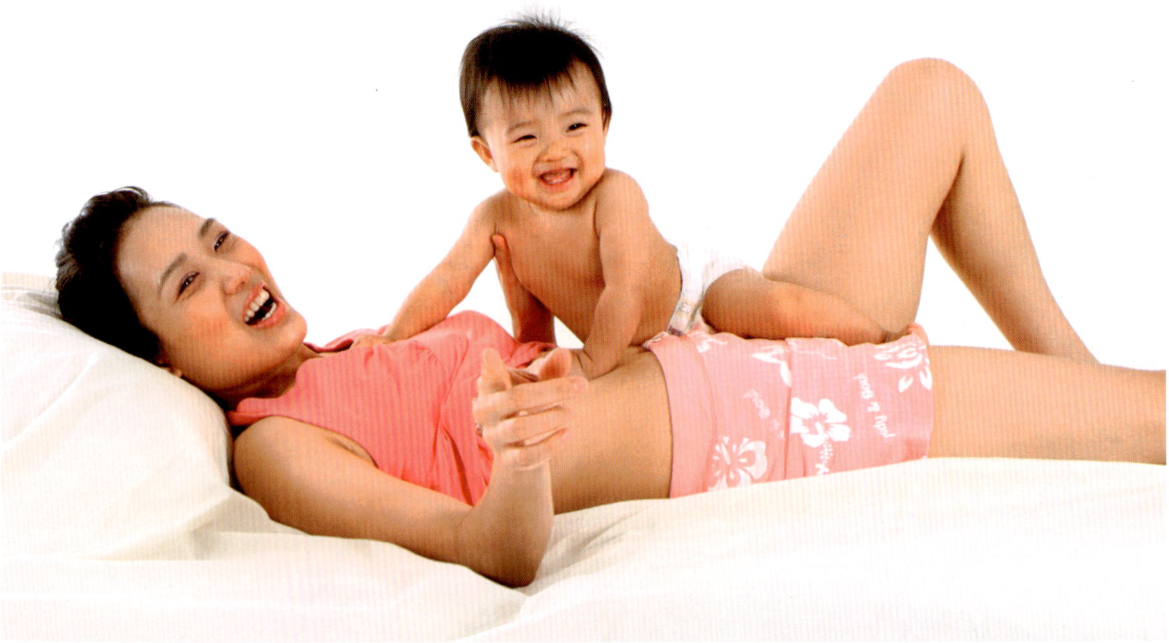

宝宝的营养

宝宝一日饮食安排

6~7个月的宝宝体格发育逐渐减慢，自主活动明显增多，热能消耗不断增加，饮食结构也要随之进行调整，即使前6个月纯母乳喂养的宝宝，在这个月也必须开始添加辅食，以满足宝宝日益增长的营养需求。

宝宝每天所吃的辅食结构为：

仍然坚持母乳或配方奶为主，但哺喂顺序与以前相反，先喂辅食，再哺乳，而且推荐采用主辅混合的新方式，为以后断母乳作准备。

辅食以谷物类为主食，配上蛋黄、鱼肉或肉泥，以及碎菜或胡萝卜泥等做成的辅食，适当添加小块水果。

6~7个月宝宝一日饮食安排推荐

主要食物	母乳或母乳 + 配方奶	
辅助食物	温开水、菜水、果水、果泥、菜泥、婴儿米粉、鱼泥、肉泥、蛋黄、烂面条、稠粥、肝泥、蒸全蛋、碎菜、碎水果、豆腐、动物血、鱼肝油（维生素A、维生素D比例为3:1）、钙片	
餐次	白天喂3次，晚上喂两次	
哺喂时间	上午	6时、12时各喂一次，母乳按宝宝需求喂哺，配方奶每次喂150~200毫升。9时加喂50~80克辅食
	下午	3时喂一次，母乳按宝宝需求喂哺，配方奶喂150~200毫升。6时加喂50~80克辅食
	晚上	9时、0时各喂一次
水	母乳喂养的宝宝不需添加。人工喂养的宝宝可在白天的两餐之间加喂温开水、菜汁或果汁。每次喂水量在50~100毫升	
鱼肝油	每天1~3次，每次1~2滴。一天5~6滴	
钙片	每天3次，每次1~2片	

开始添加固体食物

宝宝口腔唾液淀粉酶的分泌功能日趋完善，神经系统和肌肉控制等发育已较为成熟，而且舌头的排解反应消失，可以掌握吞咽动作，表示这个月龄的宝宝消化能力又比以前强了，而且唾液能将固体食物泡软而利于宝宝下咽。

再加上这个时候的宝宝大部分长有两颗牙，咀嚼能力提高了，可以吃一些固体食物。并且此时宝宝已经可以手抓食物往嘴里塞，虽然掉的食物比吃进嘴里的要多，这时正是给宝宝吃条形饼干、条形面包或馒头干的时机。

妈妈需要逐一加以训练，使宝宝养成吃固体食物的习惯，因为此期宝宝乳牙萌出逐渐增多，要逐渐增加固体辅助食品，这可以训练宝宝咀嚼动作、咀嚼能力，并且可以通过咀嚼刺激唾液分泌，促进牙齿的生长。

宝宝从吸吮乳汁到用碗、勺吃半流质食物，直到咀嚼固体食物，食物的质和饮食行为都在变化，这对宝宝提高食欲是大有益处的，同时对宝宝掌握吃的本领也是个学习和适应的过程。

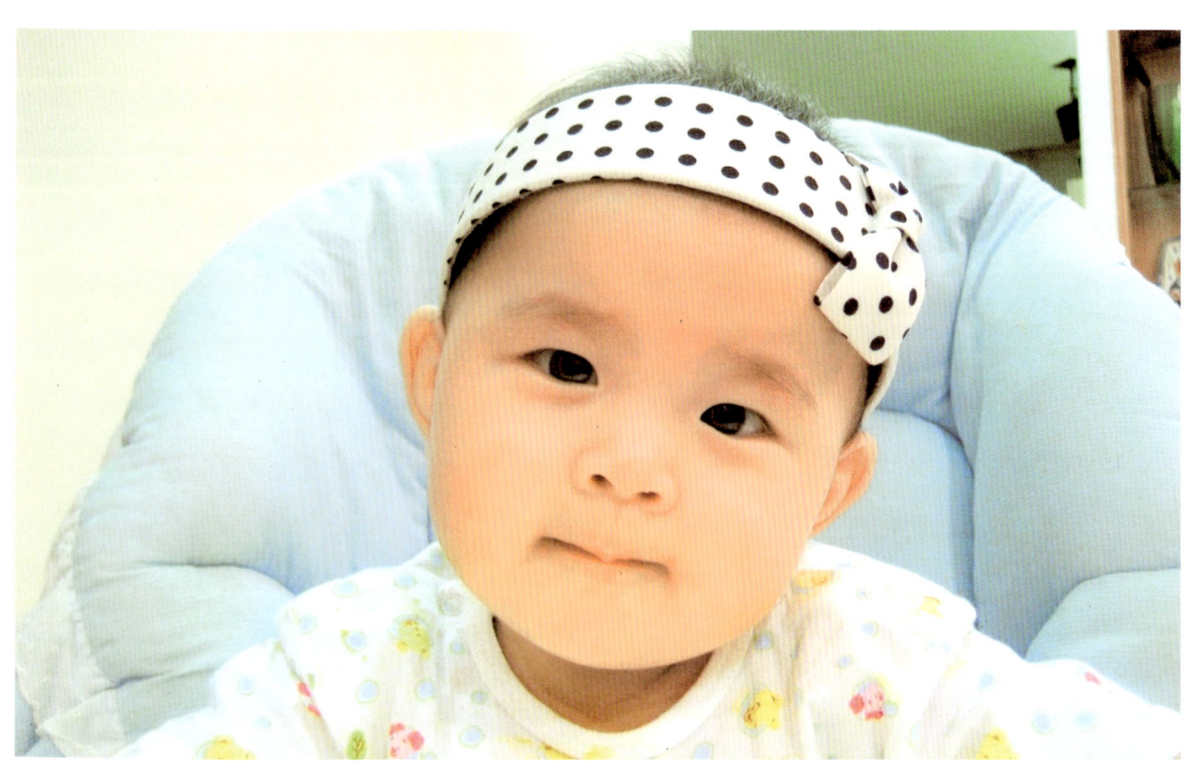

多给宝宝喂食含铁食物

宝宝6个月的时候最容易出现贫血，之所以发生贫血，在很大程度上是因为铁元素的缺乏。宝宝缺铁，容易出现缺铁性贫血，对宝宝生长发育影响很大，所以从5个月开始就应让宝宝多吃动物肝、瘦肉和蛋黄等含铁丰富的食物。

不宜添加或只可少量添加的食物

这个月的宝宝已经能吃许许多多的食物，但下列食物妈妈最好不要喂：

1 刺激性太强的食品

酒、咖啡、浓茶、可乐等饮品不应饮用，以免影响神经系统的正常发育；汽水、清凉饮料等一旦喝上瘾就不肯放嘴，一直想喝，容易造成食欲不振；辣椒、胡椒、大葱、大蒜、生姜、酸菜等食物，极易损害宝宝娇嫩的口腔、食道、胃黏膜，不应食用。

2 含脂肪和糖太多的食品

巧克力、麦乳精都是含热量很高的精制食品，长期多吃易致肥胖。

3 不易消化的食品

章鱼、墨鱼、竹笋和牛蒡之类均不易消化，不应给宝宝食用。

4 太咸、太腻的食品

咸菜、酱油煮的小虾、肥肉，煎炒、油炸食品，食后极易引起呕吐、消化不良，不宜食用。

5 小粒食品

花生米、黄豆、核桃仁、瓜子极易误吸入气管，应研磨后供宝宝食用。

6 带壳、有渣食品

鱼刺、虾的硬皮、排骨的骨渣均可能卡在宝宝的喉头或误入气管，必须认真检查后方可食用。

7 未经卫生部门检查的自制食品

糖葫芦、棉花糖、花生糖、爆米花，因制作不卫生，食后易造成消化道感染，也可因内含过量铅等物质，对宝宝健康有害。

8 易产气胀肚的食物

洋葱、生萝卜、白薯、豆类等，只宜少量食用。

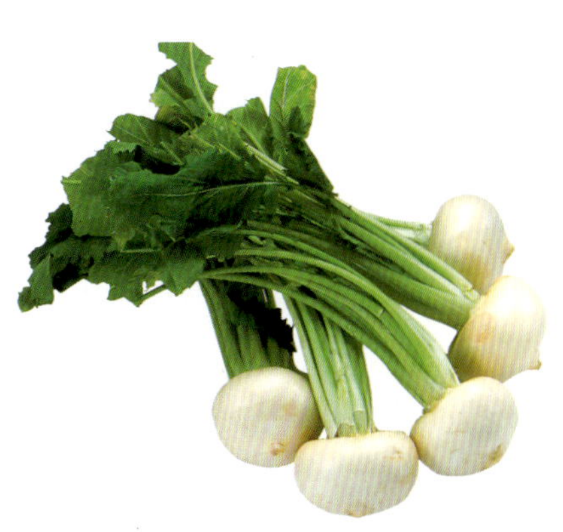

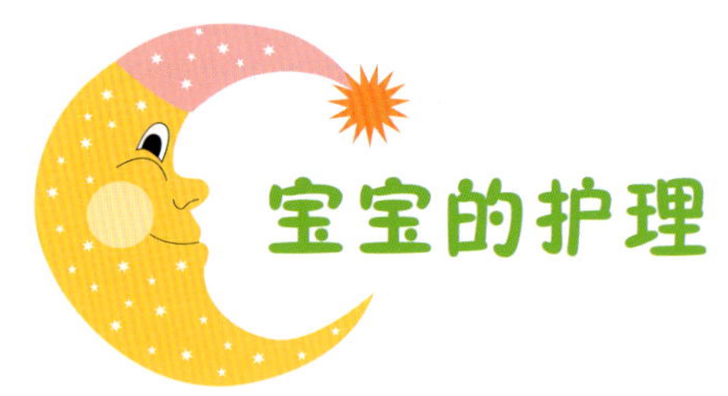

宝宝的护理

给宝宝一把属于他自己的勺子

宝宝在 7 个月左右，就具有独立意识，当妈妈喂饭的时候，就想抢妈妈手里的勺子，当妈妈发现宝宝喜欢用手抓着吃、会用杯子喝水了以及当勺子里的饭快掉的时候，会主动去舔勺子时，妈妈就可以着手教宝宝用勺子吃饭了。

此时妈妈一定要给宝宝选 1~2 把可心的勺子，以此来鼓励他自己吃饭。

如何选购勺子

1 要选择有软头的，有特殊勺柄（如环形手柄、曲形手柄）的，容易抓握不会经常脱手掉落，方便宝宝使用。

2 妈妈遇到可心的勺子，可以先买 1 把给宝宝试用一段时间，再决定是否买第二把。

怎样用勺子喂宝宝

1 开始喂饭时，要给宝宝固定吃饭的地方，可让宝宝坐在有东西支撑的地方喂饭，也可以用宝宝专用的椅子，让宝宝建立定时定点吃饭的意识。

2 在喂饭时，大人用一只勺子，让宝宝拿另一只勺子，许可他用勺子插入碗中。

3 宝宝分不清勺子的凹面和凸面，往往盛不上食物，但是不要夺走他手上的勺子，他自己玩勺子能对吃饭产生积极性，有利于学习自己吃饭，同时也促进了手、眼、脑的协调发展。

4 宝宝最不能容忍的就是妈妈一边将其双手紧束，一边一勺一勺地喂他。这对宝宝生活能力的培养和自尊心的建立有极大的危害。

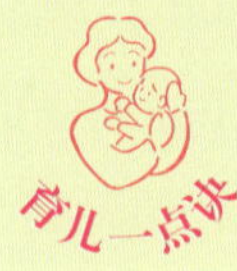

即使宝宝把饭吃得乱七八糟，还是应当鼓励他，喂完饭后不要一直将勺子留在宝宝手上，应该及时收走，避免宝宝误伤自己，也可以让宝宝逐渐明白饭已经吃完了，养成按时吃饭的习惯。

准备一个家庭小药箱

宝宝难免有个磕磕碰碰的，妈妈不妨给宝宝准备一个小药箱，以便能快捷地管理宝宝的药物，以备不时之需。

1 药品要按功效不同分类放置，把各种药分门别类放好，贴上标签，写上药名、用法、用量及主要作用，特别是外用药，标签要醒目，这样找的时候更方便。

2 将药箱放在洁净、干燥、阴凉、避光处，一些零星药片最好装入棕色的玻璃药瓶内，避光保存，以免见光后药效降低。

3 一定要注意药品出厂日期及有效日期。如药品出现变色、霉变、变味或超过有效日期，就应弃之不用。

4 定期清理药箱，至少每隔3个月清理一次，除添置新的药物外，还要检查一下是否有过期的药物，药物是否有发霉、粘连、变质、变色、松散、怪味等现象，若有则要及时清除。

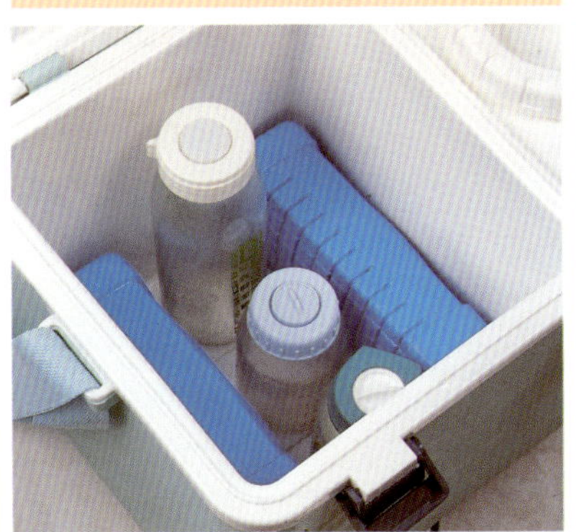

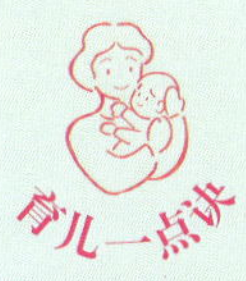

育儿一点诀

药箱中的药物一次不能买多，很可能宝宝用不上，而且药物有保质期，只要准备常用或应急时可用的药物即可，如温度计、防晒油、创可贴、生理盐水、滴球、消毒棉签、镊子等。

给宝宝清洁牙龈

在给宝宝做清洁工作时，千万不要忘了保持宝宝的口腔卫生，口腔卫生要从清洁牙龈开始做起。

给宝宝清洁牙龈的步骤

1 工具准备好

温开水一杯，细纱布一条，宽度以自己食指长度为限，到了长牙的后期，可以使用牙刷刷牙，并注意选择小头、软毛的牙刷，以免伤害宝宝的牙龈。

2 姿势要舒服

为了让宝宝能够舒服地享受你的口腔按摩，可以让他仰卧在床上，母子面对面，先放松一下，做个鬼脸，亲子交流一下，你可以用肘支在床上，在清洁的过程中，控制宝宝挥动的手臂。

3 **纱布包手指**

把纱布绕在右手的食指上，蘸点温开水准备擦拭。

4 **手势要熟练**

用左手把住宝宝的下巴，同时用左手食指稍微拉开宝宝的小嘴唇，以便清楚地看到宝宝的整个口腔状况。

5 **清洁要有序**

先擦拭上下牙龈，然后牙龈四周的口腔内壁，最后擦拭舌头表面。

给宝宝清洁牙龈的原则

1 **手法要轻**

在清洁的过程中，要注意宝宝的反应，如果表现出难过、抗拒的表情，要及时停止。在清洁舌头表面的时候，不要太深入，避免出现呕吐的状况。

2 **及时更换清洁用品**

清洁口腔的用具要及时清洗，定期更换，避免细菌感染，引起口腔问题。

3 **关注异样**

如果宝宝哭闹不停，牙龈红肿，甚至发烧，要及时就医，缓解症状。

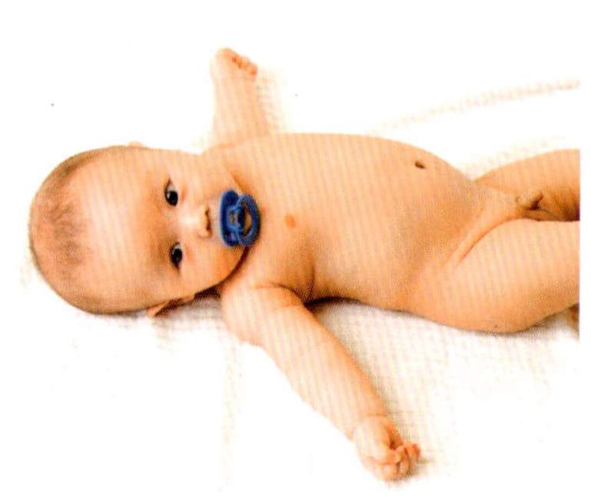

给宝宝准备磨牙棒等磨牙的东西

一般情况下6个月左右宝宝会萌出第一颗乳牙，2岁半左右萌出全部乳牙，共20颗乳牙。

由于每个宝宝的个体差异不同（像宝宝营养状况及乳母的营养状况等）也会影响宝宝乳牙的萌出时间。一般的早晚差别在半年左右，即宝宝萌出第一颗牙最晚不应超过1岁，如超过1岁，就属于不正常了，应该到医院检查。

在长牙时期，宝宝会喜欢咬硬的东西，父母可以为他准备磨牙口胶或磨牙棒，让宝宝放在口中咀嚼，以锻炼宝宝的颌骨和牙床，使牙齿萌出后排列整齐。

要注意磨牙口胶不应含有容易被宝宝咬下的小部件，同时应选择宝宝可以两手轻松掌握的造型。最好选择无色或浅色的产品，使用的材料安全、卫生。

磨牙棒要选购制作得硬度适中的产品，令宝宝牙齿更舒服，同时锻炼咀嚼能力；手指形的棒状设计，也有助于锻炼宝宝的抓握能力。

也可将胡萝卜、苹果或其他稍有硬度的蔬果切成条状，让宝宝咬。但妈妈要小心不要让宝宝咬太多而被噎了。

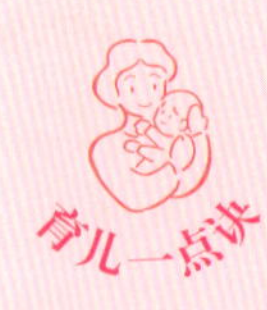

育儿一点诀

不要主动给宝宝含橡皮奶头作安慰，不要放任宝宝咬手指、吮唇、舐舌、张口呼吸、偏侧咀嚼等，以免造成牙齿错位或牙颌畸形。

给宝宝补充钙质

宝宝开始长牙，骨骼正在发育，可以让宝宝增加钙质的摄入，可以给宝宝吃些较硬的食物，如苹果、梨、面包干、饼干等，既可锻炼牙齿又可增加营养。

另外，应每天给小宝宝吃一次以下的伙伴食物：燕麦、糙米、小麦胚芽、小米、玉米、大麦、小麦、荞麦或黑麦煮的粥，以便均衡地吸收到足够锌、镁、铜、锰、硒、纤维素和蛋白质。

维生素D是促进钙质吸收的绝佳元素，可以给宝宝吃一些鱼类、蛋黄、牛奶、香菇等，再搭配以前添加的其他辅食，加上适当晒太阳，就能促进营养的获取。

宝宝长牙期口水多怎么护理

宝宝在长牙期流口水属正常现象，但常常一天要换几次衣服，用几条手帕，还容易引发湿疹等宝宝皮肤病，不免让妈妈头痛。

那么，宝宝流口水时应该怎样护理呢？

妈妈应该经常帮宝宝擦拭不小心流出来的口水，让宝宝的脸部、颈部保持干爽，以避免湿疹的发生。擦拭时不可过于用力，轻轻地将口水拭干即可，以免损伤局部皮肤。尽量避免用含香精的湿纸巾帮宝宝擦拭脸部，以免刺激宝宝皮肤。给宝宝擦口水的手帕，要求质地柔软，以棉布质为宜，要经常洗烫。给宝宝围上围嘴，以防止口水弄脏衣服。妈妈一旦发现宝宝的衣服或围嘴湿了，就应该及时换，以防止口水刺激皮肤引起皮肤炎症。妈妈还可以在更换围嘴后，给宝宝在下巴及颈部、前胸涂抹一些婴儿润肤品。

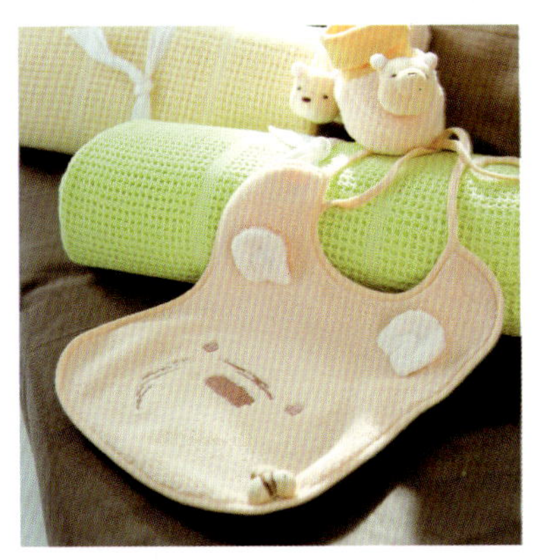

若发现宝宝的唇周、下颌及颈部皮肤已经发红、糜烂甚至脱皮，妈妈应用温水帮宝宝轻轻清洗，保持干燥，然后在局部涂上软膏，软膏最好在宝宝睡前或趁宝宝睡觉时擦，以免宝宝不慎吃入口中，影响健康。

如果发现有局部继发性感染，或宝宝流口水特别严重，就要去医院检查，看看宝宝口腔内有无异常疾病、吞咽功能是否正常。

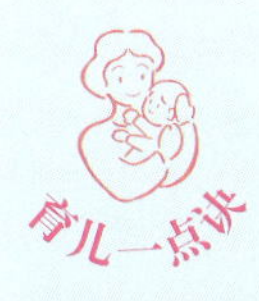

育儿一点诀

妈妈不要将疾病引起的流口水与正常情况弄混，当宝宝患有牙龈炎、扁桃体炎时，也会导致流口水，而且有臭味，同时伴有拒食或发烧等症状，当疾病治愈后，大量口水流出即会停止。

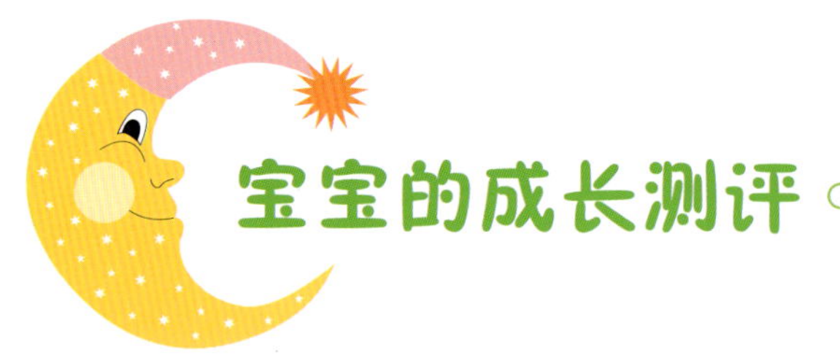

宝宝的成长测评

宝宝能力发展综述

肢体运动

7个月的宝宝没有支撑也可以稳稳当当地坐着了，脊柱挺得很直，腾出了两只手自由玩耍，两手都有玩具的时候，会把双手的玩具交碰在一起，还经常会把玩具塞到嘴里品尝。俯卧时，经常只有手脚着地，而臀部高高抬起，这是在为爬行作着准备。

语言能力

宝宝此时已经能发出明确的音节，像“baba”、“mama”、“nana”等，语言的学习进入敏感期，父母说话的语气、语调及表情都可能被宝宝模仿，因此父母要多和宝宝说话，并保持快乐积极地状态，强化训练宝宝的语言能力。

视觉、听觉

此时的宝宝能熟练辨别远近和空间，当妈妈从远处走来的时候，随着妈妈的接近，宝宝会越来越兴奋。当玩具突然不见时，宝宝会四处寻找，如果这时拿给他，他会表现得非常兴奋。另外，这阶段的宝宝能把声音和声音所表达的意思联系起来了，听到“妈妈”这个词后，会到处找妈妈，听到“喝奶了”这句话，就会用眼睛到处搜寻奶瓶。

情商

宝宝开始明显地依赖妈妈，哭闹的时候，可能只有妈妈才能安抚。会伸手去接别人递过来的玩具，对自己不喜欢的东西会坚决抵抗，大哭大闹。自己喜欢的人要离开时，会表现出不快。

另外，从第7个月开始，宝宝的体重和身高的增长速度已经不像前几个月那么迅猛，逐渐慢下来，但每个月都会稳定上升。

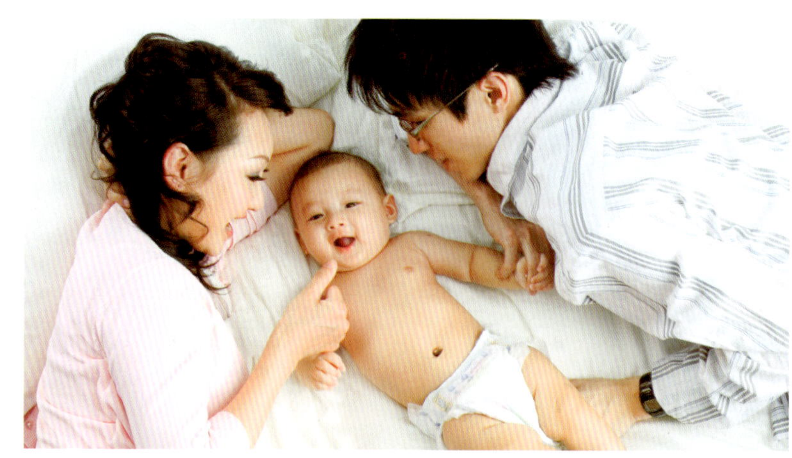

宝宝潜能提升方案

大动作能力发展提升

爬行

游戏功效：宝宝从头自由转动逐渐到头能保持平衡，为过渡到手足爬行作准备。

操作方法：继续练习爬行，让宝宝从匍行转到爬行，腹部逐渐离开床面，并用手臂转圈或后退。可将玩具或食物放在不同位置上，让宝宝爬着去够。用毛巾提起宝宝腹部，练习手膝的支撑力。

连续翻滚

游戏功效：训练宝宝身体的灵活性与协调能力。

操作方法：宝宝学会从俯卧转到仰卧，再从仰卧转到俯卧，再从俯卧转到仰卧，常常为够取远处的玩具而继续翻滚，从大床的一头翻到另一头去取。这是第7个月出现的特殊能力。

精细动作能力发展提升

抓握

游戏功效：培养宝宝双手手指的协调性和灵活性。

操作方法：把宝宝熟悉的积木块放在他面前手能抓到的地方，训练他能用拇指和其他指配合抓起小积木，每日练习数次。

对击玩具

游戏功效：能够促进宝宝手、眼、耳、脑感知觉能力的发展。

操作方法：训练宝宝双手玩玩具，并能够对击，例如让宝宝手中拿一个带柄的塑料玩具，对击另一只手中拿的积木，敲击出声时，家长鼓掌奖励。

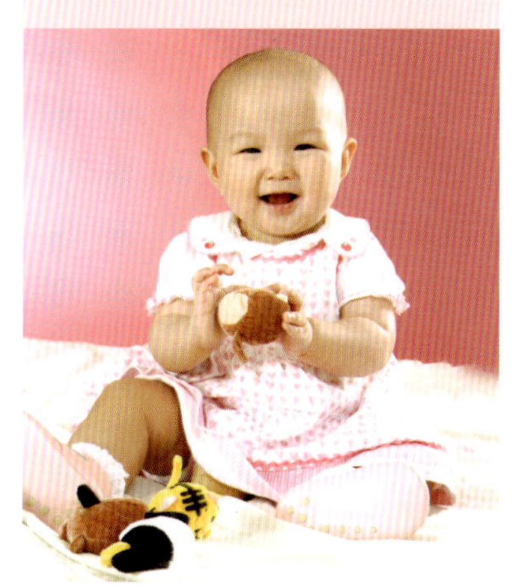

语言能力发展提升

用动作表示语言

游戏功效：训练宝宝的发音能力和对语言的理解能力。

操作方法：多与宝宝说话，扩大宝宝的语言范围，如叫爸爸、妈妈、拿、打、娃娃、拍拍等，引导宝宝用动作来回答你，如欢迎、再见、谢谢、虫虫飞，以及听儿歌作1~2种动作表演等。

懂得“不”

游戏功效：宝宝懂得“不”的意义，还会懂得大人的摇头、摆手也表示“不”。

操作方法：妈妈指着热水杯对宝宝严肃地说：“烫，不要动！”同时拉着宝宝的手轻轻触摸杯子，然后把他的手离开物品，或轻轻拍打他的手，示意他停止动作。

听口令把玩具倒手

游戏功效：宝宝的理解能力提高并慢慢学会两手并用。

操作方法：在玩具倒手（把玩具从一只手传到另一只手）的基础上，先给宝宝一个玩具，让宝宝用一只手拿，再给他一块饼干，告诉他“倒手，倒手”，做对了，亲亲宝宝，并奖励他。

生活自理能力发展提升

喝水

游戏功效：训练宝宝的双手协调性。

操作方法：训练宝宝从盛了水的杯中喝水。

生活习惯形成

游戏功效：培养宝宝的良好生活习惯。

操作方法：训练宝宝养成安静入睡、高兴洗脸的习惯，养成定时、定地点大小便的好习惯，学会蹲便盆，大便前出声或作出使劲的表示。

适应能力发展提升

认识鼻子

游戏功效：能培养宝宝的认物、指物能力。

操作方法：妈妈与宝宝对坐，先指住自己的鼻子说“鼻子”，然后把住宝宝的小手指他的鼻子说“鼻子”。每天重复1~2次，然后抱宝宝对着镜子，把住他的小手指他的鼻子，又指自己的鼻子，重复说“鼻子”。经过7~10天的训练，当妈妈再说“鼻子”时，宝宝会用小手指自己的鼻子。

寻找小物

游戏功效：在寻找小物的游戏中，物质永久性的概念就在无意识的探索之中建立起来。

操作方法：将药丸的蜡壳或颜色漂亮的糖豆，投入透明的瓶内盖上，宝宝会拿着瓶子摇，看着蜡壳或糖豆。如果将此瓶放入大纸盒内，宝宝会将瓶取出，继续观看蜡壳或糖豆，寻找蜡壳或糖豆是否仍在瓶内。

社交行为能力发展提升

挥手

游戏功效：让宝宝领会简单动作所表示的意义。

操作方法：经常将宝宝右手举起，并不断挥动，让宝宝学习“再见”动作。大人离家时要对宝宝挥手，并说“再见”，反复练习。

拱手

游戏功效：让宝宝领会简单动作所表示的意义。

操作方法：在宝宝情绪好时，帮助宝宝将两手握拳对起，然后不断摇动，学做“谢谢”动作。每次给宝宝食品或玩具时，先让他拱手表示谢谢，然后再给他。

交往

游戏功效：与同伴玩是宝宝学习语言、锻炼交际能力、培养良好素质的重要途径，能帮助宝宝克服怯生、焦虑的情绪。

操作方法：继续让宝宝多与同伴交往，引导他正确地表达情感。

宝宝的游戏时间

找鼻子

游戏前的准备工作

适当的空间。

游戏技巧

妈妈抱着宝宝或者让宝宝仰卧在床上，与宝宝视线相对，问：“宝宝的鼻子呢？”

用手指轻点宝宝的小鼻子，说“啊，宝宝的小鼻子在这儿呢！”

再次与宝宝视线相对，问：“鼻子呢？妈妈的鼻子呢？”

拿起宝宝的小手，让宝宝触摸妈妈的鼻子，告诉宝宝：“妈妈的鼻子在这儿呢！”

可以根据宝宝的实际情况，对游戏进行一些扩展，比如“找耳朵、找嘴巴”。

游戏的好处

可以帮助宝宝了解和认识自己的五官，初步感受五官的存在，增进宝宝与家人的亲密度。

良好的教养方式会使宝宝自信而愉快，比较容易与他人交往，在集体中也较容易受到尊重和欢迎。

专家面对面

爸爸可以采用变调的方式和宝宝做这个游戏，宝宝的听力还不是很发达，无法听清高音，但是低和粗的声音就比较能听得清楚，而爸爸的声音能给宝宝亲近感。

寻找心爱的玩具

游戏前的准备工作

宝宝喜欢的毛绒玩具，比如皮卡丘。

游戏技巧

给宝宝看一个他最喜欢的玩具，然后再把它藏起来。

鼓励宝宝寻找玩具，问问类似于“皮卡丘在天上吗”这样的问题，然后抬头看看天。

问：“皮卡丘在地上吗？”再低头看看地。

问：“皮卡丘在妈妈手里吗？”“是的，皮卡丘在妈妈的手里呢！”找到后给宝宝玩一会儿。

动员宝宝将玩具给妈妈，再来找一找。

游戏的好处

多次游戏后宝宝就会知道，

看不见的东西并没有消失，以后就会有兴趣寻找从视线中消失的东西。这类游戏有助于宝宝建立客体永久性概念。

能使宝宝的好奇心和主动学习的潜能得到激发，有助于宝宝发现物与物之间的关系，促进动作思维的萌芽。

专家面对面

脑的发育需要营养的支持和健壮的体格。因此，为了使你的宝宝更加聪明，充分发挥大脑潜能，应为宝宝创造一个良好的环境，那就是充分合理的营养、丰富感知刺激的环境和充满爱的家庭和社会氛围。

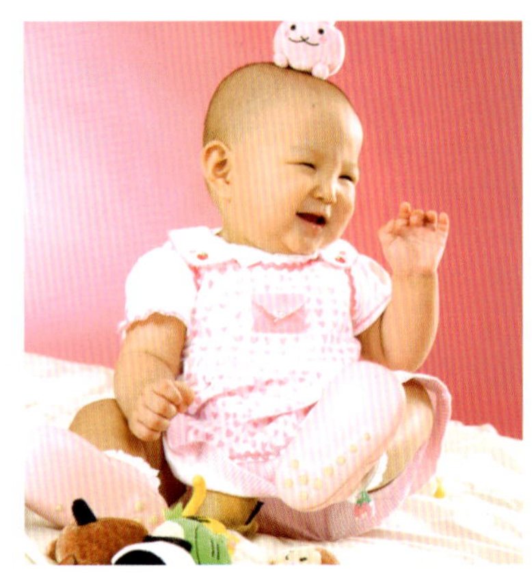

百变鬼脸人

游戏前的准备工作

床上、地板上均可。

游戏技巧

宝宝精力充沛时，妈妈模仿老虎，说："我是大老虎！嗷呜——"同时做老虎的表情，张大嘴巴，瞪大眼睛。

模仿小猫，说："我是小猫咪！喵呜——"同时模仿小猫咪，用手指表示胡子。

模仿小老鼠，说："我是坏老鼠！吱吱——"同时五官挤到一起模仿老鼠的表情。

反复做各种鬼脸，逗引宝宝观察各种表情的变换。

游戏的好处

7个月的宝宝已经能够识别亲人的面部特征，通过一些表情变换的游戏，可以让宝宝对表情的认识更为深入，还可以帮助宝宝缓解对陌生人的焦虑。

这种游戏有利于宝宝识别他人的情绪，为宝宝掌握良好的社会交往技能奠定初步的基础。

专家面对面

给宝宝做鬼脸时，尽量以表情夸张为主，不要太恐怖，以免给宝宝造成不良影响。

彩色碎纸雨

游戏前的准备工作

几张各种颜色的彩纸，剪碎，放在广口盒子里。

游戏技巧

让宝宝坐在地板的靠垫上，将装有碎纸的盒子放在他面前。

妈妈抓起一些握在手里，把手臂举高，手心向下，然后慢慢松开手掌，让彩色的纸屑飘落下来，同时配合说：“哗啦啦，哗啦啦，下雨啦，大雨哗啦啦，小雨沙沙沙，大雨小雨一起下，宝宝见了笑哈哈。”

鼓励宝宝像妈妈那样抓一把纸屑，伸出手臂，手心向下，然后松开小手，让纸屑飘落。

鼓励宝宝模仿妈妈的发音：“哗啦啦，沙沙沙。”

游戏的好处

抓握能力的发展代表着宝宝手部运动能力的大幅度提高，这个游戏既可帮助宝宝完善手部的精细运动水平，还有利于宝宝颜色识别能力的提高。

人的左脑主要从事逻辑性、条理性的思维；右脑主要从事形象思维，是创造力的源泉，是艺术和经验学习的中枢，开发右脑，可以培养宝宝超群的想象力和洞察力。

专家面对面 ▶▶▶

注意照看好宝宝，以防宝宝把纸屑放进嘴里。

游戏尽量选择在地板上进行，便于清扫。

彩纸要选择柔软的，不要用硬的、脆的，以免划伤宝宝。

会哭的娃娃

游戏前的准备工作

准备一个能发出声响的（用手一拍肚子就能发出声响）玩具娃娃一个。

游戏技巧

妈妈先将娃娃展示给宝宝，让宝宝注意到娃娃，然后用手在娃娃的肚子上轻拍一下，让娃娃发出“哭声”，反复演示几次，让宝宝学习让娃娃“哭”的方法，鼓励宝宝用手拍娃娃，当宝宝成功地拍响了娃娃时，妈妈要通过表情和语言给宝宝以鼓励。

游戏的好处

随着宝宝肌肉力量的增强，他开始喜欢上了拍打东西。

通过这个游戏可以让宝宝学习发现事物的因果关系，认识到手的拍打动作和娃娃“哭”之间的关系，培养宝宝初步的探索能力和逻辑思维能力。

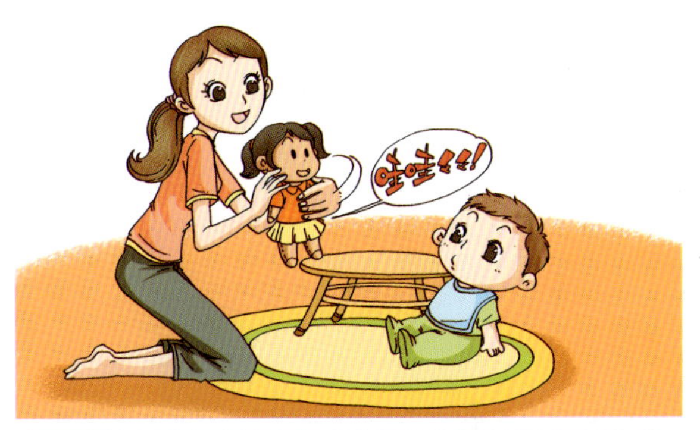

专家面对面 ▶▶▶

宝宝的力量还不大，如果娃娃需要大力拍打才能发出响声就不好，因此，游戏时要注意选择敏感性强、易出声的娃娃，否则很容易让宝宝有挫败感，或感到疲劳，导致游戏失败。

此外，需要提醒的是，拍打娃娃在某种程度上属于一种暴力行为，因此大人在拍打时不要狠命用力，而应当温柔，动作要轻，面带笑容，让宝宝觉得这只是一种让娃娃发出声音的行为，而非攻击。

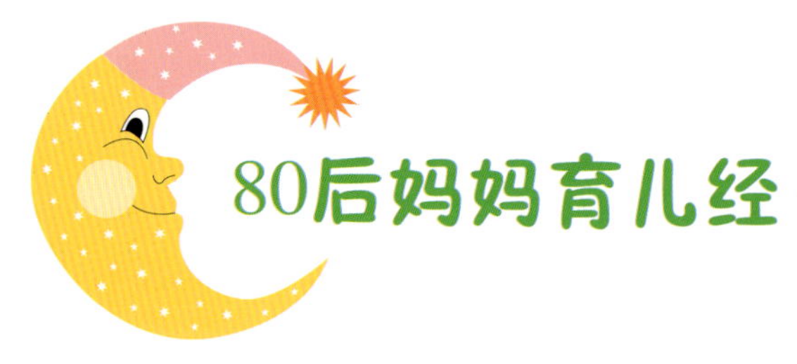

80后妈妈育儿经

和婆婆一起学习育儿知识

80后年轻父母在养育宝宝的问题上与老人发生矛盾是常有的事，关键还是彼此要进行沟通和协调，才有可能缓解这些矛盾。

下面是几种行之有效的沟通方式，你若与长辈在育儿观念上无法沟通时不妨试试。

1 经常一起阅读育儿的文章

现在的父母都会阅读一些科学育儿的文章，其实这些可以和老人一起阅读，一方面能帮助老人掌握一些科学育儿的理念，另一方面也更利于以后在教育的方式方法上达成一致。多看科学育儿的文章，从某种程度中上说是一种较为艺术地向老人提出意见的方式，经常和他们探讨，也利于增进感情。

2 教育方法在事前统一

当宝宝犯错后，妈妈会对其进行教育，但常常出现老人干预的情况。因此你和老人有必要在教育前进行思想上的统一，你可以把目的、原因、需要注意的事项以及教育方法的利弊等与老人们进行沟通、商讨，达成一致。

3 让宝宝自己表达

有些长辈喜欢事事代劳，比如吃饭要喂，穿衣要服侍，甚至在做游戏的时候也代劳。这时候你可以运用宝宝的力量，让宝宝用行动证明自己可以干得好这些。一方面培养了宝宝的自信，另一方面也能让老人学会放手。

做到这几点，你会发现，你的父辈原来也不是思想冥顽不化的老顽固。

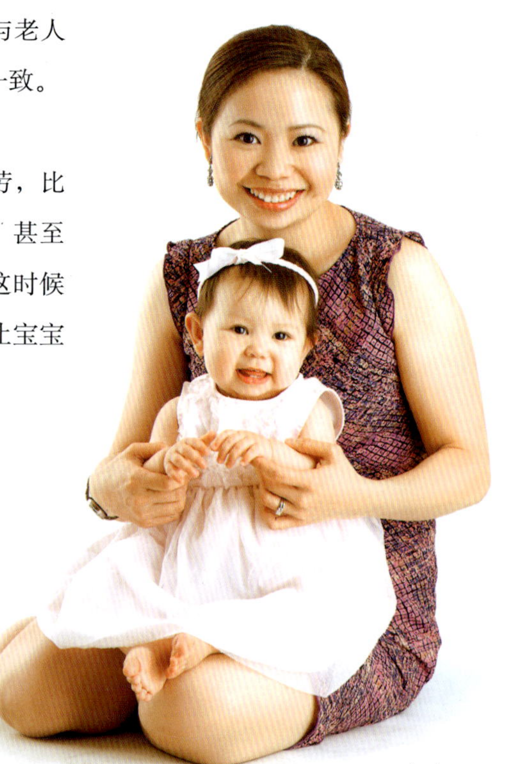

专家热线

一直给宝宝穿得很暖和，可宝宝却总是受凉，这是怎么回事

宝宝穿的衣服薄厚也应适宜，穿得太少，宝宝的手脚都发凉，容易生病；穿得太多，活动起来不方便，一动就会出汗。出汗之后，再一受风更容易着凉。俗话说：“要想小儿安，三分饥和寒。”也就是说，要想让宝宝平安不生病，只需要吃七分饱，穿七分暖就行了，若吃得过饱，穿得过多，反而容易生病。

如果宝宝在夜间睡着之后总是踢被，家长应该注意不要给宝宝盖得太多、太厚，特别是在宝宝刚入睡时，更要少盖一点，等到夜里冷了再加盖。稍微盖薄一些，宝宝不会冻坏，盖得太厚，宝宝感觉燥热，踢掉了被子，反而容易着凉感冒。

宝宝老是咬玩具玩，这种行为有必要制止吗

到了这个月龄，宝宝不仅喜欢吃手指，还喜欢把玩具放在嘴里去咬。妈妈常常担心玩具上有病菌，担心玩具的材质有毒，通常总是制止宝宝咬玩具。然而，这一时期正是宝宝探索事物的萌芽期，他拿到任何东西都想放在嘴里咬一咬，试图经过这种方式来探索，同时也可以促进乳牙萌出。因此，你不要限制宝宝的这种行为，要尽量给他提供这种机会，你所能做的是及时清洗玩具并在阳光下晒干杀菌。

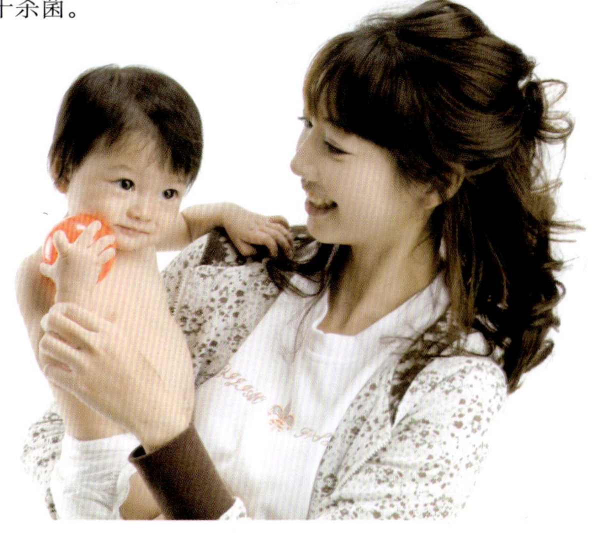

怎样给宝宝作口腔保健

避免将食物咀嚼后，再喂食宝宝，因为蛀牙的细菌会通过照顾者（父母或保姆）的唾液传染给宝宝。

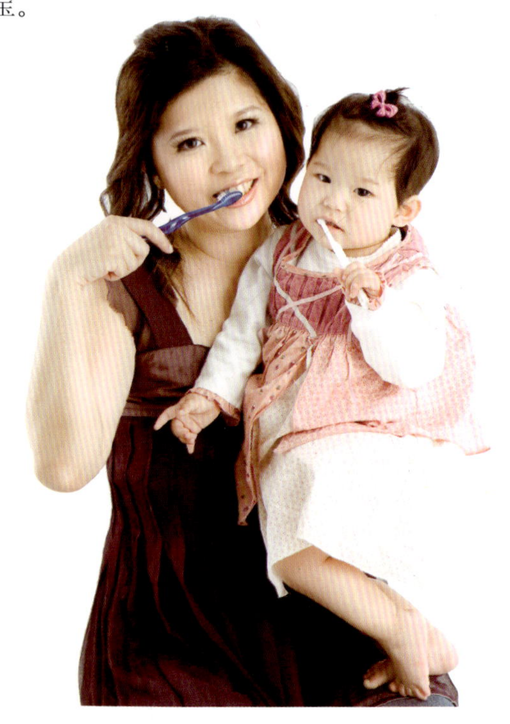

牙齿的健康需要均衡且足够的五大类营养素，所以应从添加辅食时，就养成宝宝多吃纤维食物、多喝水、少吃含糖食物的饮食习惯。

避免宝宝含着奶瓶睡觉或睡前喝完牛奶就睡觉，宝宝长时期含着奶瓶睡觉，或睡前喝完牛奶就睡，会造成牙齿长时间浸泡在酸性环境中，久而久之，便会造成乳牙脱钙，进而导致蛀牙，因此应该避免。

妈妈应该每半年带宝宝进行一次口腔检查。

宝宝出门一定要戴帽子吗

宝宝出门戴帽子是很有必要的。婴儿特别是新生儿的头部占身体总长的1/4，因此头部的比例非常大。婴儿头部的血管比较丰富，没有皮下脂肪的保护，因此散热量很多。如果带宝宝出去散步的话，戴一顶合适的帽子非常重要。

夏天出门可以戴一顶透气性好的遮阳帽，既能挡住强烈的日光照射，也可以防止中暑，还能少生痱子。

冬天出门时或家里温度低时应该戴一顶温暖舒适的帽子，保暖的同时防止被风刮后受凉感冒，对减少全身热量的散发也很重要。

在天气微凉的春秋季节，可给宝宝戴一顶合适的小单帽。

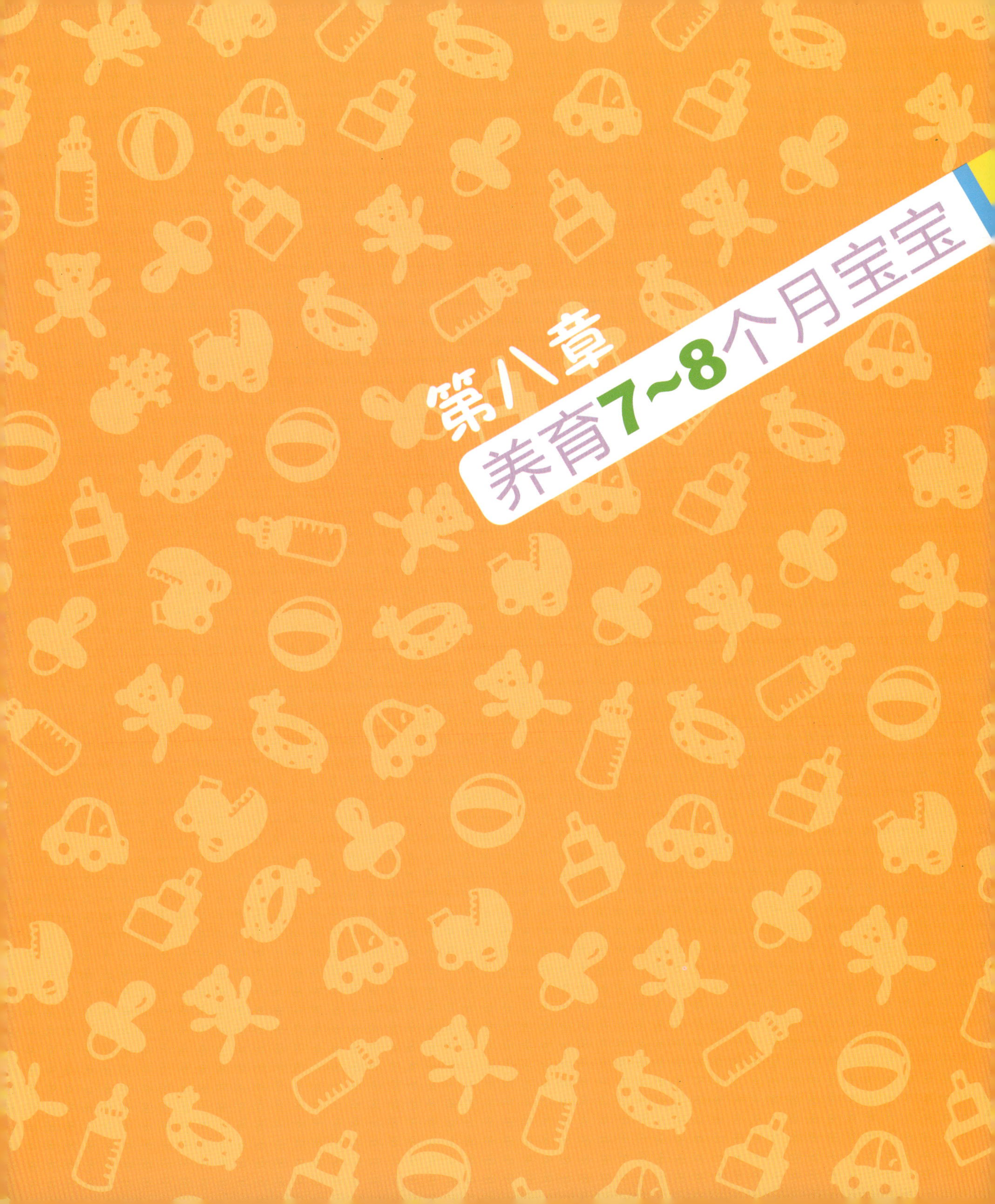

第八章 养育7~8个月宝宝

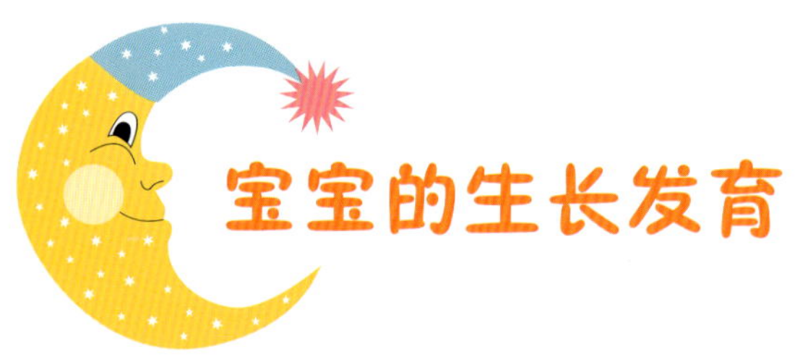

宝宝的生长发育

性别	体重（kg）	身高（cm）	坐高（cm）	头围（cm）	胸围（cm）
男宝宝	7.8~9.8	68.3~73.6	45.28	45.74	45.13
女宝宝	7.2~9.1	66.4~71.8	43.98	45.20	45.46

8 个月的宝宝，体重增长的速度缓慢，但身高却迅速增长，渐渐已显示出“幼儿”的模样了。

宝宝的活动能力进一步增强，多数宝宝开始从以乳类为主食向正常饮食过渡，需要增加辅食种类；白天睡眠时间缩短；宝宝情感更丰富了。

要提醒爸爸妈妈的是，这个月龄的宝宝较易得病，要多学习对婴儿疾病的预防知识。

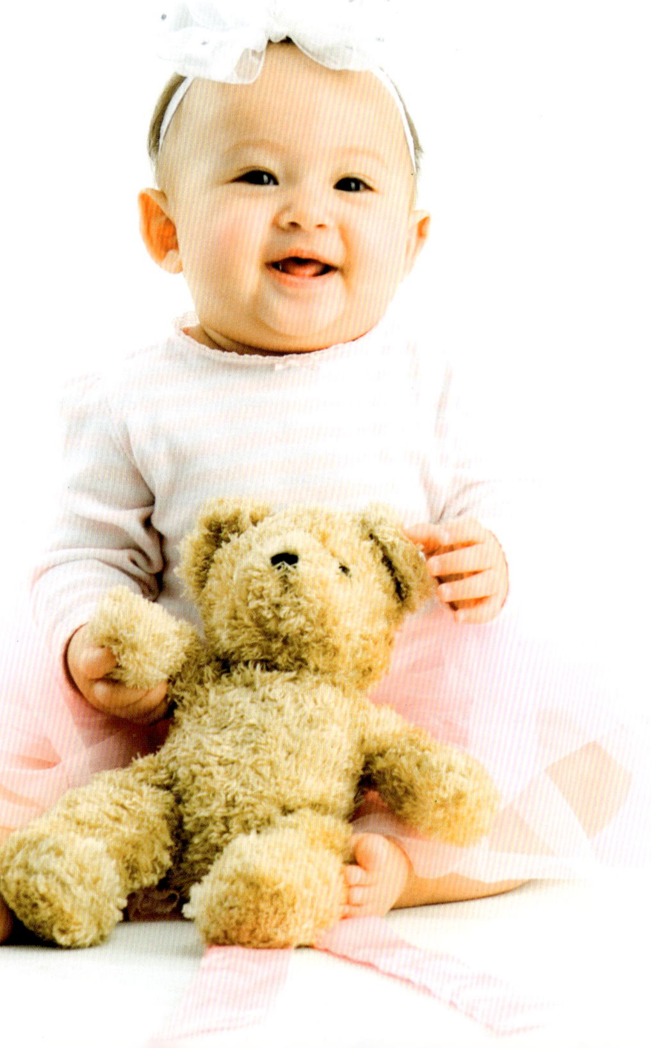

宝宝的营养

宝宝一日饮食安排

7~8 个月的宝宝每天可以喂 3 次母乳，两次辅食：

如果已经开始断奶，也可以用鲜牛奶或奶粉代替母乳，每次给宝宝吃 150~180 毫升，每天 500 毫升左右；辅食的种类可以在前几个月的基础上增加面包、面片、芋头等品种。

此阶段，妈妈乳汁的质和量都已经开始下降，难以完全满足宝宝生长发育的需要，如果仍以母乳为主，容易引起缺铁性贫血，应增加半固体性的代乳食品，用谷类中的米或面来代替两次乳类品。

7~8 个月宝宝一日饮食安排推荐

主要食物	母乳或母乳 + 配方奶		
辅助食物	温开水、菜水、果水、果泥、菜泥、婴儿米粉、鱼泥、肉泥、蛋黄、烂面条、面包、面片、稠粥、肝泥、蒸全蛋、碎菜、碎水果、豆腐、动物血、鱼肝油（维生素 A、维生素 D 比例为 3:1）、钙片		
餐次	每 3 小时喂 1 次。晚上喂 1 次即可		
哺喂时间	上午	6:00	母乳或配方奶 200~220 毫升，馒头片（面包片）25 克
		9:30	馒头 20 克，鸡蛋羹或肉菜泥 20 克，母乳或配方奶 120 毫升
		12:00	汤面或米粥 50 克
	下午	3:00	面包 20 克，母乳或配方奶 120 毫升
		6:30	菜汤 60 克
	晚上	9:00	母乳或配方奶 200~220 毫升
水	可在白天的两餐之间给宝宝喂水或稀释的果汁和菜汁。每次喂水量在 50~100 毫升		
鱼肝油	每天 1~3 次，喂奶前半个小时加 1~2 滴。一天不超过 5 滴		
钙片	每天 3 次，每次 1~2 片		

这个月辅食添加的基本原则是

添加的次数基本不变（一天3次），添加的时间不变，但要使辅食的种类更加丰富，并要注意合理搭配，以保证给宝宝提供充足而均衡的营养。

这个阶段要多让宝宝吃各类水果和新鲜蔬菜，可以避免因叶酸缺乏而引起的营养不良性贫血。

给宝宝添加种类更丰富的辅食

宝宝过了8个月，就有能力到自己喜欢的地方去了。白天如果喂母乳，宝宝撒娇的时候就会跟着妈妈，进而要求吃奶，宝宝的要求得到满足的话，很可能就再也不吃代乳品了，然而，到第8个月时，妈妈乳汁的质和量都已经开始下降，难以完全满足宝宝生长发育的需要。已经8个月的宝宝要是还以母乳为主，就会导致缺铁性贫血。正是因为母乳的充足，反而引起了宝宝的营养不良。

所以添加辅食显得更为重要。从这个阶段起，可以让宝宝尝尝配方奶的味道，为断掉母乳后添加乳类食品作好准备。辅食方面，可以让宝宝尝试更多种类的食品。由于此阶段大多数宝宝都在学习爬行，体力消耗也较多，所以应该供给更多的碳水化合物、脂肪和蛋白质类食品。

宝宝辅食添加食谱

肉末胡萝卜汤

瘦猪肉50克，洗净剁成细末，加盐少许，蒸熟或炒熟；胡萝卜1根洗净，切成大块，放入锅中煮烂，捞出挤压成糊状，再放回原汤中煮沸，用白糖调味；将熟肉末加入胡萝卜汤中拌匀。

骨汤面

将猪骨200克砸碎，放入冷水中用中火熬煮，煮沸后酌加米醋，继续煮30分钟；将骨弃去，取清汤，将龙须面50克折断下入骨汤中，将洗净、切碎的青菜50克加入汤中煮至面熟，加少许盐搅匀即成。

番茄酸奶糊

番茄半个用水焯一下，然后去皮去子，捣碎并过滤；香蕉1小段去皮后捣碎并过滤；将捣碎的番茄与香蕉和在一起；将酸奶1大匙倒在捣碎的番茄和香蕉上搅匀。

鲜虾泥

将鲜虾肉（河虾、海虾均可）50克洗净，剁碎，放入碗内上笼蒸熟；加入少许精盐及香油拌匀即成。

宝宝的护理

护理宝宝的小屁股

天气热了，宝宝的小屁股经常捂着厚厚的尿不湿，红屁股、尿布疹这些烦恼接踵而至，看来，宝宝身上的每一个细节，就算“屁”大的事情也不能忽视。

宝宝皮肤表面的角质层还没有完全形成，真皮组织较薄，纤维组织少，所以看起来娇嫩喜人，但是同样也很弱不禁风。只要护理不当，就会对宝宝的皮肤造成伤害。

保护宝宝的小屁股，你要注意以下几点：

1 及时更换尿布还要及时清洗

宝宝大小便之后，由于尿液长时间地刺激皮肤，或者大便后没有及时清洗，其中的一些细菌使大小便中的尿素分解为氨类物质，刺激宝宝小屁股的皮肤。所以新手父母要时常关心宝宝的情况，及时给宝宝换尿布，换完尿布之后，用温水清洗或者使用护肤柔湿巾擦拭，有效保护宝宝小屁股远离尿布疹。

2 要注意棉质尿布的洗涤方法

在选择尿布时要注意选择质地柔软的，以旧棉布为好，应用弱碱性肥皂洗涤，还要用热水清洗干净，以免残留物刺激皮肤而导致屁屁发红。就环保而言，很多专家倡议妈妈们给宝宝使用传统尿布。宝宝的尿布可用柔软的旧棉布衣物来自制，这样就可减少使用纸尿布。因为，制造纸尿布不仅要消耗森林资源、能源和水，而且其中一部分水在后来变为污染环境的废水。另外，用后丢弃的纸尿布在掩埋时，也会产生污染环境的问题。但是选择棉质尿布，要避免质地粗糙，带有深色染料的布料。

3 各种尿布交替使用

现在很多妈妈都为宝宝选择尿不湿纸尿布，的确是既方便又干净；但是如果条件允许，白天在家时使用棉质尿布，夜间或外出时使用纸尿布，也是不错的主意。

4 男宝宝女宝宝都不应用尺寸过小的尿不湿

在选择尿不湿的时候，妈妈一定注意不要选择“紧紧包住宝宝屁股”的偏小偏紧的纸尿布。这是因为——偏紧偏小的尿不湿透气性能差，散热性能也不够理想。男宝宝使用偏小偏紧的尿不湿，不利于他们的睾丸发育，甚至有日后罹患不育症的可能性；

如果女宝宝使用的尿不湿偏小偏紧，则细菌常常侵犯女宝宝的小屁股，非常不利宝宝健康成长。所以，妈妈在给小宝宝选购尿不湿时应掌握这样一个原则：宁松勿紧、宁稍大勿偏小。

5 就算尿布湿了一点点，也忌讳再次使用

已经用过一次或者有点儿脏的尿不湿，切忌再次使用，否则就会因小失大而贻误宝宝的健康。

6 给小屁股抹点护肤油

清洗后，给小屁股适当用点护肤油，有助于保护小屁股，特别是发现它稍有些不对劲的时候。黏膜处要用鞣酸油。

保护宝宝萌出的乳牙

宝宝正在长牙，这期间要注意保护他的乳牙，让其顺利萌出：

1 清洁为本

如果喂食以后，发现宝宝牙齿和牙龈有食物残渣，妈妈可用干净的湿纱布或手帕，将宝宝的牙龈清洗干净。宝宝的牙龈非常娇嫩，妈妈在清洁的时候一定要注意力度轻柔。到了长牙的后期，可以使用牙刷刷牙，并注意选择小头、软毛的牙刷，以免伤害宝宝的牙龈。

2 给宝宝一些磨牙的东西

在长牙时期，宝宝会喜欢咬硬的东西，妈妈可以为他准备磨牙口胶或磨牙棒、磨牙饼干或者面包片等，让宝宝放在口中咀嚼，以锻炼宝宝的颌骨和牙床，使牙齿萌出后排列整齐。也可将胡萝卜、苹果或其他稍有硬度的蔬果切成条状，让宝宝咬。但妈妈要小心不要让宝宝咬太多而被噎了。

3 给宝宝补充钙质

吃些较硬的食物，如苹果、梨、面包干、饼干等，既可锻炼牙齿又可增加营养。不要含橡皮奶头作安慰，不要咬手指、吮唇、舐舌、张口呼吸、偏侧咀嚼等，以免造成牙齿错位或牙颌畸形。

4 定期作牙齿检查

父母应该在宝宝长牙时期（约6~12个月）带宝宝到医院牙科检查牙齿，了解宝宝长牙的情况，向医生请教如何保护宝宝的牙齿。

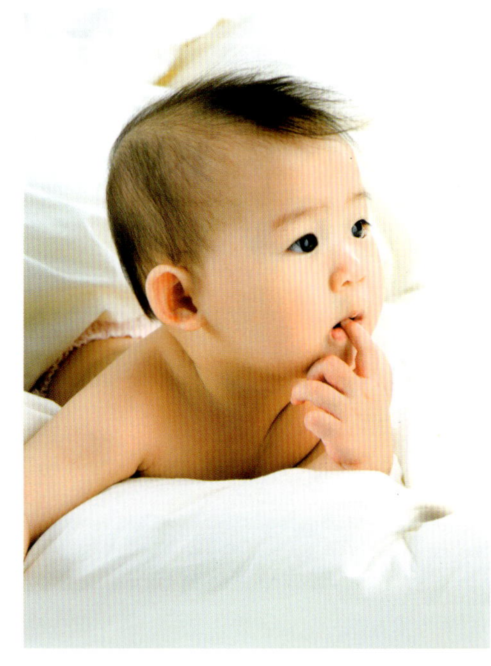

宝宝的成长测评

宝宝能力发展综述

肢体运动

8个月的宝宝，大多已经可以爬行，爬行速度非常快，手脚协调能力越来越好。手可以做到更精细的动作，可以把很细小的东西，比如绿豆，用两根手指捏起来送进嘴里。能从俯卧位转到仰卧位或半坐位。

语言能力

宝宝在8个月时，语言能力持续提高，与别人的对话越来越多，常常模仿别人说话，与人一唱一和来回交流。

视觉、听觉

宝宝能从别人的表情上和语气上分辨人的心情，如果怒视他，他会撇嘴或哭，如果大声训斥，会哭得很伤心；相反，如果温柔地看着他，对他轻言细语，他就会非常高兴。

情商

会笔直地把手伸到喜欢的人的方向要求抱，另外他还会逗弄别人，比如他先伸出手，要求抱，但当别人去抱的时候，他就突然收回手转过头去，并开心地笑，这样的游戏会一直重复到他腻了为止。

宝宝潜能提升方案

大动作能力发展提升

爬行

游戏功效：爬行是全方位的大脑感觉综合能力的训练，既开发了脑潜能，使左右脑协调发展，又开发了体力，还培养了宝宝的社交能力。

操作方法：由手膝至手足爬行，让宝宝能腹部离床用手膝爬，也可让宝宝和其他同龄宝宝在铺有塑料地板的地上，互相追逐爬着玩，或推滚着小皮球玩。

拉物站起

游戏功效：锻炼宝宝平衡自己身体的技巧。

操作方法：让宝宝练习自己从仰卧位拉着物体（如床栏杆等）站起来。可先扶着栏杆坐起，逐渐到扶栏站起。

精细动作能力发展提升

捏取

游戏功效：使用拇指、食指捏到小物品，这是人类才具有的高难度动作，标志着大脑的发展水平。

操作方法：让宝宝练习用手捏取小的物品，如小糖豆、大米花等，开始宝宝用拇指、食指扒取，以后逐渐发展至用拇指和食指相对捏起，每日可训练数次。妈妈要注意宝宝，避免他将小物品塞进口、鼻呛噎而发生危险，离开时要将小物品收拾好。

食指的技巧

游戏功效：用指拨玩具可以让宝宝的食指发挥最大的功能，锻炼宝宝手指的灵活性。

操作方法：宝宝会用食指深入洞内钩取小物品，如果棉被或睡袋有破缝，宝宝就会钩出棉花塞入嘴里。妈妈可让宝宝用食指拨转盘、拨球滚动、按键等。小药瓶也有用，但瓶口要大于2厘米，防止手指伸入后拔不出来。

语言能力发展提升

发音

游戏功效：培养宝宝的发音能力和语言理解能力。

操作方法：继续练习发音，方法同7个月大时。注意听宝宝的发音，当宝宝已能说出不同的单音时，要跟着重复宝宝所发的音，用动作表示音的意义。

表示“要”

游戏功效：培养宝宝手势语言的表达能力，并养成讲文明的好习惯。

操作方法：当宝宝要一种东西时，要教他伸手来表示要，然后再拿给他所要的物品，并点头以表示“谢谢”。

语言动作联系

游戏功效：训练宝宝理解语言的能力。

操作方法：在拿宝宝熟悉的物品时，边说边问：“宝宝要不要饼干？”“宝宝要不要小熊？”让他用手推开或皱眉表示不喜欢；用伸手、点头、谢谢表示喜欢，表示要。

服从命令

游戏功效：使宝宝理解语言并用动作来执行。

操作方法：给宝宝讲“坐下”、“不能吃”、“给我”、“让我看看你的新鞋”等，宝宝会用动作来服从大人的要求。

生活自理能力发展提升

学拿勺子

游戏功效：让宝宝拿勺子使他对自己吃饭产生积极性，有利于学习自己吃饭，同时也促进了手、眼、脑的协调发展。

操作方法：与第7个月一样，在喂饭时，妈妈用一只勺子，让宝宝也拿一只勺子，许可宝宝用勺子吃饭。此时，宝宝分不清勺子的凹面和凸面，往往盛不上食物，大人可先喂饱他，然后进行拿勺子的训练。

坐便盆

游戏功效：培养宝宝良好的生活习惯和独立能力。

操作方法：8个月的宝宝已经坐得很稳了，每天要让他自己坐盆大小便。

适应能力发展提升

继续认身体部位

游戏功效：加强宝宝的理解力，还能培养宝宝的手眼协调能力。

操作方法：让宝宝看着娃娃或他人，妈妈可用游戏的方法教认自己身体的各个部位，如让宝宝用手指着娃娃的眼睛，妈妈说："这是眼睛，宝宝的眼睛呢？"帮他指自己的眼睛，逐渐宝宝会独立指眼睛。

感知

游戏功效：促进宝宝的感觉器官发育。

操作方法：继续抚摸、亲吻宝宝，握着宝宝的手，教他拍手，按音乐节奏模仿小鸟飞；还可以让宝宝闻闻香皂、牙膏，尝尝糖和盐，培养嗅觉感知能力。

寻找盖着的玩具

游戏功效：锻炼宝宝的记忆和分析能力，理解物体和物体之间的关系，同时也锻炼手的功能。

操作方法：用塑料杯、盒子或一张纸趁宝宝玩得高兴时将玩具盖住，看宝宝能否将玩具找出。如果不会或者要哭，就将玩具露一点出来，让他自己取出。

社交行为能力发展提升

认识自己

游戏功效：培养宝宝愉悦的情绪。

操作方法：每天抱宝宝照镜子2~3次，让他认识自己。边看边告诉他镜中人，如"这是宝宝"、"这是妈妈"等。还可给他戴上有色彩的帽子、好看的围巾、头花、纸制眼镜等，逗引宝宝高兴、发笑。

交往

游戏功效：培养宝宝善于理解、善于和人沟通的能力。

操作方法：继续让宝宝多与人交往，方法同7个月时。

注视家人行动

游戏功效：提高宝宝的理解能力。

操作方法：要经常在宝宝面前做事，并注意观察宝宝是否注视家人行动，开始时应给予诱导，如"宝宝看爸爸拿什么呢""妈妈戴帽子上街了"等。

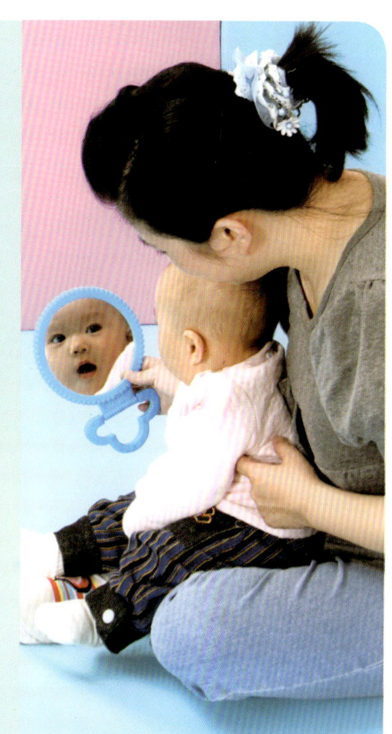

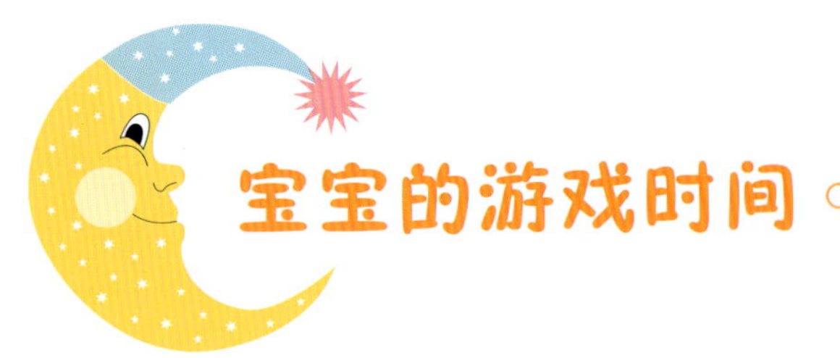

宝宝的游戏时间

登山小健将

游戏前的准备工作

宝宝喜欢的玩具1个。

游戏技巧

妈妈仰卧在床上，让宝宝趴在自己的身体左侧。

妈妈拿起宝宝喜欢的玩具，逗引宝宝，然后将玩具放在自己身体的右侧。

帮助宝宝爬上妈妈的身体，然后鼓励宝宝从妈妈的身体上爬过去，把喜欢的玩具拿过来。

宝宝拿到玩具后要亲吻、鼓励宝宝。

游戏的好处

在爬的过程中，宝宝的四肢得到充分活动，增强小脑的平衡能力，为日后宝宝运动智能的发展奠定良好的基础。

翻爬的过程让宝宝获得自己发现问题和解决问题的乐趣，探索的过程，让宝宝体验失败的感受，塑造勇于面对挫折的良好品格。

专家面对面 ▶▶▶

游戏时，妈妈要注意自己的着装，不要穿太硬、有太多拉链的衣服，最好穿睡衣和宝宝进行游戏。

饼干搬新家

游戏前的准备工作

1盒手指饼干，两个空的食品盒，妈妈和宝宝都把手洗干净。

游戏技巧

妈妈把10根手指饼干放在一个食品盒里，用食指和拇指拿起一条手指饼干，放进另一个盒子里。

引导宝宝用相同的方法，将饼干一条一条地放到另一个食品盒里。

宝宝每拿起一条手指饼干时，妈妈都在一旁数数，让宝宝感受物品和数量之间的逻辑关系。

游戏的好处

这个游戏可以发展宝宝动作的连贯性和协调转换的能力，增强动作的随意性。

培养宝宝的注意力、观察力、记忆力，能使宝宝的好奇心和主动性得到激发，有助于发现物与物之间的关系，促进动作思维的萌芽。

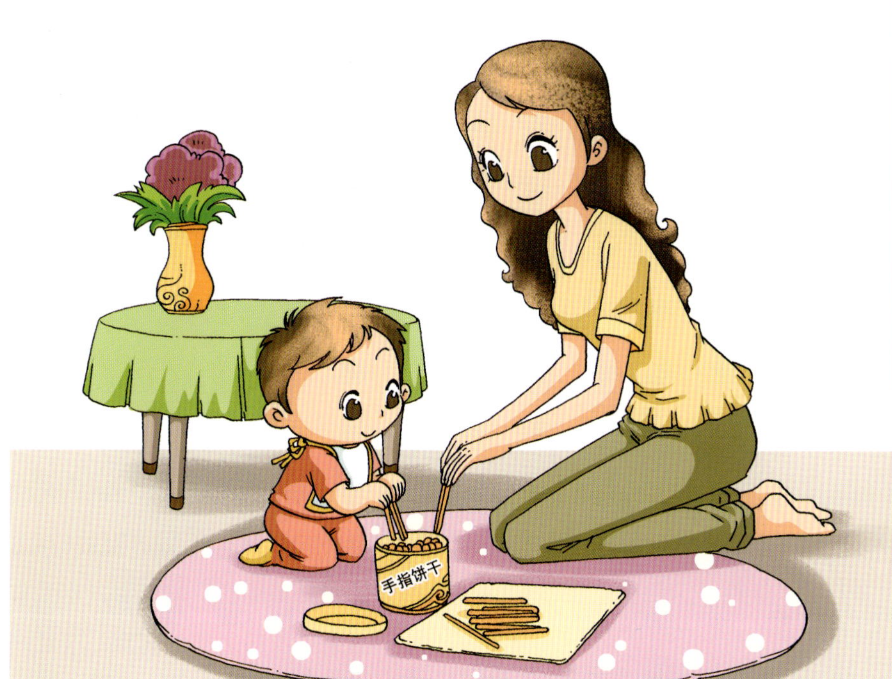

专家面对面

感受数字绝不是让宝宝学数字，也不是数数，爸爸妈妈不要急于求成，让宝宝现在就学“数学”。妈妈还可以准备一些圆形饼干或者大一些的水果，让宝宝感知不同物体的不同形状。

小小音乐家

游戏前的准备工作

准备一段有明显高低音区别的乐曲。

游戏技巧

妈妈抱着宝宝听音乐，并不时对宝宝说：“宝宝听，音乐多好听啊。”

当听到音乐的高音部分时，将宝宝高高举起，并对他说：“宝宝长高了。”

当听到低音时，妈妈把宝宝放低，说：“宝宝变矮了。”反复几次。

游戏的好处

以音乐和儿歌的感染力去激发宝宝，使宝宝在愉快的情绪中进行简单的节奏训练，为培养宝宝的音乐智能打下基础。

使宝宝从小就能积极调整自己情绪，长大后会成为一个能保持良好情绪状态的人，稳定的情绪和乐观开朗的性格，使他们始终能笑对人生。

专家面对面 ▶▶▶

每次进行时，要先使宝宝留意听音乐，直到发现宝宝在听音乐时，再将他举高或放低，让宝宝在运动中感受音乐的高低变化。

适当的听觉刺激会促进宝宝在情感上与人的沟通及语言方面的发展，并培养宝宝积极地接受外界事物的态度。所以，爸爸妈妈要经常反复地给宝宝说些简单上口的童谣，唱好听悦耳的歌曲，说充满爱的话语，另一方面也要观察宝宝听到声音之后的各种反应与身心状态，这对宝宝的听觉、情绪、动作等的发展都有极大的好处。

漂亮的金鱼缸

游戏前的准备工作

准备一个装有彩色金鱼的玻璃鱼缸一个。

游戏技巧

妈妈抱着宝宝走到鱼缸前面，让宝宝看着鱼缸，然后告诉宝宝："这个是鱼缸。"拿起宝宝的小手，让宝宝触摸玻璃缸。

再指着游动的金鱼，告诉宝宝："鱼缸里面住着漂亮的金鱼。"抱着宝宝转到金鱼停留的位置，鼓励宝宝去轻敲鱼缸，这时金鱼会游走，妈妈要告诉宝宝："漂亮的金鱼又走了。"

这样反复几次，让宝宝自己主动去摸金鱼缸，并主动追随金鱼游动。

游戏的好处

金鱼缸是家庭中常见的装饰品，也是帮助宝宝认识自然的好材料。

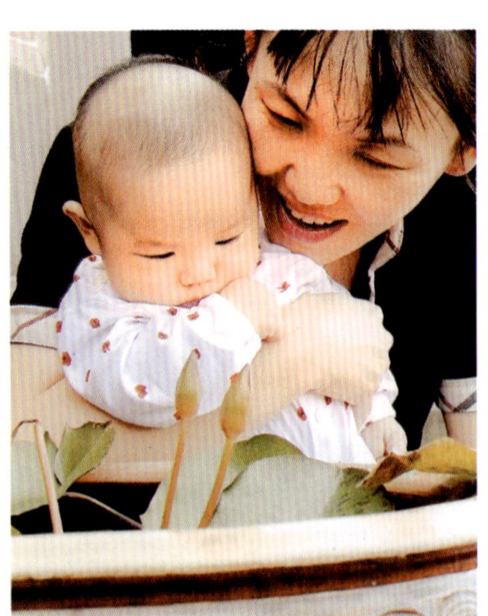

通过游戏，宝宝可以认识动与静的区别，认识动物的特点，认识更多生活中的事物，感受日常生活用品之间的区别，这对于宝宝自然智慧的提高是有利的。

专家面对面 ▶▶▶

家庭中鱼缸摆放的位置要合适，不要放在宝宝自己就可以触摸到的地方，防止玻璃缸打碎，对宝宝造成伤害。

家长示范敲击鱼缸时，动作一定要轻柔，不要给宝宝不良的模范作用，让宝宝误以为敲击要用力，弄疼自己而影响宝宝的积极性。

80后妈妈育儿经

时尚妈妈的育儿原则

做妈妈，一定要有原则。下面是我们根据其他妈妈的育儿心得总结出的育儿十原则，希望对你有所启迪：

1 没有最完美的妈妈，没有最出色的宝宝，良好就是最好。

2 敢于面对失败，我可以不服输，但我输得起。可以再次冲击，也可以放弃，我有选择的权利。如果一定要摔跤，早摔比晚摔好。

3 尊重、付出、回报都是双向的，要学会感恩。

4 孩子的生活就是游戏。陪他一起玩，让他玩得更开心，就是父母的责任。

5 脏是正常的，勤洗就是了；有点小伤是正常的，不头破血流就可以——该放手就放手，在玩耍磕碰中才能成长。

6 衣服和妈妈穿一样多，少穿一件比多穿一件好。孩子运动量大，玩出汗风一吹更容易感冒，还更不容易好。孩子流鼻涕了，加一件衣服。判断冷热，摸孩子的后脖子。

7 一个人可能不生病吗？不可能；所以孩子感冒的时候，得小病的时候，不要惊慌失措，辩证地想，得一次感冒相当于孩子经历了一次锻炼。

8 不吃就别追着喂了，孩子不会饿死自己的。

9 有空就带孩子出门转转吧，关在笼子里的小鸟和展翅飞翔的雏鹰是不一样的。

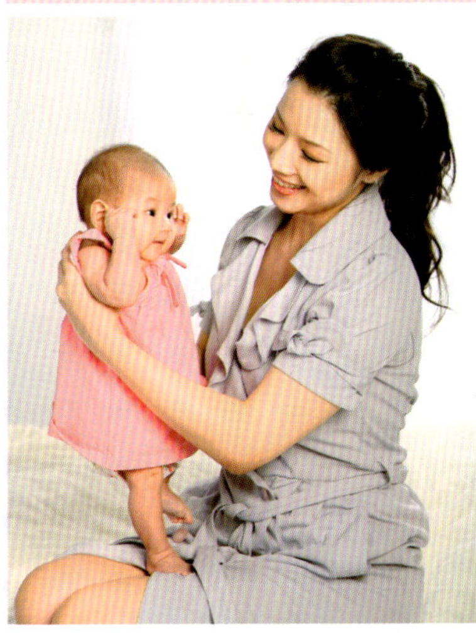

最后还要叮嘱妈妈们的是：一口吃不成胖子，教育孩子，要慢慢来。

懒妈妈也能得育儿优秀分

印象中，多数妈妈都是勤劳的，宝宝饿了会第一时间给他吃，宝宝哭了会第一时间哄他，饭菜撒了一地会第一时间清理，玩具掉了也会第一时间捡起来……

时间久了妈妈可能有些吃不消，小家伙可真能“折腾”啊，纵然有甘做“孩奴”的准备，也恨不得立马生出个三头六臂来才好，有时候真想懒洋洋地看着他玩，再不要随时待命般地伺候着小家伙了。

其实，做个懒妈妈并非就代表不是好妈妈了，“懒”有“懒”法子，做个善于观察和思考的懒妈妈，育儿分是一点也不会落下的。

1 身可懒心不懒

只要脑子和眼睛不偷懒，懒妈妈手懒、嘴懒是完全没问题的，不插手不唠叨，能给宝宝更大的自由空间，让他自己去探索。

宝宝的独立生活意识要从小开始培养，独立生活能力是他将来生存和发展的前提，因此，给宝宝锻炼的机会很重要，妈妈不必将宝宝的一切活动都包办，如果宝宝吃饭时喜欢扔了勺子要你捡，你不必每次都迅雷般捡起来还给他，让他探索着自己捡起来；如果他还不会将勺子放到嘴里，你也不必每次都事必躬亲地将饭直接喂给他，自己悠闲地用勺子吃自己的，让他跟你学。

事实上，做个懒妈妈是对宝宝的未来负责，当好懒妈妈的一个法则是：宝宝能做的就不替他做，宝宝还不能做的就鼓励他尝试。这样宝宝独立能力会越来越强，而妈妈会越来越轻松。

2 满足宝宝的情感需求

家人之间需要爱，宝宝还小，不太明白怎样向爸爸妈妈表达爱，但爸爸妈妈看着宝宝就会很幸福。

当妈妈偷偷小懒时，比如周末的早上睡了个懒觉，没有按时将宝宝从床上抱出去散步时，宝宝可能会不适应，但这同时也是培养宝宝独立意识的机会，宝宝才不会将父母的付出看成理所当然。

不过，妈妈的缺席会令宝宝感到爱的缺失，产生情绪，因此，妈妈一定要在情感上多弥补，懒完后要及时抱抱他，抚慰他，让他感到妈妈的爱，扭转宝宝缺失爱的稚嫩想法。

3 多信任少埋怨

教育宝宝最怕的事情是，妈妈什么事都替宝宝做，但做起来又不心甘情愿，边做还要边埋怨、指责宝宝，不用说培养宝宝的独立能力，这样一来宝宝连自信也难以建立。

宝宝尚小，几乎做每件事情都处于尝试阶段，出现点小麻烦或是小错误在所难免，妈妈一定要将嘴和手懒到底，不要在宝宝打翻了碗，扔掉了玩具，甚至咬到自己的手而抱怨他、斥责他，既然决定做懒妈妈，就要充分相信宝宝的能力，多鼓励多表扬，让宝宝在自信和满足中学会自己做事情。

专家热线

宝宝不喜欢吃蔬菜怎么办

宝宝在第 8 个月的时候，对于食物的好恶也逐渐明显起来了。不喜欢蔬菜的宝宝，给他喂菠菜、卷心菜或胡萝卜等就会用舌头向外顶，因此，给宝宝吃这类食物时，就要想办法做成让宝宝不能选择的形式的食物来喂，如切碎放入汤中或做成菜肉蛋卷等让宝宝吃。

对于宝宝的偏食嗜好，不必急着在婴儿期去强行改变，在一定程度上努力是可以的，但不能过于勉强，有许多在婴儿期不爱吃的东西，到了幼儿期，宝宝会高高兴兴地吃。

宝宝总是感觉腹痛，医生却说宝宝只是缺钙，是这样的吗

如果不是感冒或者消化不良等其他原因引起的，你应该相信医生的诊断，因为人体中 1% 的钙存在于软组织和细胞外液中，这部分钙量虽小，作用却很大。如果血液中游离钙离子偏低，神经肌肉的兴奋就会增高，此时，肠壁的平滑肌受到轻微的刺激就会产生强烈收缩，即肠痉挛而引起腹痛。

为防止宝宝缺钙性腹痛，平时要多吃些富含钙的食物，如乳类、蛋类、豆制品、海产品等。

宝宝的食品可以用微波炉加热吗

如果是商场里买的用微波炉加热就可以吃的食品，建议不要给宝宝吃。这样的微波食品多数已经进行过加工，再进行二次加工的话，营养会受到很大破坏，无法满足宝宝的需求。

如果是自己做的新鲜食品，可以用微波炉加热后给宝宝吃。微波炉加热食品是由内到外的加热，更容易把食物煮熟，而且微波炉加热时的温度高，还能起到一定的杀菌作用。

但是要注意，微波炉加热后，食物里面的温度比较高，要先凉温后再给宝宝吃，不要烫到宝宝。

抱着宝宝上网会不会有辐射危害

这个是肯定的。

生活中有很多辐射危害，抱着宝宝上网也不例外，短时间上网是可以的，但不要一坐就坐半小时以上，让宝宝接触上网也是一种适应能力的锻炼，但要注意抱宝宝的姿势，不要因为自己上网而忽略了宝宝的感受，最好让他正对电脑屏幕，离主机要远一点，眼睛与显示器能平行，显示器的亮度不能太高，以免伤害宝宝的眼睛。

最重要的是，不能沉迷于上网，辐射事小，宝宝可能几分钟就厌烦了看显示器，如果爸爸妈妈不理不问，可能会影响宝宝的情绪，对亲子感情不利，有的宝宝还会食欲不振。

上完网要帮宝宝洗一下脸，除去在显示器前吸附的静电离子。

宝宝夏天需要穿袜子吗

即便是夏天，宝宝还是要穿袜子。对于不会走路的宝宝来说，体温调节功能尚未发育成熟，产生热量的能力较小，而散热能力较大，加上体表面积相对较大，更容易散热，宝宝穿上袜子，可以起一定的保暖作用，避免着凉，宝宝也觉得舒服，同时袜子还能避免脚部皮肤干燥粗糙，保护宝宝脚部不被外界环境伤害，

另外，给宝宝光脚丫穿上皮凉鞋或人造革凉鞋是不对的，因为袜子比鞋子更重要，宝宝可以只穿袜子不穿鞋，却万万不可反过来，鞋子因材质和工艺可能受化学物质污染，而宝宝的皮肤和排毒功能尚不完善，如果穿露趾凉鞋还容易造成脚伤。

宝宝睡觉时采取什么样的姿势比较好

宝宝的睡姿以仰卧、俯卧、侧卧 3 种姿势交替睡为佳，每天不能总固定一个姿势。

如果不能随时有人在旁边照料，以仰卧为主，仰卧对宝宝内脏压力最小。

有人照料时以俯卧为主，俯卧对宝宝的身体发育有益，而且能让宝宝获得安全感。

为避免宝宝睡偏头，则应时常帮宝宝换侧卧姿势。

当宝宝生病（如感冒、发烧）时，体力会变弱，最好还是采用仰睡姿势。

父母要根据宝宝的特点和不同的情况，交替选择适合宝宝的睡眠姿势，同时还要为宝宝创造良好的睡眠环境，注意从小就培养宝宝良好的睡眠习惯。

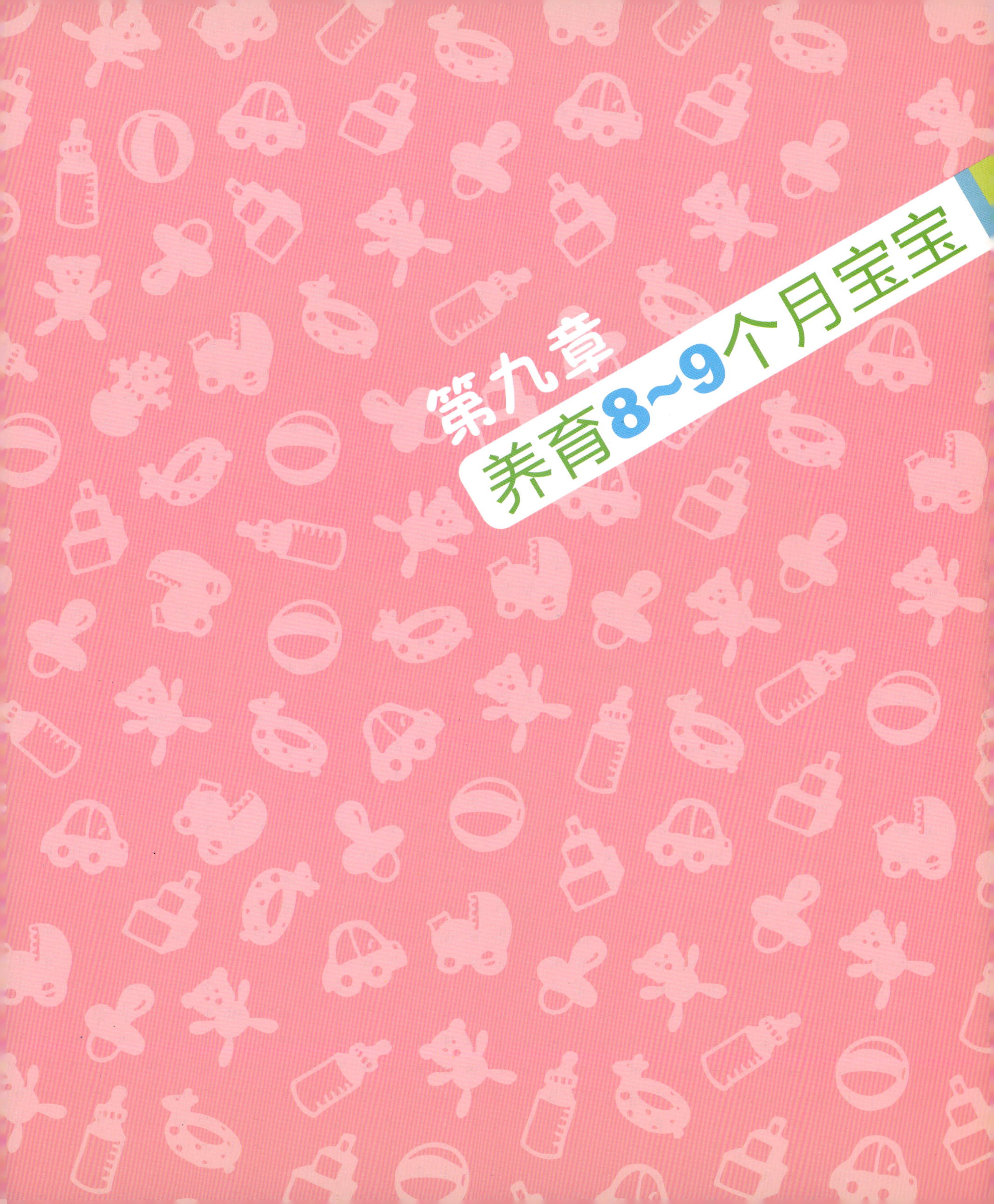

第九章 养育8~9个月宝宝

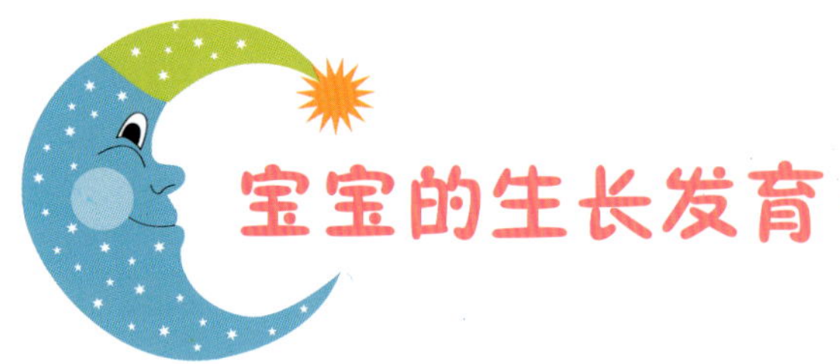

宝宝的生长发育

性别	体重（kg）	身高（cm）	坐高（cm）	头围（cm）	胸围（cm）
男宝宝	8.2~10.2	69.7~75.0	45.6	46	45.6
女宝宝	7.6~9.5	67.7~73.2	44.6	45.2	46.5

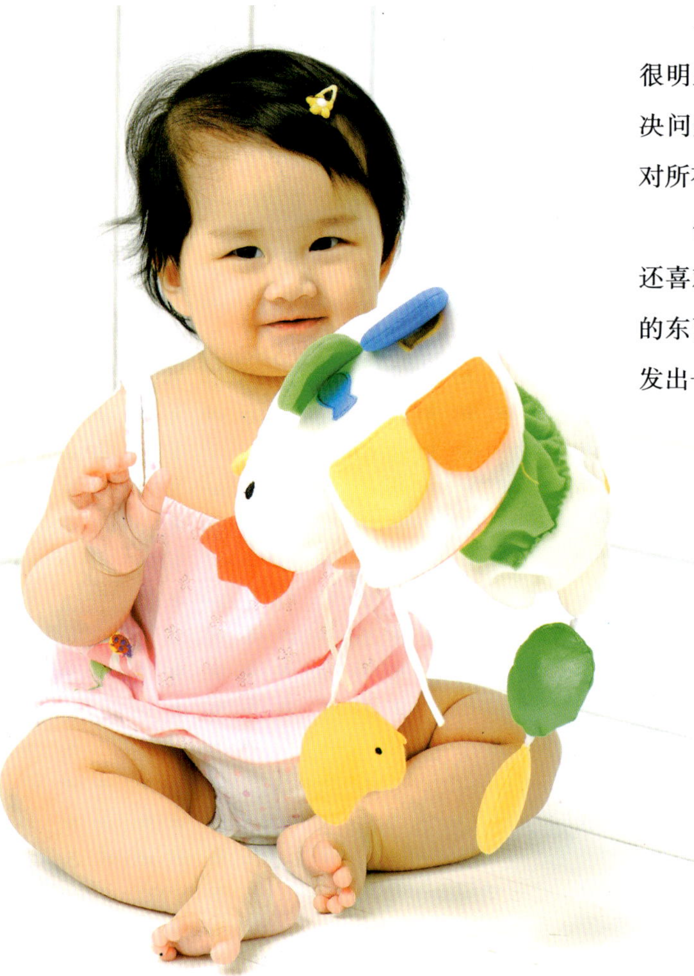

与前一阶段相比，这个月龄的宝宝有了很明显的变化，他们的活动范围扩大了，解决问题的能力增强了，像个小探险家一样，对所有东西都充满了好奇。

他们很快乐，但又爱发脾气，不仅贪玩，还喜欢被人拥抱，占有欲也很强，希望所有的东西都是自己的，还会用手势、表情或者发出一串咿呀的语言告诉别人他的想法。

宝宝的营养

宝宝一日饮食安排

这个月的哺喂原则与上个月大致相同

喂奶量在原来的基础上继续减少，辅食则逐渐增加，为断奶作准备。

一般认为，8~12个月是断奶的最佳时期，如果母乳充足的不必完全断奶，但不能再以母乳为主，喂奶次数应逐渐从3次减到两次，而辅食要逐渐增加，为断奶作好准备。

可以增加面粉类食物的添加，为宝宝补充足够的能量。但是，体重超过10千克的肥胖宝宝要少给点心，以免加重宝宝发胖的趋势。

● 8~9个月宝宝一日饮食安排推荐

主要食物	母乳或母乳 + 配方奶		
辅助食物	温开水、菜水、果水、果泥、菜泥、婴儿米粉、鱼泥、肉泥、蛋黄、烂面条、面包、面片、稠粥、肝泥、蒸全蛋、碎菜、碎水果、豆腐、动物血、鱼肝油（维生素A、维生素D比例为3:1）、钙片		
餐次	每3小时喂1次。晚上喂1次即可		
哺喂时间	上午	6:00	母乳或配方奶200~220毫升，馒头或面包30克
		9:30	果泥、菜泥、碎菜或水果100~150克
		12:00	面食100克
	下午	3:00	汤面或米粥50~100克
		6:30	鱼泥、肉泥或肝泥30克，蔬菜30克，粥适量
	晚上	9:00	母乳或配方奶200~220毫升
水	可在白天的两餐之间给宝宝喂水或稀释的果汁和菜汁。每次喂水量在50~100毫升		
鱼肝油	每天1~3次，喂奶前半个小时加1~2滴。一天不超过5滴		
钙片	每天3次，每次1~2片		

给宝宝的蔬菜和水果不可偏废，虽然宝宝更乐于接受口感好的水果，但如果全面衡量，蔬菜要优于水果，不仅含有丰富营养素，还具有促进蛋白质吸收的独特优势。

宝宝的辅食增加到每日3次

这个月起，母乳开始减少，有些妈妈奶量虽没有减少，但质量已经下降，所以喂奶次数可以逐渐从3次减到两次，也可以增加1次配方牛奶，而辅食要逐渐增加，早、中、晚餐可以辅食为主，为断奶作好准备。

宝宝的辅食营养搭配要合理，一天的食物中仍应包括谷薯类，肉、禽、蛋、豆类，蔬菜、水果类和奶类。从8个月起，消化蛋白质的胃液已经充分发挥作用了，因此9个月大时可多吃一些蛋白质食物。宝宝吃的肉末，必须是新鲜瘦肉，可剁碎后加佐料蒸烂吃。增加一些土豆、白薯类含糖较多的根茎类食物。由于9个月的宝宝已经长牙，有咀嚼能力了，可以让其啃食硬一点的东西，因此应增加一些粗纤维的食物，这样有利于乳牙的萌出。增加辅食时应每次只增加一种，当宝宝已经适应了，并且没有什么不良反应时，再增加另外一种。

尽管宝宝饮食品种已与普通饮食近似，但仍要注意以细、软为主，调味尽量淡，色泽和形状上尽可能多做变化来引起宝宝的食欲。

吃点心对宝宝来说是人生的乐趣。有不少点心，因宝宝的牙没长齐而不能吃，但是一般的点心，如蛋糕、布丁、西式点心、小甜饼干、咸饼干等宝宝都可以尝试。

给宝宝点心的时间最好定时，在午餐和晚餐之间多数的宝宝要喝牛奶，可以在这时一起给点心。不过要注意的是，体重超标的肥胖型宝宝（9个月，体重超过10千克的宝宝），不要给太多的点心。

宝宝的辅食添加食谱

胡萝卜豆腐泥

将去皮胡萝卜50克烫熟后切成极小块；水半杯与胡萝卜放入小锅，嫩豆腐1/6块边捣碎边加进去，煮到汤汁变少；最后将蛋黄打散加入锅里煮熟即可。

冬瓜蛋花汤

将冬瓜50克去皮，切成菱形小片；鸡蛋半个磕入碗内，搅匀待用；将植物油放入锅内，热后下入冬瓜煸炒几下，加入鸡汤150克烧开，淋入鸡蛋液，加入少许精盐即可。

蔬菜鸡蛋蒸糕

将洋葱20克、胡萝卜20克、菠菜20克用开水焯一下，然后切碎；将鸡蛋1个打散后加等量凉开水搅匀，加蔬菜上锅蒸至软嫩即可。

菜果虾蓉饭

把番茄1个放入开水中烫一下，然后去皮，再切成小块；香菇3朵洗净，去蒂切成小碎块；胡萝卜1个切粒；西芹少许切成末；大虾煮熟后去皮，取虾仁剁成蓉；把所有菜果放入锅内，加少量水煮熟，最后再加入虾蓉一起煮熟，把此汤料淋在饭上拌匀即可。

南瓜羹

将甜南瓜50克去皮去瓤，切成小块；放入锅中倒入肉汤煮；边煮边将南瓜捣碎，煮至稀软即可。

鸡汤煮面片

将煮熟的鸡肉30克切碎，备用；将洗净的圆白菜15克、芹菜5克切成碎末，备用；将锅置火上，放入鸡汤，下入面片30克，煮熟后，倒入鸡肉末，撒入菜末，加入少许酱油，使其具有淡淡的咸味即可食用。

让宝宝养成良好的吃饭习惯

良好的习惯和生活能力是在婴幼儿时期奠定的，宝宝在先天的、无条件反射的基础上，接受从家长那里来的“教育”，就能形成各式各样的后天性反射，继而慢慢就养成习惯。因此在婴儿期宝宝更容易接受饮食习惯培养。

1 固定的饭桌

9个月的宝宝能够坐得很稳，而且大多数可以独坐了。因此让宝宝坐在有东西支撑的地方喂饭是件容易的事，也可用宝宝专用的前面有托盘的椅子，总之每次喂饭靠坐的地方要固定，让宝宝明白，坐在这个地方就是为了吃饭。

2 鼓励宝宝自己动手

这个月的宝宝总想自己动手，因此可以手把手地训练宝宝自己吃饭。妈妈要与宝宝共持勺，先让宝宝拿着勺，然后妈妈帮助把饭放在勺子上，让宝宝自己把饭送入口中，但更多的是由父母帮助把饭喂入口中。

3 吃饭时间不宜过长

每顿饭不应花太多的时间，因为宝宝在饿时胃口特别好，所以刚开始吃饭时要专心致志，养成良好的吃饭习惯。

4 良好的进餐习惯

饭前、便后要洗手；吃饭时安静不说话，不大笑，以免食物呛入气管内，不能养成边吃边玩，边吃边看电视的习惯。

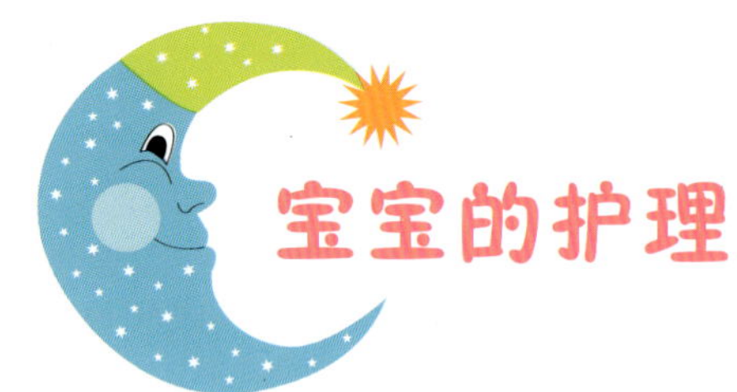

宝宝的护理

训练宝宝的排便习惯

良好的排便习惯，不仅能减少妈妈的许多麻烦，而且也有利于宝宝的健康。培养宝宝大小便习惯可以从生后两个月开始，年龄越小，大小便的次数越多。尤其是吃母乳的宝宝大小便次数更多，这就需要妈妈密切观察宝宝大小便的规律，来把宝宝大小便。

开始时，可在宝宝睡前、醒后，吃奶前，以及外出前和回来后立即把大小便。在宝宝醒着时，可观察宝宝排小便前的表情或反应，及时把尿。

细心的妈妈一般会掌握宝宝大小便的规律，白天把尿的次数可多些，夜间次数少些。但不能过于频繁地把尿，这样会降低膀胱的充盈程度，使宝宝有一点大小便就要排出来，这对以后会带来麻烦。把尿时，大人可发出"嘘——嘘——"的声音，或用吹口哨来示意小便，久之宝宝即可建立起大小便的条件反射。

大便习惯的培养较小便习惯要容易一些，尤其在宝宝 4 个月添加辅食后，大便次数会明显减少，一般每天 1~2 次。开始培养大便习惯时，可在吃奶前、后大便一次，或在睡前、醒后把大便一次。逐渐摸清宝宝大小便的规律和时间，就可以在固定的时间把大小便了。把大便时，大人可发出"嗯——嗯——"似乎是用力的声音，以形成排大便的条件反射。

帮宝宝练习坐便盆

训练宝宝的排便习惯需要用到便盆，因此首先需要给宝宝选择一个便盆。宝宝的坐便盆，最好选用塑料制品，且盆边要宽而光滑，因为这种便盆不论是夏天还是冬天都适用（搪瓷便盆夏天尚可，到了冬天很凉，宝宝就不愿意坐）。

选择合适的便盆后，就可以开始帮宝宝练习坐便盆了，练习坐便盆时需要注意的事情是：

1 如宝宝一坐盆就打挺、吵着闹着不干或过了5~7分钟也不肯排便等，你不必勉强宝宝必须坐在便盆上排便。

2 每天必须坚持让宝宝坐盆，时间一长，经反复练习，宝宝一坐盆，就可以排大小便了。

3 每次坐便盆时间不要太长，久坐便盆，宝宝会因此发生脱肛。

4 练习坐便盆时，必须由妈妈或爸爸托着或扶着，因为宝宝坐在盆上不稳，易摔倒，易疲劳。

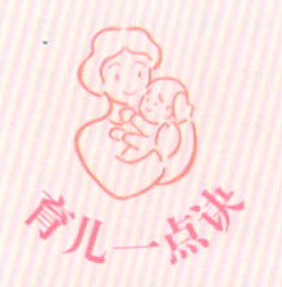

妈妈要有耐心和信心，只有坚持不懈才能成功，养成习惯后终身受益。

给宝宝洗发护发

这个时期的宝宝皮脂分泌旺盛，易导致皮脂堆积于头皮，形成垢壳，堵塞毛孔，阻碍头发生长。因此，合理护发对宝宝的头发生长十分重要，妈妈要了解给宝宝洗发的要点：

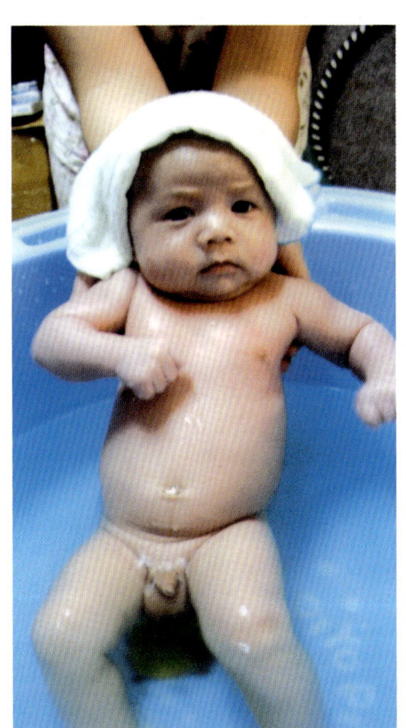

1 水温保持在37℃~38℃。

2 选择小儿洗发水，不用成人用品。因为成人用品过强的碱性会破坏幼儿头皮皮脂，造成头皮干燥发痒，缩短头发寿命，使头发枯黄。

3 勿用手指抠挠宝宝的头皮。正确的方法是用整个手掌，轻轻按摩头皮；炎热季节可用少许小儿护发剂。

4 如果宝宝头皮上长了痂壳，不妨使用烧开后凉凉的植物油（最好是橄榄油，其次为花生油或菜油），涂敷薄薄的一层，再用温水清洗，很容易除掉头垢。

5 洗发的次数，夏季1~2天1次为宜，冬春季3~4天1次。

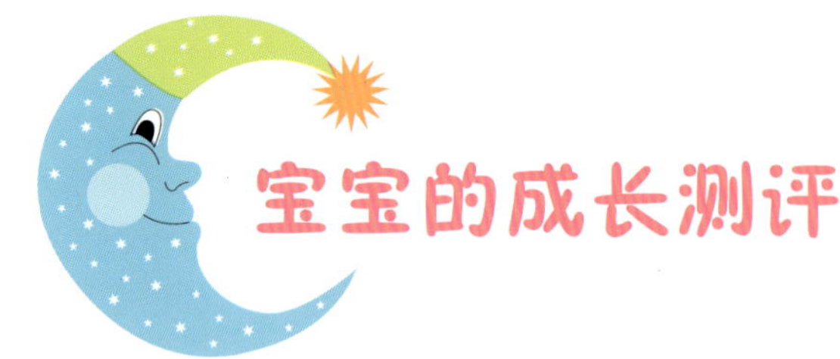

宝宝的成长测评

宝宝能力发展综述

肢体运动

进入第9个月，宝宝不但可以坐稳，而且可以坐着转身了，如果旁边有护栏等依仗，还可以拉着站起，再坐下。此时，宝宝的爬行速度很快，并能在爬行中自由地转向任何方向。手指的灵活性也进一步提高，可以单独伸出食指去抠东西，所以这时家里的电插孔最好有安全防护，以免宝宝把食指伸进插孔导致中电。

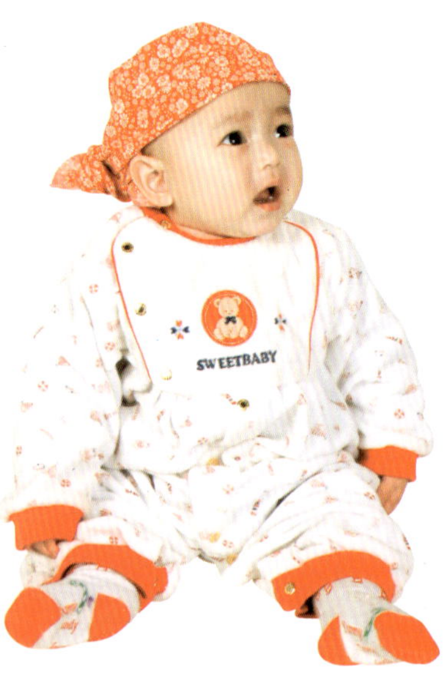

语言能力

宝宝这时候能听懂妈妈对他说的大部分话，并且会回答，如果妈妈用语言制止他的行为，宝宝会作出明确的反应，停下动作，并撇嘴以示不满。

视觉、听觉

此时，宝宝喜欢自己制造一些声音，拿着玩具去敲击其他东西，如果能发出声音，他会很兴奋地一直持续这样的动作，能够分辨高音和低音，敲出的声音越大越开心。另外，这时候的宝宝已经能有意识地用眼睛寻找事物，准确找到他喜欢的玩具或食品。

情商

宝宝此时产生了初步的自我意识，喜欢自己动手，吃饭时，会与妈妈抢小勺，与大人的交往也更加密切，会通过手的动作或表情、语言等表达他的需求，也会制造机会逗引大人与他玩耍，如反复地把玩具扔到地上让大人去捡拾。另外，宝宝此时的能动性更加强，常常会自己脱掉袜子或帽子，在妈妈为他穿衣服时，会主动配合，如果他做某件事情受到夸奖会很高兴，一再重复。比较特别的是，他听到别的宝宝哭，也会跟着哭。

宝宝潜能提升方案

大动作能力发展提升

帮助站立、坐下

游戏功效：锻炼宝宝双腿的肌肉，训练宝宝身体的平衡性。

操作方法：让宝宝从卧位拉着东西或牵一只手站起来，在站位时用玩具逗引他3~5分钟，扶住双手慢慢坐下。扶站比坐下容易，几分钟后，大人要帮助扶坐，以免宝宝疲劳。

坐起并迈步

游戏功效：此时要表扬宝宝，让宝宝高兴，使身体平衡和协调能力进一步发展。

操作方法：让宝宝仰卧或俯卧，用语言、动作示意他坐起来，并扶宝宝双手鼓励迈步或用玩具、食品引逗他坐起来。

花样爬行

游戏功效：提高宝宝爬行动作的熟练程度，让宝宝更好地站立或行走。

操作方法：这个月宝宝已由原来手膝爬行过渡到熟练的手足爬行，由不熟练、不协调到熟练、协调。你用宝宝喜欢的玩具逗引他，他会像一名生龙活虎的运动员一样向前、向后、向左、向右，一会儿跃跃欲试，一会儿又急转弯猛扑过来。

精细动作能力发展提升

放手

游戏功效：由握紧到放手，使手的动作受意志控制，手、眼、脑协调又进一步。

操作方法：训练宝宝有意识地将手中玩具或其他物品放在指定地方，家长可给予示范，让其模仿，并反复地用语言示意他“把××放下，放在××上”。

投入

游戏功效：训练宝宝的观察力，让宝宝学会解决简单问题。

操作方法：在宝宝能有意识将手中的物品放下的基础上，训练宝宝玩一些大小不同的玩具，并教宝宝将一小的物体投入到大的容器中，如将积木放入盒子内，反复练习。

推动滚筒

游戏功效：让宝宝在戏耍中逐渐建立起圆柱体物体能滚动的概念。

操作方法：圆柱体的滚筒（饮料瓶代替也可）放在地上，让宝宝用两只手推动它向前滚动。待宝宝熟练后，再让他用一只手推动滚筒，并把它滚到指定地点。

语言能力发展提升

理解语言

游戏功效：使宝宝能够理解更多的语言。

操作方法：在与宝宝的接触中，通过语言和示范告诉宝宝怎么做，如坐起来、拿、等一等。

模仿发音

游戏功效：训练宝宝的语言能力以及逻辑思维能力。

操作方法：继续练习模仿发音，能使用有意义的单词，如“爸爸”、“妈妈”之类的称呼。也训练宝宝说一些简单动词，如走、坐、站等。

在引导宝宝模仿发音后，要诱导他主动地发出单字的辅音。观察是否见爸爸叫“爸爸”或见妈妈叫“妈妈”。

语言动作联系

游戏功效：训练宝宝能够执行简单的指令。

操作方法：告诉宝宝“小姐姐到咱家玩，我们笑笑欢迎”等，宝宝做对了，大人要鼓掌、喝彩、夸奖，使他为自己的正确理解而高兴，尝到成功的喜悦。

念儿歌，讲故事，看图书

游戏功效：让宝宝学习更多的语言，增强宝宝对语言的理解能力和记忆能力。

操作方法：1岁内的宝宝喜欢有韵律的声音和欢快的节奏，念儿歌、读故事时要有亲切而又丰富的面部表情、口形和动作，尽管宝宝还不太懂儿歌、故事中表达的意思。

给宝宝念的儿歌应短小、朗朗上口。每晚睡前给宝宝读一个简短的故事，最好一字不差，一个故事记住了，再换别的以便加深宝宝的印象和记忆。

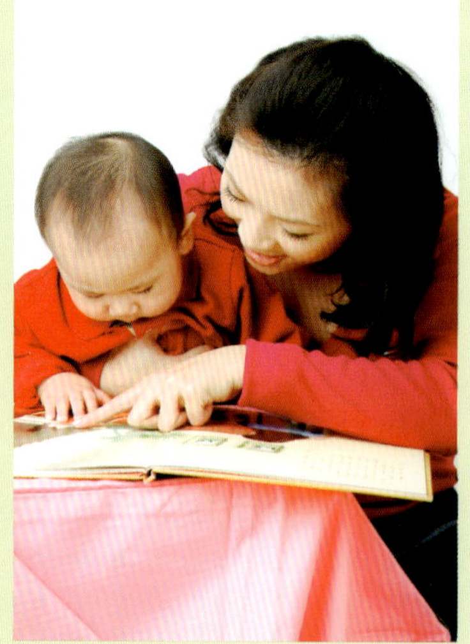

生活自理能力发展提升

大小便坐盆

游戏功效：使宝宝养成良好的生活习惯并培养宝宝的独立能力。

操作方法：继续训练宝宝养成大小便坐盆的习惯，在宝宝有便意时定地点、定时协助他坐盆。

配合穿衣

游戏功效：经常表扬宝宝的合作，以后宝宝就会主动伸臂入袖，伸腿穿裤。

操作方法：给宝宝穿衣服时要告诉他“伸手”、“举手”、“抬腿”等，让他用动作配合穿衣、穿裤。如果他还未听懂就用手去示范协助。

适应能力发展提升

识图认物

游戏功效：增强宝宝的听说能力，培养宝宝爱读书的好习惯。

操作方法：给宝宝看各种物品及识图卡、识字卡。卡片最好是单一的图，图像要清晰，色彩要鲜艳，主要教小儿指认动物、人物、物品等。学习的速度因人而异，不要和别的同龄宝宝攀比。

接近生人

游戏功效：有过几次这种体验，宝宝就敢于接近生人和接近新事物了。

操作方法：妈妈抱起宝宝，让他接近生人。过一会儿，生人可给宝宝一个小玩具，同他玩一会儿，让宝宝渐渐放松，同他笑笑，当宝宝报以微笑时才向他伸手。

生人接抱时妈妈仍在近旁，使宝宝有安全感。宝宝可以随时再向妈妈伸手，这才放心接近生人。

社交行为能力发展提升

模仿大人动作

游戏功效：宝宝很快就学会而且能单独表演。

操作方法：宝宝在注视大人动作的基础上开始用成套动作来表演儿歌。父母要先设计好全套动作并配上相应的儿歌或短语，每次动作都要一样，包括拍手、摇头、身体扭动、踏脚或特殊手势示范动作，学习时每做对一种都要表扬鼓励。

纸箱游戏

游戏功效：宝宝能理解名字和事物之间的关系。

操作方法：在50厘米高的包装箱四面贴上大的动物或水果图，让宝宝扶着箱子站立。妈妈先教宝宝认识每个图的名称，然后问："猫在哪儿？"宝宝会扶着箱子四处绕行去找出猫所在的位置。

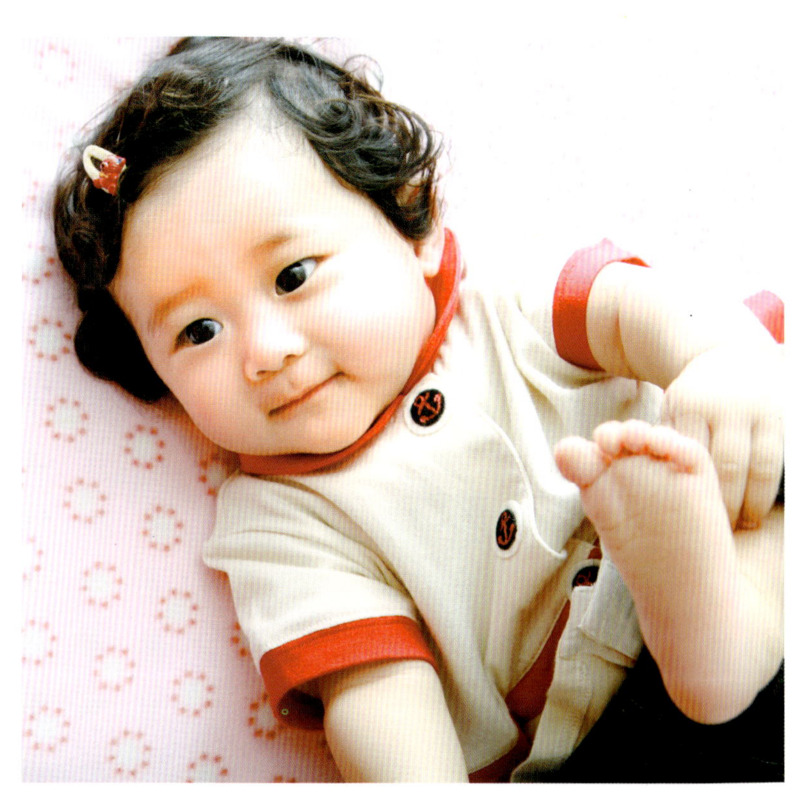

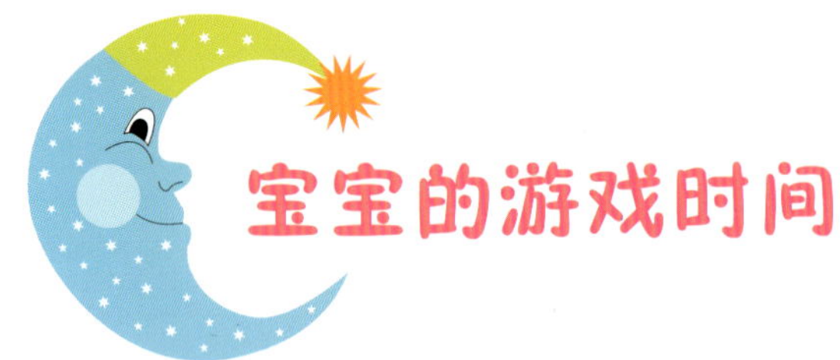

宝宝的游戏时间

扔沙包

游戏前的准备工作

1个小小的沙包（装少量填充物，如荞麦皮等，边长2.5厘米左右）。

游戏技巧

让宝宝坐在床上，妈妈面对着宝宝坐，距离1尺左右。

妈妈拿起沙包，吸引宝宝注意，轻轻将沙包扔到宝宝面前，鼓励宝宝接住。

帮助宝宝捡起沙包，并且把它扔给妈妈。

视宝宝的兴趣重复几次。

游戏的好处

这个游戏可以帮助宝宝锻炼上肢肌肉力量，提高宝宝肌体控制能力，促进宝宝空间感知能力的提高，加强对距离的感受。

在游戏中宝宝和妈妈的配合，有利于宝宝学习与他人交往的技能，促进人际交往智能的提升。

专家面对面 ▶▶▶

这个时期的宝宝还不能真正接住或者准确地扔出沙包，只要宝宝伸手参与了活动，并且与妈妈之间形成了良好的互动就行，不要对宝宝的要求过高。

妈妈扔沙包的力量要小一些，沙包的填充物要少，用填枕头用的荞麦皮最好。

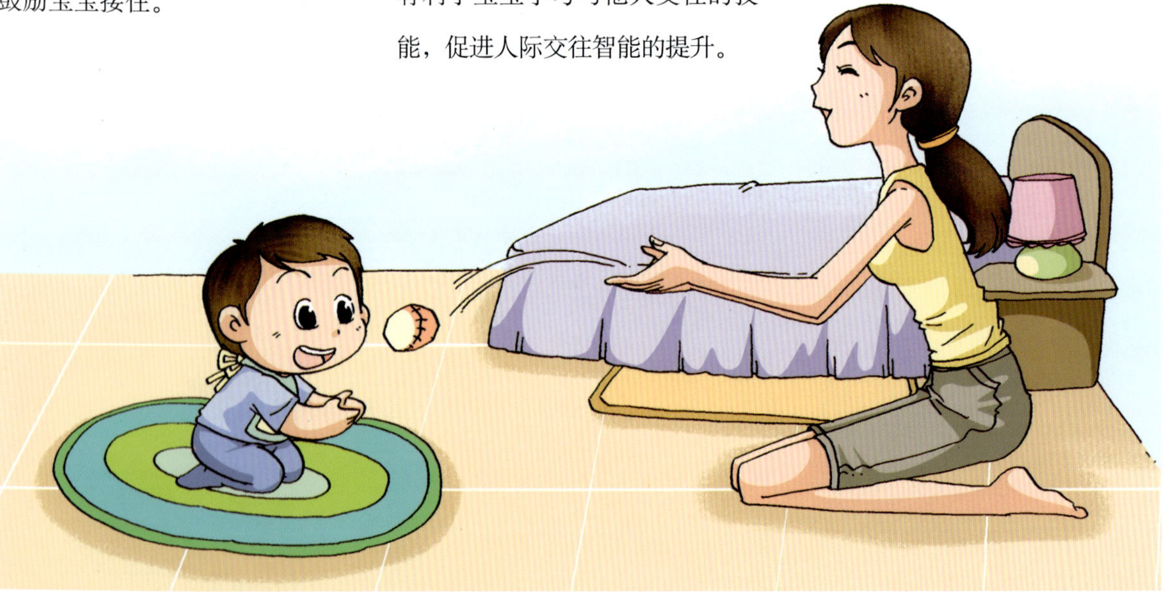

飞翔的小鸟

游戏前的准备工作

较大的活动空间。

游戏技巧

爸爸妈妈对坐，将双手握在一起，然后让宝宝躺在手臂间。

爸爸妈妈同时慢慢抬高或放低手臂，让宝宝感觉像在飞一样。

游戏的好处

这个游戏可以让宝宝充分地与爸爸妈妈产生身体上的接触，让宝宝感受到亲情，可以给宝宝的前庭器官以充分的刺激，促进宝宝运动能力、平衡能力以及身体控制能力的提高。

专家面对面

要注意保护好宝宝的身体，控制好双方手臂的缝隙，防止宝宝掉落。

爸爸妈妈的配合要非常协调，方向和上升降低的幅度要一致，让宝宝慢慢适应。

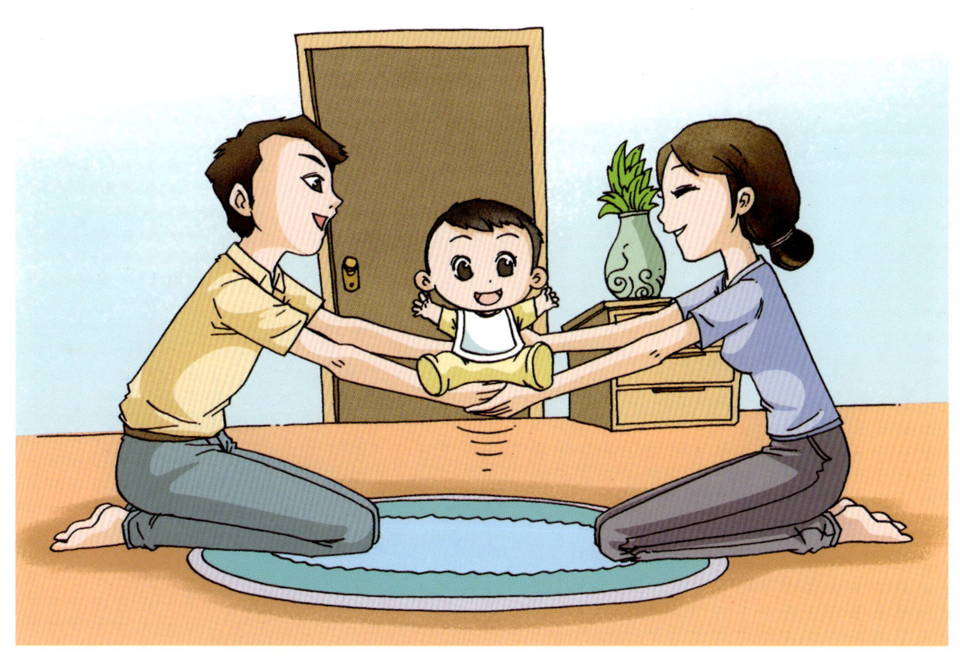

足球小子

游戏前的准备工作

准备一个彩色橡胶球，或者彩色气球也可。

妈妈从宝宝的背后扶住宝宝的腋下，让宝宝站立；将彩色橡胶球放在宝宝的脚边3~5厘米处，指给宝宝看，引起宝宝的注意；引导宝宝抬起脚去踢球。

如果宝宝没有自主踢球的意思，可以轻轻移动他的脚到球边，告诉他“宝宝，我们来踢球球”，然后用他的脚把球踢出去；然后抱着宝宝“走”到球的旁边，宝宝会自己将球踢出去，反复进行几次。

游戏的好处

这个游戏可以锻炼宝宝的下肢力量，训练其腿部运动能力，为宝宝站立和走路作准备，并提高宝宝的运动智慧。

专家面对面 ▶▶▶

用来游戏的球，其质地一定要软，避免宝宝磕碰而受伤，软橡胶或有弹性的塑料均可，最好为彩色条纹的，这样滚起来的时候会比较醒目，可以提高宝宝“踢”球的兴趣。

此外，球的大小要合适，不要太小，因为此时宝宝“踢”的准确性尚不高，大一点儿的球，有利于宝宝命中率的提高，增强他玩游戏的信心。

勤劳的小蜜蜂

游戏前的准备工作

蜜蜂头饰1个。

游戏技巧

妈妈和宝宝面对面坐在床上或地毯上，妈妈在头上扎一个头饰，扮成小蜜蜂。

妈妈一边念“一只小蜜蜂”，一边用食指做“1”的动作。

念“飞到花丛中”时，伸出两只手在身侧，做“飞”的动作。念“飞到西来飞到东”时，分别向左右侧过身体，做“飞”的动作。

念“飞来飞去嗡嗡嗡”时，夸张地用嘴表演“嗡嗡嗡”的动作，并将头靠近宝宝。

游戏的好处

通过儿歌伴随游戏可以提高宝宝的节奏感，促进宝宝语言智慧的发展，帮助宝宝理解语言和动作之间的关系，提高宝宝的学习能力。

专家面对面 ▶▶▶

游戏的重点是儿歌和动作的表演，头饰只是起到吸引宝宝注意力的作用，也可把丝巾扎在头上系个蝴蝶结代替，妈妈要充分意识到宝宝模仿学习的特点，为宝宝树立良好的模仿榜样。

建议妈妈平时多为宝宝结合特定动作呈现语言，鼓励宝宝随语言做相应的动作，并对宝宝的行为给予积极回应。

80后妈妈育儿经

向这些让宝宝不喜欢的习惯Say No

很多妈妈偶尔会抱怨宝宝自私、动手能力差、畏手畏脚……有没有想过是自己无意识地培养的呢？宝宝只是不会说而已，说不定他内心也在抱怨他的妈妈呢。宝宝不喜欢什么样的妈妈呢？通过我们的观察和经验，总结了以下几种类型，希望能帮妈妈们起到无则加勉，有则改之的作用。

溺爱型妈妈

● **特点：**好东西自己舍不得吃，总是留给宝宝吃；自己舍不得穿，却把宝宝打扮得漂漂亮亮。

● **后果：**容易培养出自私的宝宝，处处以自我为中心，觉得一切都是理所当然的。

● **聪明妈妈育儿经：**我和宝宝抢着吃

我宝宝刚1岁，在她刚出生的时候，我看到院子里有一个3岁的小朋友，想要的东西没得到，就哭闹不止。他喜欢吃的东西谁也别想吃。

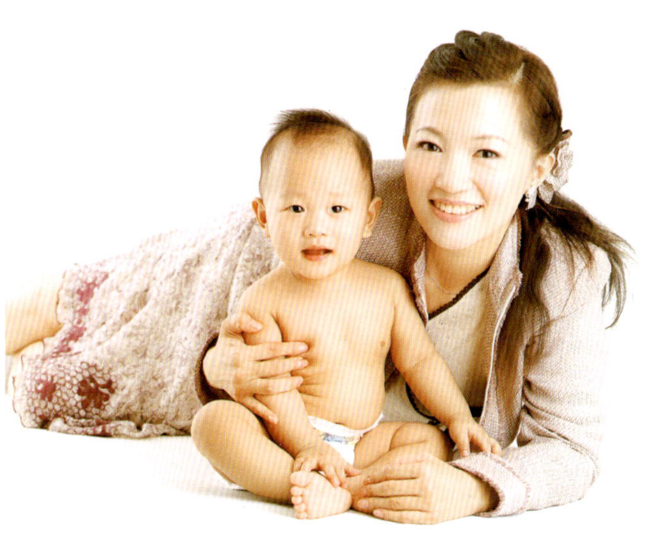

我想我的宝宝绝不能这样，从她8个月开始，我就有意识地培养她学会分享。吃苹果时，我们一人吃几片；吃糖果我们先拿几颗；喝酸奶时，我们一人一瓶。刚开始与宝宝分吃总有些于心不忍，时间一长，我习惯了，她也习惯了。现在每次她吃东西的时候，总是说："妈妈，吃大的。"

勤劳但不爱读书型妈妈

● **特点：**整天沉湎于家务、电视和打牌，却让宝宝学这学那。

● **后果：**没有榜样和学习的氛围，宝宝很难形成良好的学习习惯，很难发自内心地去学习。

● **聪明妈妈育儿经：**把家办成一个小小图书馆。

让宝宝喜欢学习，首先自己要有固定的读书时间，耳濡目染要比强迫说教更能让宝宝接受。我和丈夫列出了一个计划，我们把晚饭后的半小时定为家庭读书时间，把一切家务事都停下来。丈夫看报，我看小说，1岁的女儿看图书，然后我们谈谈读书心得。

忧郁型妈妈

● **特点**：整天情绪不稳定，高兴不高兴都挂在脸上。

● **后果**：让宝宝无所适从，性格扭曲。长大后自卑、胆怯，不能乐观地面对一切。

● **聪明妈妈育儿经**：每天把微笑当成一种习惯。

性格决定命运，宝宝性格的好坏直接关系到他的将来，一个健康的宝宝首先是心理健康，我的法宝就是每天把微笑挂在脸上。我知道这很难，但为了宝宝，我必须这么做。

从宝宝两个月开始，我就坚持每天对她微笑，而且我和老公在女儿面前从来不吵架，不说重话，彼此尊重，给宝宝创造一个平和的环境。女儿特别爱笑，性格很平和，对着陌生人都会主动微笑。

“太”讲卫生型妈妈

● **特点**：什么东西都怕让宝宝摸，认为会把小手弄脏。

● **后果**：宝宝习惯了妈妈安排的一切。动手能力差，没有探索精神。

● **聪明妈妈育儿经**：小手多动才会聪明。

女儿喜欢小手到处摸，我从来不限制她。在家里，她把颜料弄得满手满身，还想尝试着用小剪刀，我都会鼓励她。在室外，我让她抓沙、玩泥巴，衣服脏了，换一下就行了；手脏了，回家及时洗，千万别为了省事，约束宝宝的行为。

在宝宝的天空里，自然的万物就是他兴趣的源泉。所以，不要做让宝宝抱怨的妈妈，要让你的宝宝发自内心地喜欢你。

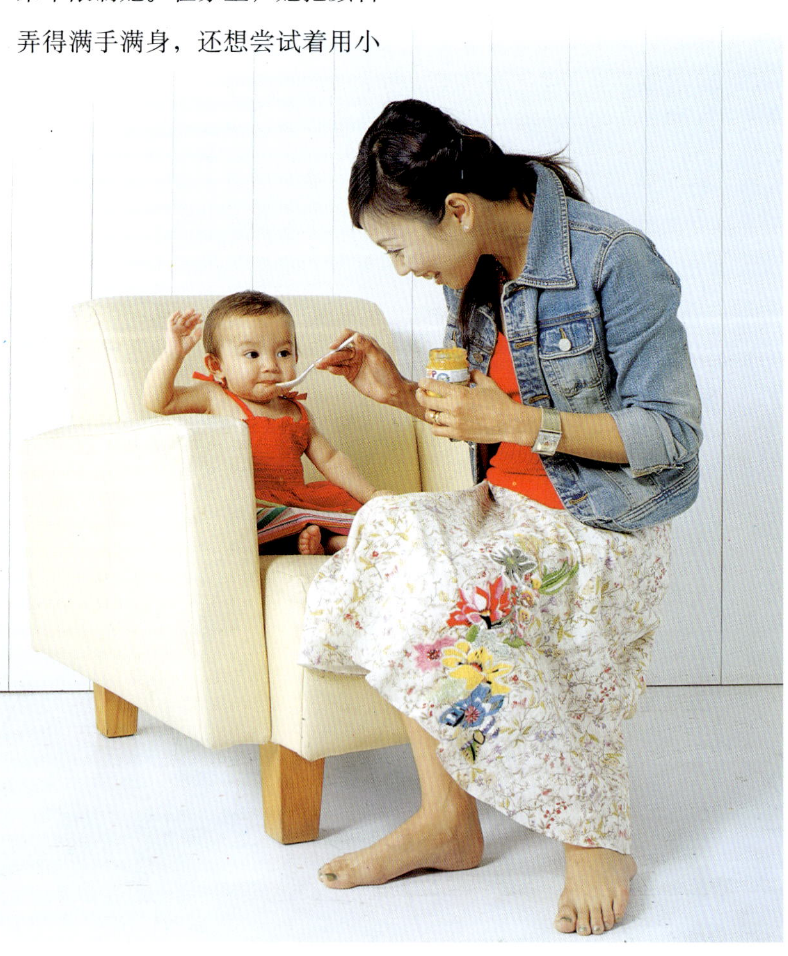

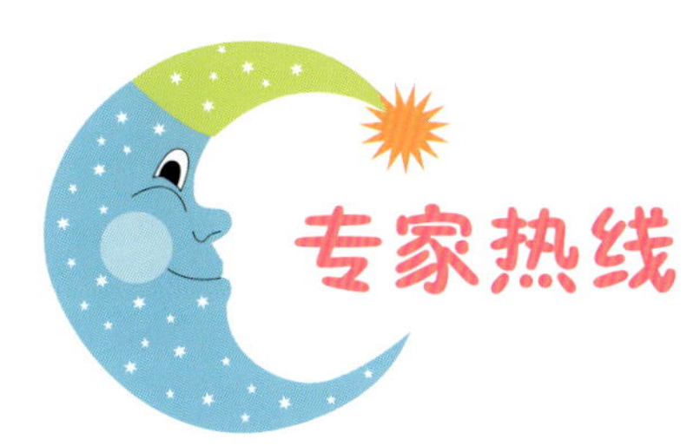

宝宝食物过敏怎么办

食物过敏是这个阶段较为常见的小儿过敏性疾病的一种，尤其父母是过敏性体质的宝宝，食物过敏的表现有两类：

1 速发型过敏反应，吃了过敏食物两小时内出现呕吐、腹痛、腹泻，可能会发热，甚至呕血、便血、过敏性休克，这种情况少见，可一旦发生危险极大。

2 缓发型过敏反应，在吃了过敏性食物后两天内出现荨麻疹、血尿、哮喘发作等，这种情况较常见。

常见的易引起过敏的有鸡蛋、牛奶、花生、大豆、小麦、鱼、虾、鸡肉等含蛋白质较丰富的食物。如果怀疑宝宝有食物过敏，要及时到医院确诊，并采取相应措施，如暂时不再喂这种食物。

有过敏史的婴儿，最好坚持母乳喂养至少6个月，并且推迟鸡蛋等固体食物的添加，还要警惕牛奶、大豆、有壳海鲜等，在医生的指导下对宝宝饮食进行调整。

如果宝宝奶制品过敏，可考虑尝试无敏配方奶2~4周，4周后尝试恢复原先的奶制品，但如果症状出现反复，则需继续使用无敏配方营养粉至宝宝12个月大。

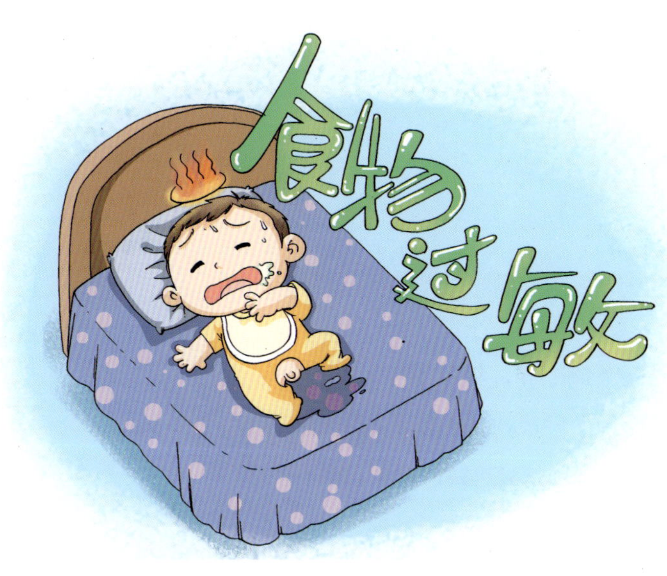

宝宝的枕头究竟多高才合适，有什么讲究吗

宝宝的枕头过高过低，都会影响呼吸通畅和颈部的血液循环，影响睡眠的质量和白天的精神状态。

宝宝枕头的高低要根据宝宝年龄和生理特点来确定。

月子里的宝宝，脊柱基本是直的，头相对较大，几乎与肩同宽，平卧时，后脑勺和背部处于同一平面，因此没有必要使用枕头，也可用成人洗脸的毛巾叠成四折当枕头用。

宝宝到 3 个月会抬头时，脊柱颈段出现前突的颈曲，随着躯体的发育，肩部也逐渐增宽。这时为使睡眠时体位合适，就应开始用枕头了。

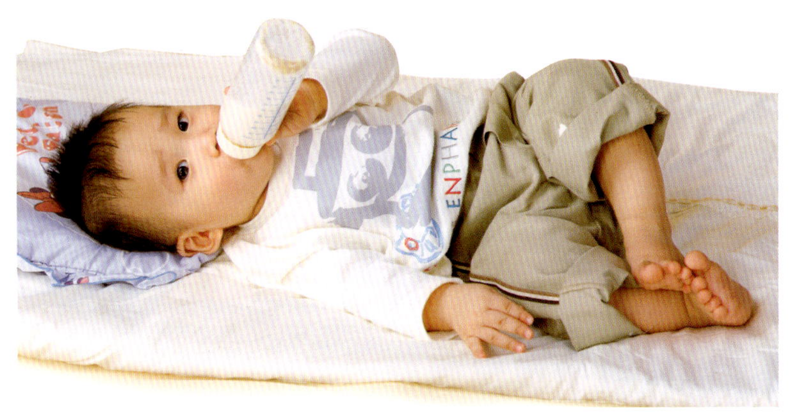

宝宝的枕头的高度 3~4 厘米左右，儿童则为 6~9 厘米。

宝宝的枕头软硬度也要合适。过硬易造成扁头偏脸等畸形，还会把枕部的一圈头发磨掉而出现枕秃，家长常由此误认为宝宝患了佝偻病；过于松软而大的枕头，会使小年龄的宝宝新生儿发生窒息的危险。

宝宝的枕头要常洗晒。宝宝睡觉时，有时出汗，有时因哭叫流泪，枕头上会留下许多汗渍或污垢。所以，必须经常给宝宝洗晒枕头，最好每年换一两次枕芯，保持枕头的清洁、干爽、无异味，以免引发一些过敏性疾病、皮肤病。

怎样给宝宝测量呼吸和脉搏

呼吸同脉搏一样，年龄不同，每分钟的呼吸次数也不同，一般是年龄越小呼吸越快。新生儿每分钟 40~44 次，6~12 个月每分钟 30~35 次，1~3 岁每分钟 25~30 次，5 岁以上每分钟 25 次左右。

在宝宝安静时。数其胸脯和肚子起伏的次数，一呼一吸为 1 次，以 1 分钟为计算单位。检查呼吸应注意呼吸的速度（每分钟的次数）、呼吸的深浅、呼

吸的节律、呼吸有无困难和呼吸的气味。

1岁以内的宝宝每分钟脉搏120~140次，2岁每分钟110~120次，5岁每分钟90~100次，10岁每分钟80~90次，14岁以上每分钟70~80次。一般情况下，体温每上升1℃，脉搏加快15~20次，睡眠时脉搏减少10~20次。

用食指、中指、无名指按压在动脉上，其压力大小以摸到脉搏跳动为准。通常测量脉搏的部位在手腕外侧的桡动脉，以1分钟为计算单位。在测量脉搏时，要注意脉率（每分钟跳动次数）、脉律（脉搏跳动是否有规律）和脉搏的强弱。

给宝宝测量脉搏，一定要在他安静的情况下进行测量；发现脉搏不整齐时，要与心律作对照，以求得准确诊断；给宝宝测脉搏，不要用拇指摸脉，因为拇指上的动脉容易和病儿的脉搏相混淆。

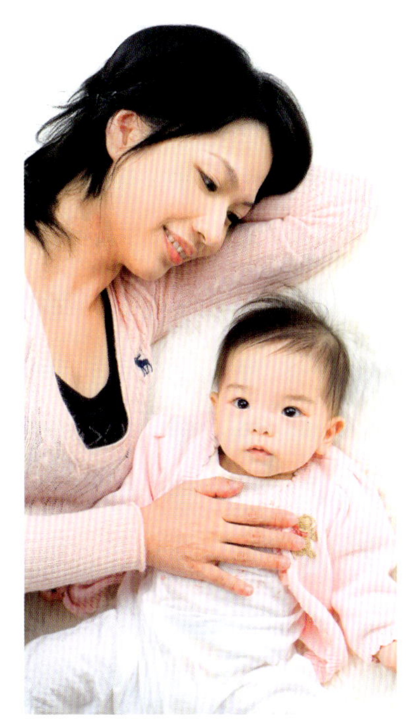

宝宝流鼻涕怎么处理比较好

宝宝接触冷空气，会因敏感而流鼻涕，如早上流鼻涕或鼻塞，常由过敏引起。这种鼻涕是清水样的，但伤风感冒也会流鼻涕，如果是黄色的，则可能感染了病毒。如宝宝吃东西或玩耍时，不慎将异物塞入鼻孔，宝宝会出现鼻塞、呼吸不畅、烦躁不安，宝宝鼻涕中会有血丝。

宝宝流鼻涕护理方法

宝宝流出鼻孔的鼻涕，父母可用柔软的手绢擦拭，但宝宝皮肤很娇嫩，擦拭多了会不舒服。可用温热湿毛巾捂一捂，再轻轻地涂上一点油脂，防止皮肤皲裂疼痛。

如宝宝鼻孔因被鼻涕塞住而影响呼吸，可用吸鼻器帮助宝宝把鼻涕吸出来。

宝宝容易流鼻涕的话，很大的可能性是患上了慢性鼻炎，应及时去专业的耳鼻喉医院治疗。平时要让宝宝适当做户外活动，经常用清水洗洗鼻子，冬季涂少量甘油保护鼻黏膜。

第十章 养育9~10个月宝宝

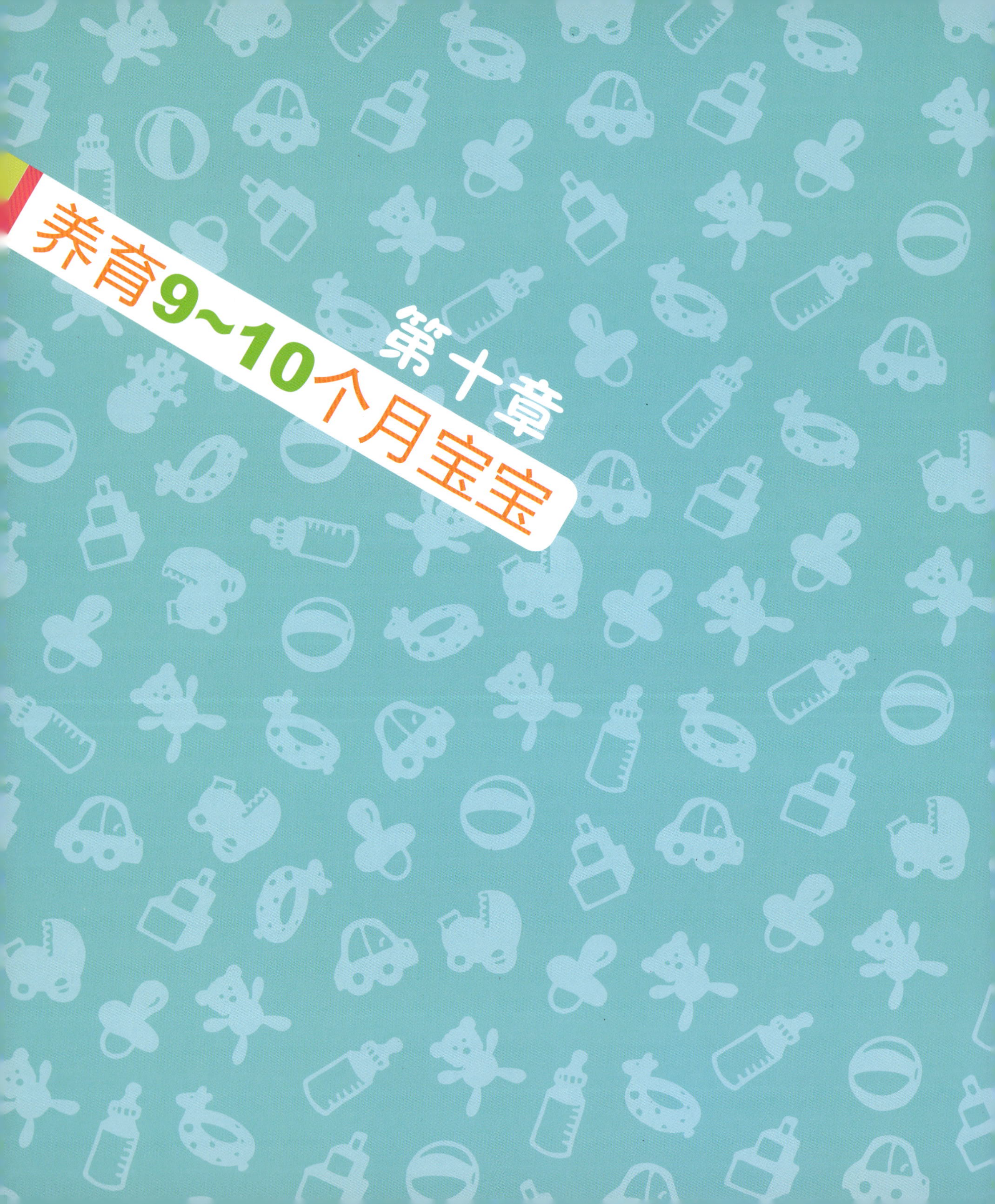

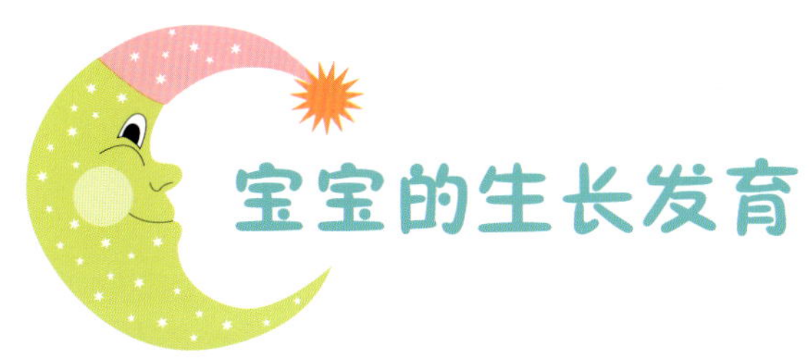

宝宝的生长发育

性别	体重（kg）	身高（cm）	坐高（cm）	头围（cm）	胸围（cm）
男宝宝	8.6~10.6	71.0~76.3	46.92	46.09	45.99
女宝宝	7.9~9.9	69. 0~74.5	46.03	44.89	44.89

到这个月，宝宝的身长会继续增加，但由于体重变化不快，因此给人印象是宝宝比以往瘦多了。

宝宝越来越可爱了，在这个阶段各方面都有了进一步的发展，能独自坐很长时间，会爬行，自己能够扶着栏杆在小床上或围栏里来回走或用学步车来回走。手的动作也更加自如，能双手玩玩具，可指着东西提要求，能模仿大人的动作，陆续又长出2~4颗门牙，和大人的交流也越来越多。

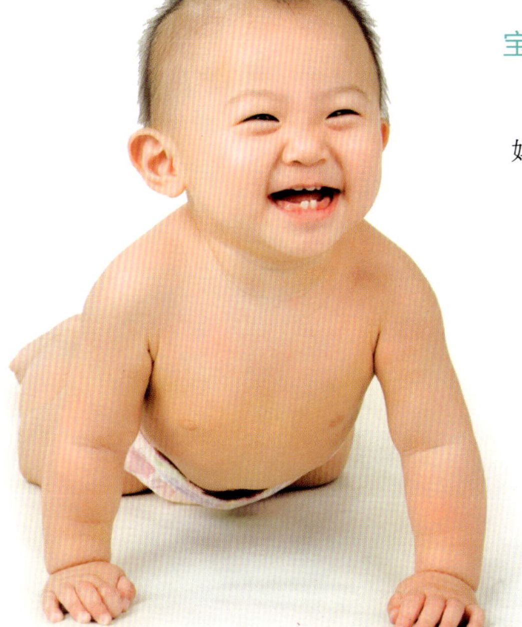

宝宝的情感分离焦虑

这一时期的宝宝对妈妈更加依恋，这是分离焦虑的表现，正如他开始认识到每一个物体都是独特而永恒的，他也会发现妈妈只有一个。

当妈妈走出他的视野时，他知道你在某个地方，但没有与他在一起，于是他会很紧张，因为他几乎没有时间概念，不知道你什么时候回来，或者会不会回来。

宝宝的情感分离焦虑通常在10~18个月期间达到高峰，在1岁半以后会慢慢消失。

妈妈不要抱怨他的占有欲，尽你的努力给宝宝更多的关心，让他有好心情，你的行动可以教会他如何表达爱并得到爱，这是他在未来许多年赖以生存的感情基础。

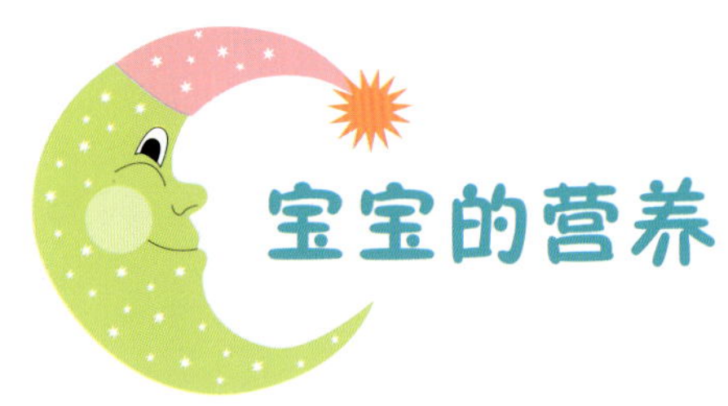

宝宝的营养

宝宝一日饮食安排

9~10个月的宝宝已经开始断奶，母乳充足时，除了早晚睡觉前喂母乳外，白天应逐渐停止喂母乳，而应该代之以品种丰富、搭配合理的辅食，使宝宝摄入充足的营养。

这个阶段，原则上继续沿用上月时的哺喂方式，量比上个月增加。

进食次数可以固定在一天4~5餐。早餐一定要保证质量，午餐可以清淡些。

9~10 个月宝宝一日饮食安排推荐

主要食物	母乳或母乳 + 配方奶		
辅助食物	温开水、菜水、果水、果泥、菜泥、婴儿米粉、鱼泥、肉泥、蛋黄、烂面条、面包、面片、稠粥、肝泥、蒸全蛋、碎菜、碎水果、豆腐、动物血、海鲜、鱼肝油（维生素 A、维生素 D 比例为 3:1）、钙片		
餐次	每 3 小时喂 1 次。晚上喂 1 次即可		
哺喂时间	上午	6:00	母乳或配方奶 200~250 毫升
		9:00	果泥、菜泥、碎菜或水果 100~150 克
		10:00	鸡蛋羹 100~150 克，馒头（面包）30 克，果酱 1 小匙
		12:00	豆奶或菜汤 100 毫升，小饼干 20 克
	下午	2:00	稠粥 30 克，可加肉末或菜末两匙
		6:00	汤面 100 克，或稠粥 1 小碗
	晚上	9:00	母乳或配方奶 200~250 毫升
水	可在白天的两餐之间给宝宝喂水或稀释的果汁和菜汁。每次喂水量在 50~100 毫升		
鱼肝油	每天 1~3 次，每次 1~2 滴		
钙片	每天 3 次，每次 1~2 片		

可以让宝宝尝试全蛋、软饭和各种绿叶蔬菜，既增加营养又锻炼咀嚼。

给宝宝做饭时多采用蒸煮的方法，比炸、炒的方式保留更多的营养元素，口感也较松软，同时，还保留了更多食物原来的色彩，能有效地激发宝宝的食欲。

鱼、肉每天50~75克；豆制品每天25克左右，以豆腐和豆干为主；鸡蛋每天1只，蒸、炖、煮、炒都可以。

上午可以给宝宝一些香蕉、苹果片、鸭梨片等水果当点心，下午可以加一些饼干和糖水。

鱼肝油每天保持6滴左右。

进入断奶末期

宝宝10个月时就进入了断乳末期。这个阶段原则上继续沿用第9个月时的哺喂方式，但可以把哺乳次数进一步降低为不少于两次，让宝宝进食更丰富的食品，以利于各种营养元素的摄入。同时仍要注意微量元素的添加。尝试正式断乳，如果错过了这一时期，宝宝就会依恋母乳或牛奶的味道，使断乳变得更加困难。除了味道之外，宝宝还会领悟到吸吮或饮用奶水比咀嚼食物容易得多，因此更离不开牛奶。

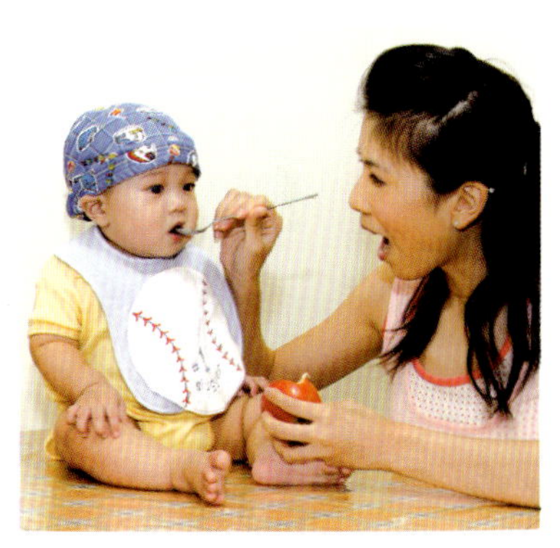

宝宝的辅食添加食谱

腊肠番茄

将番茄洗净，用热水烫后剥去皮，去子后切碎，腊肠切碎；锅置火上，放入油，下入番茄末和腊肠末，边煮边搅拌，并用勺子背将其研成糊状，加入少许精盐，使之有点咸味，即可食用。

虾末什锦菜

虾两只放入开水中煮后剥去皮，切碎；豆腐1/10块，嫩豌豆苗4根洗净后切碎，将切碎的生香菇少许，加入海味汤中煮5分钟，再加入虾末、豆腐末、豌豆苗末，开锅后5分钟，加入白糖、酱油、香菜末各1小勺，香油两滴，盐少许，即可食用。

地瓜鳕鱼饭

地瓜30克去皮切成0.5厘米的方块，浸水后用保鲜膜包起来加1大匙水。用微波炉加热约1分钟；鳕鱼肉50克用热水烫过；将白米饭2/3碗倒入小锅中，再将水、处理过的地瓜、鳕鱼肉及绿色蔬菜放入小锅一起煮熟即可。

番茄鱼肉

鱼肉100克放入开水中煮后，除去骨刺和皮；番茄70克用开水烫一下，剥去皮，切成碎末；将汤200克倒入锅内，加入鱼肉；稍煮后，加入切碎的番茄、精盐，再用小火煮至糊状。

猪肉水饺

将菜150克剁成碎末，挤去水分；猪肉350克剁成蓉，加入精盐15克、葱姜末拌匀，再加入适量的水调成糊状，最后放入菜末拌成馅待用；将面粉500克加冷水250克和成面团，揉匀，搓成细条，按每500克干面210个剂子下剂，用面杖擀成小圆皮，加馅，包成小饺子；先用开水将要吃的饺子煮至八成熟捞出，放入鸡汤内煮，加入精盐、紫菜即成（剩余的饺子可分装速冻，留待以后要吃时再煮）。

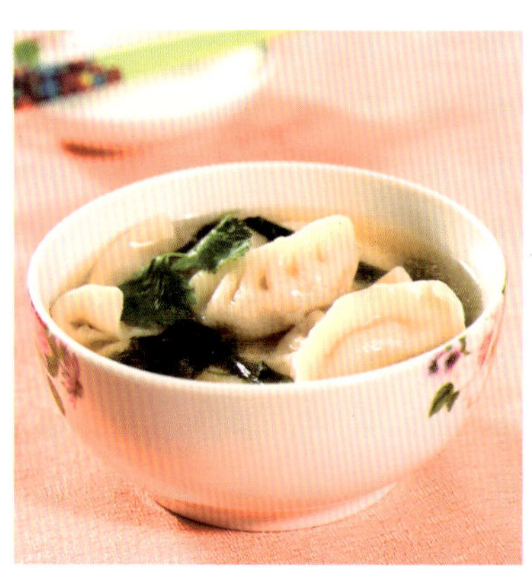

豆腐软饭

将大米400克淘洗干净，放入小盆内加入清水，上笼蒸成软饭待用；青菜250克择洗干净切成末；豆腐250克放入开水中煮一下，切成末；将米饭放入锅内，加入适量肉汤一起煮，煮软后加豆腐、青菜末稍煮即成。

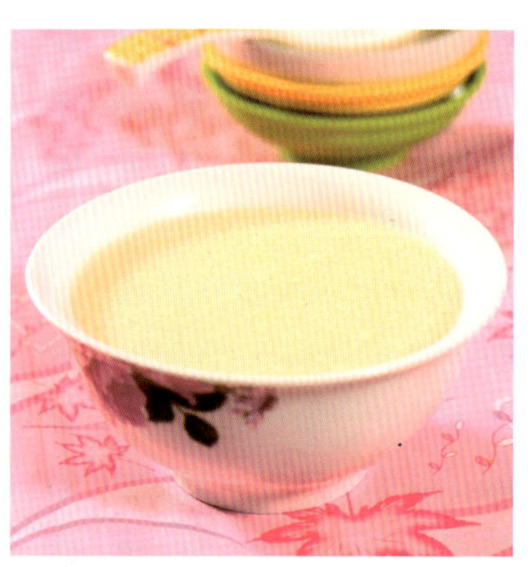

几种宝宝需要的主要维生素

维生素名称	来源	日需要量	缺乏症状
维生素A	动物性食品和胡萝卜	400微克Re	皮肤粗糙，易患呼吸道感染，严重时可致夜盲症
维生素D	鱼肝油、皮肤中的维生素D原经日照后可转化成	400微克Re	缺钙、佝偻病
维生素B_1	谷物、豆类、蛋类、动物内脏、酵母	0.2~0.3毫克	神经反射迟钝、肢体麻木
维生素C	新鲜的蔬菜、水果	40~50毫克	牙龈出血、鼻出血

宝宝的护理

让宝宝养成好的睡觉习惯

宝宝睡觉是生理的需要，当他的身体能量消耗到一定程度时，自然就要求睡觉了。要培养宝宝良好的睡眠习惯，妈妈要做到：

1 每当宝宝到了睡觉的时间，只要把宝宝放在小床上，保持安静，他躺下去一会儿就会睡着。

2 如果暂时没睡觉，让宝宝睁着眼睛躺在床上，不要逗他，保持室内安静，过不了多久，也会自然入睡。

3 不要抱着宝宝睡觉，不要手拍着宝宝，嘴里哼着儿歌，脚不停地来回走动；不要给宝宝空奶嘴吸吮，引诱宝宝入睡，这些坏毛病导致宝宝要睡觉，必定闹，不拍不抱睡不着，久而久之养成依赖大人、缺乏自理能力的不良习惯。

4 9~10个月的宝宝随着智力的发育，活动内容的增多，玩得太累，受的环境刺激太多，睡觉时会做梦，有时刚入睡会哭，一哭就醒。此时，只要父母在他的床边，宝宝看见父母，便又入睡；如果父母把宝宝抱起来，放进自己的被窝或拍睡，久而久之，有的宝宝就会养成一定要父母陪着睡觉的坏习惯。

注意宝宝蹲坐、站立和扶走的安全

这个阶段的宝宝会爬会站，还能扶着走，这是好事，但更要注意安全了，以免宝宝因为在行动过程中造成不必要的磕伤碰伤。

蹲坐的安全

这段时期的宝宝，不但能不费劲地自己坐着玩，而且自己还能从卧位坐起来，身体的灵活性更加增加，你应该注意看着宝宝，不让他在蹲坐的时候摔着自己。

站立的安全

大多数10个月到1岁的宝宝已能够自己拉着东西（如小床

的栏杆、妈妈的手等）站起来了，发育快的宝宝能什么也不扶地独自站立一会儿了。

宝宝刚学会站立时，往往还不会从站立位坐下来，因而，常常使站着的宝宝陷入困境。宝宝在长时间站立后，常常因筋疲力尽而烦躁哭闹。但父母帮他从站立位坐下时，他立刻又会忘记所有的疲劳而再次费力地使自己站起来。

这种状况持续时间不长，宝宝在学会站立后就会努力地学会坐下的动作。开始时，宝宝会非常小心地把屁股坐在双手能碰到的地面上，经过一段时间的练习之后，宝宝就能独立地站立和坐下了。这个时候宝宝身边不能缺少成人。

扶走的安全

大多数宝宝在学会站立后不久就能自己扶着床沿迈步或是由成人抓着一只手走路了。刚开始学习走路时，由于宝宝平衡功能还不完善，走起路来还东倒西歪，时而还会摔跤，有的宝宝用脚尖走路或走路时两腿分得很开，这些都没什么关系，一旦宝宝走路熟练了就会好的。

宝宝从躺卧发展到直立并学会迈步，是动作发育的一大进步，对于宝宝体格发育和心理发展都具有重要意义。因此，家长要及时地教宝宝走路，并为宝宝学走路创造一些条件，如准备学步车、围栏、小推车、可推拉的玩具等，并可经常让宝宝扶着成人的手或竹竿学步。

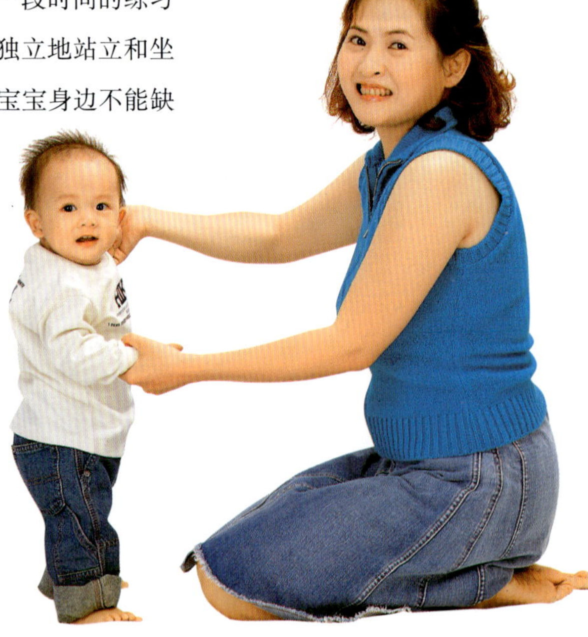

宝宝会扶走的时候，你要时刻看着他，避免危险情况的发生。

还需要注意的其他安全问题

这个月龄的宝宝手的动作更加灵巧自如，手眼协调也进一步完善，由于活动范围进一步扩大，好奇心逐渐加强，喜欢用手到处乱摸乱拿，如拔电源插头、拧煤气开关，甚至打开热水瓶瓶塞，这对他们是很危险的。

因此，家长对他们的照顾要更加细心，丝毫不能粗心大意。家用电器的摆放应尽量远离宝宝经常活动的地方，活动插座应放在较高、隐蔽、安全的地方。插座最好选用加安全保险挡板的，并要经常检查，防止漏电。如果房间本身带的封闭式插座位置较低的，也应用适当的家具如桌子、书柜等加以遮盖，露在外表的电线要经常检查，如有破损，要及时更换。

宝宝的成长测评

宝宝能力发展综述

肢体运动

10个月的宝宝能够独立站起来，如果有人在前面引导，会猛然向前跑两步，但平衡性较差，当站立一段时间后，会害怕地再坐下。双手能够分工合作，会把两样玩具放在一只手里，腾出一只手去玩别的玩具。

语言能力

宝宝10~12个月是模仿力最强的时候，所以这段时间大人要多教宝宝说话，为他的语言能力奠定好基础。

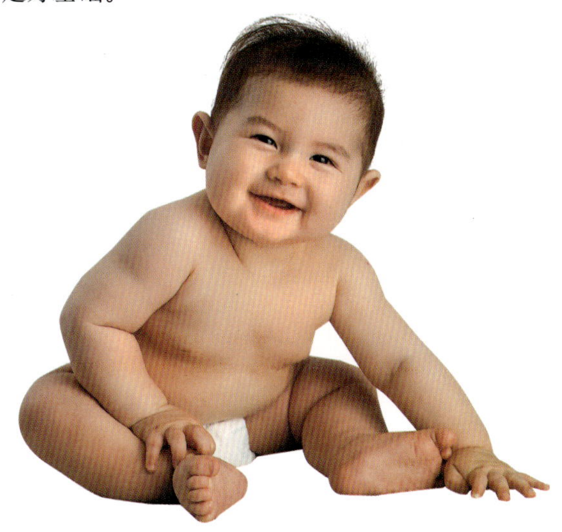

10个月的宝宝，会主动叫妈妈，这时的语言能力处于词和句子的萌芽时期，经常会重复一些词语，并能够理解大人反复说的话，会按照妈妈的吩咐去完成一个动作，比如他会听妈妈的话去拿某件东西。这时候大人如果多跟宝宝说话，有利于他积累更多的词汇。

视觉、听觉

宝宝在此时，能够很准确地靠声音定位，无论你在哪个方向叫他，或发出奇怪的声音，宝宝都能准确地把头转到声音所在方向，无论是前后左右，还是上下。

情商

宝宝对周围事物的关注度达到了空前的程度，在新鲜的地方，会安静地到处看，收集信息。另外，此时的宝宝表现出了明显的占有欲，不愿让别的宝宝玩自己的玩具，也不让妈妈抱别的宝宝。还有，宝宝现在能感觉到妈妈的情绪，并与妈妈同喜同悲，还喜欢与人交往，经常会盯着陌生人看，但当陌生人看他时，他会感到害怕。

宝宝潜能提升方案

大动作能力发展提升

扶行到独走

游戏功效：可以让宝宝渐渐过渡到独自也能走稳，训练宝宝身体的平衡能力。

操作方法：继续让宝宝扶物或扶手站立，并训练宝宝扶着椅子或推车迈步，可将若干椅子或凳子相距1尺让宝宝学走，也可让宝宝在父母之间学走，距离渐渐加大。

父母扶宝宝学走时，先用双手，然后单手领着走。以后可用小棍子各握一头，待宝宝走得较稳时，父母轻轻放手，宝宝以为有人领着棍子，放心地走。

站起坐下

游戏功效：训练宝宝腿部肌肉与脚掌的力量，为宝宝学会走路和定向跑作准备。

操作方法：继续9个月训练内容，能灵活由站着到坐下，由坐着到俯卧后再拉物站起，并行走。鼓励宝宝自由活动，进行各种姿势多种体位的活动。

精细动作能力发展提升

放进去，拿出来

游戏功效：促进了手、眼、脑的协调发展，还增强了宝宝的认知能力。

操作方法：在训练宝宝放下、投入的基础上，你把宝宝的玩具一件一件地放进“百宝箱”里，边做边说“放进去”。然后再一件件地拿出来，让宝宝模仿。这时你要指定宝宝从一大堆玩具中挑出一个(如让他把小猫拿出来)，每日练习1~2次。

打开套杯盖

游戏功效：可以促进宝宝的空间知觉的发展。

操作方法：拿一只带盖的塑料茶杯放在宝宝面前，向他示范打开盖、再合上盖的动作，然后宝宝他练习只用大拇指与食指将杯盖掀起，再盖上，反复练习，做对了应称赞他。

语言能力发展提升

模仿发音

游戏功效：使宝宝的语言发育能更进一步。

操作方法：继续练习模仿发音，扩大范围，应包括人称、物品名称、人的五官及简单的动词等，使宝宝在主动会叫“爸爸”、“妈妈”之外，还能说其他几个词，模仿大人说话的最后一个音。

指图回答问题

游戏功效：训练宝宝对语言的理解能力，促进宝宝的智力发展。

操作方法：在父母用图画故事书为宝宝讲故事时，妈妈问“谁在吃萝卜”，宝宝会指着兔子回答。又问“小花猫要到哪儿去”，宝宝会指着河边作答。

生活自理能力发展提升

捧杯喝水

游戏功效：训练宝宝手部动作的平衡能力。

操作方法：鼓励宝宝自己捧杯喝水，你应放手让宝宝做，宝宝能由洒漏渐渐熟练到不洒漏。

穿脱衣服

游戏功效：宝宝能听懂并理解妈妈的指令，培养了宝宝的独立性。

操作方法：穿脱衣服时继续教宝宝配合。

适应能力发展提升

用食指表示1岁

游戏功效：使宝宝的思维能够通过动作表达出来。

操作方法：当大人问宝宝"你几岁了"时，妈妈教宝宝竖起食指表示自己1岁。几次之后，宝宝会竖起食指表示1，如问他"你要几块饼干"，宝宝会竖起食指，表示要1块。妈妈只给宝宝1块，巩固宝宝对"1"的认识。

模仿动作

游戏功效：培养宝宝的观察能力和手眼协调能力。

操作方法：和宝宝一起玩，训练宝宝有意识模仿一些动作，如自己拿着碗喝水，拿勺在水中搅一搅等，每次可教一个动作，反复教至学会。

识图、识字

游戏功效：训练宝宝的观察力和记忆力。

操作方法：继续认识图片卡及各种物品。待宝宝认识4~5张图片后，让宝宝从一大堆图片中找出他熟悉的那几张。一旦找出来，你就要大加赞赏和鼓励。

在图卡中加入1~2张字卡，宝宝也能找出。

认识自己的身体

游戏功效：培养宝宝的理解能力以及记忆力。

操作方法：继续通过镜子做游戏，与大人面对面地学习，宝宝可以认识脸上器官、手、脚、肚子等部位并指认身体部位3~5处。

社交行为能力发展提升

模仿大人动作

游戏功效：反复练习，逐渐放手，宝宝会自己鼓掌欢迎。

操作方法：继续训练宝宝模仿大人动作，如见到邻居和亲友，爸爸拍手给宝宝看，妈妈把着宝宝的双手拍，边拍边说"欢迎"。

寻找小球

游戏功效：可以让宝宝学会解决问题的办法。

操作方法：用一个边长1尺左右（正方形、长方形均可）的包装纸箱，上面开一个大约10厘米×10厘米的洞。在右下角另剪一个边长为5厘米的等边三角形出口，让宝宝从大洞投入一个小球，叫他摇动纸箱使小球从边角出口处漏出。

告诉宝宝从大洞里看看，哪一头亮就向哪边摇。宝宝起初会乱摇，后来他学会不必摇，让箱子斜着放，小球自然会滚出来。

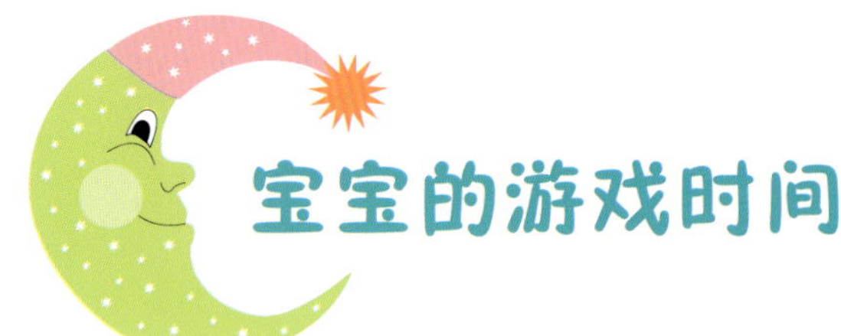

宝宝的游戏时间

舞动的彩虹

游戏前的准备工作

七色彩纸若干张。

游戏技巧

妈妈拿起一张纸，撕成一条一条的。

再拿起一张纸，握住宝宝的双手，帮助宝宝将纸撕成一条一条的。

让宝宝抓住各种颜色的纸条抬起手臂，做挥舞状，告诉宝宝这是七彩虹在跳舞。

递给宝宝一张彩纸，鼓励宝宝独立将纸撕成条状。

游戏的好处

宝宝能将纸撕成条，说明大拇指和其他手指协调配合，手的精细动作进一步发展，促进宝宝感知运动思维和探索世界的能力的进一步发展。

一定数量动作技能的掌握可以帮助宝宝及早摆脱对成人的依赖，学会独立自由地活动，从而开阔眼界、增长知识。

专家面对面 ▶▶▶

你不要把宝宝平时的撕扯行为当做破坏行为予以制止，研究表明，手指与大脑之间存在着非常广泛的练习，如果宝宝的手指非常灵活，则其触觉会更加敏感，以后就会更聪明、更富有创造性，其思维也会更加开阔。宝宝手部小肌肉动作能力的发展，可以促进思维能力的进一步发展。

你不用为撕了满地的纸感到烦恼，可以准备一个小盒子或小筐，指导宝宝把散落在地上的彩带捡起来，放回小盒子里。看到自己的收获，宝宝也会很开心。

推小球

游戏前的准备工作

塑胶球或乒乓球1个。

游戏技巧

妈妈和宝宝各坐在桌子一头，一起玩球。

妈妈把球推给宝宝，尽量让宝宝接住。

鼓励宝宝把球推给妈妈。

也可以准备一个稍大的皮球，爸爸踢给宝宝，让宝宝“接住”，再“踢回”给爸爸，妈妈扶着宝宝来进行游戏。

游戏的好处

这个游戏需要眼睛与小手的配合，一方面锻炼了手部活动的准确性，同时也发展了视觉追踪以及与手部运动的和谐配合能力。

这个游戏通过宝宝和妈妈“来回给东西”，体现宝宝交往行为发展的一大进步，宝宝能体会游戏意图，并作出积极的社会性反馈，体现出较高的社会交际能力，有益于塑造积极的人生态度。

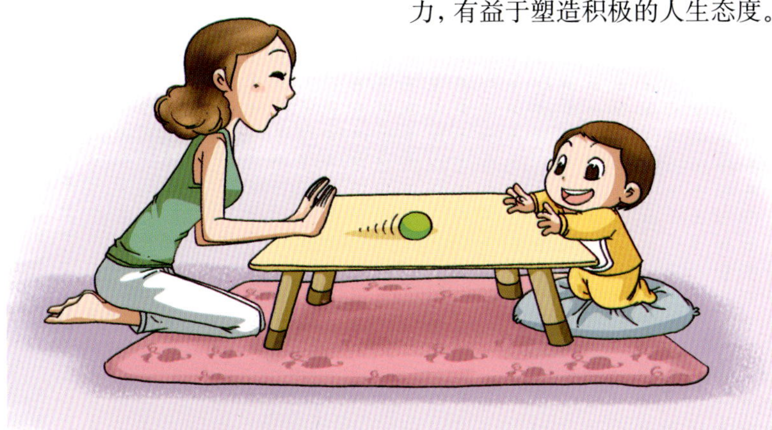

专家面对面 ▶▶▶

注意使宝宝保持较高的情绪状态，避免机械重复，使宝宝厌烦、疲劳。

宝宝的交往行为系统既包括诸如微笑、兴奋、发怒、同情、内疚等情绪行为，也包括和谐共处、分享、交流、模仿等行为。和宝宝间的互动游戏为宝宝将来应付更加复杂的社会关系作好了准备。建议妈妈在生活中多注意具有“来回给”性质的情境，让宝宝有更多机会体验交往的乐趣。

和爸爸比赛套杯子

游戏前的准备工作

规格相同的塑料水杯（或纸杯）5个。

游戏技巧

妈妈把水杯一字排开放在宝宝面前。

妈妈依水杯摆放的顺序，拿起一侧的水杯套在另外一个水杯上。

依次将5个水杯套在一起，演示给宝宝看，然后再将水杯依次排开。

请宝宝拿起一个水杯套在另外的水杯上，依次将水杯摞起来。

游戏中，可以边套水杯边数数，加强宝宝对数字的认知。

给爸爸同样数量的水杯，让爸爸和宝宝比赛，看看谁套得又快又准，宝宝会觉得更刺激、更有成就感。

游戏的好处

10个月的宝宝用双手拿物品的能力会大大增强，可以通过游戏，进一步锻炼他们手拿物品的能力以及手眼的协调性，促进大脑的发育。

专家面对面 ▶▶▶

心理学家把宝宝的思维称做“动作思维”或“手的思维”。宝宝用双手把弄物体，蕴涵着他对物体的分析与综合性质的操作，是宝宝认识世界能力的重要体现。

选择水杯时，要尽量选择高度小的水杯，这样便于宝宝将水杯套起来。

水杯颜色要尽量不同，色彩要鲜艳，可以增加刺激宝宝视觉的机会。

超市小分装员

游戏前的准备工作

不同的水果 3 个，不同的小玩具 3 个，空盒子两个。

游戏技巧

妈妈指着一个盒子，对宝宝说出指令：“把水果放进这个盒子里。”指导宝宝把水果放进去。

指着另一个盒子，对宝宝说出指令：“把玩具放进这个盒子里。”指导宝宝把玩具放进去。

将两个盒子摆在一起，告诉宝宝一个盒子里装的是水果，另一个装的是玩具。

游戏的好处

手指的运动可以刺激大脑的广大区域，而通过大脑的思维和眼睛的观察又可以不断纠正、改善手指动作的精细化程度。眼、手、脑的配合协调能极大地促进宝宝的智力发展。

还可以培养宝宝的逻辑思维能力，帮助宝宝尽快掌握简单的指令语言，帮助宝宝认识物品的类别，促进宝宝语言智能和数学智能的发展。

专家面对面 ▶▶▶

游戏材料一定要选择宝宝熟悉的东西，游戏材料类别尽量不要有交叉或者类别界限不清，比如在玩具类别中不要有塑料水果，也不要将布娃娃、小熊这类在宝宝眼里有说明的玩具和积木块等放在一起，以免给宝宝造成混乱。

这个时期的宝宝，单独游戏的时间要增加为上、下午各约 1 小时。只要有三四种玩具，宝宝就会完全投入。当他自由地单独游戏时，最好不去打扰，这样可以让宝宝学习动脑筋、创造、吸收新知识、独立生活的能力。

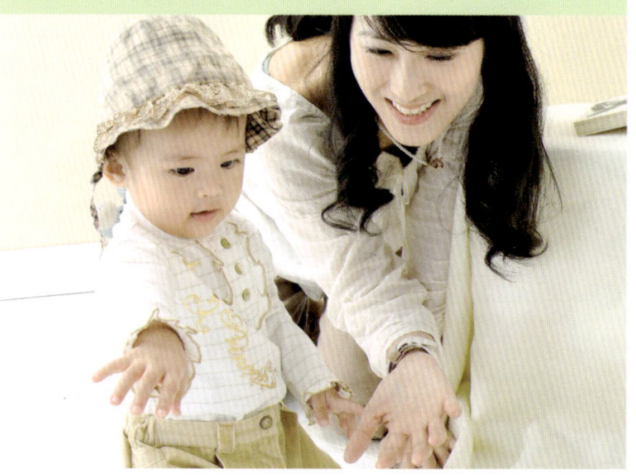

80后妈妈育儿经

让宝宝记性更好的几个实用小方法

通过早教，宝宝在这个阶段能够轻易地从一大堆的玩具中，挑出那个以前从没有见过的新玩具——这说明宝宝“记得”自己已经拥有的东西，这就是他们的“记忆”。

宝宝的记忆力很好，它就像一块海绵，能够不断地吸取水分，但值得妈妈注意的是，宝宝所擅长的这种记忆，其实是一种机械式的无意识记忆。他们能够直观地记住事物，但事实上他们对记忆的很多事物并不理解，容易遗忘。

所以，在早期教育的过程中，需要强调的是宝宝的有意识记忆，要用有效的方法培养宝宝良好的记忆习惯，让这块海绵能够最大限度地吸取更多的养料。

下面，我们给妈妈介绍几个蒙台梭利教育的实用小方法，它们能帮助宝宝练就好记性，妈妈可以尝试：

1 适当重复法

0~1岁的宝宝记忆内容在头脑中保留时间较短，所以每隔一段时间，家长都应该重复给予宝宝刺激，巩固已有的记忆。

2 形象辅助法

1岁以前的宝宝以形象记忆为主，他们对那些感兴趣的物体更容易记住。当爸爸妈妈让宝宝记忆儿歌、故事、字母、数字等抽象材料时，宝宝往往会表现出厌烦。这个时候就需要配上图片、动作或夸张的声音，在多种形象的刺激下，宝宝会更容易接受新的事物。例如，妈妈可以边讲故事边做动作，或将故事画成连环画，和宝宝边看图画边讲故事，这些都有助于宝宝对故事的记忆。

3 目标物展示法

有的妈妈会拿着两个大小不一的玩具教宝宝认识“大”与“小”概念。可是宝宝刚接触这两个词，并不懂它的意思。他很有可能将它们理解为：“大的”就是指白色这个狗，“小的”就是这只黄色的小鸭子。正确的做法就是要充分考虑宝宝的理解能力，选用合适的道具。比如妈妈可以选用颜色、形状完全相同，只是单纯在大小上有所差异的玩具。这样就去除了宝宝在认识事物上的干扰因素，方便宝宝准确理解。

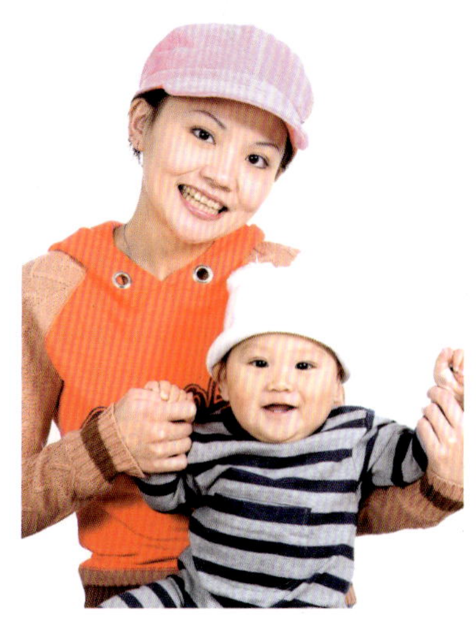

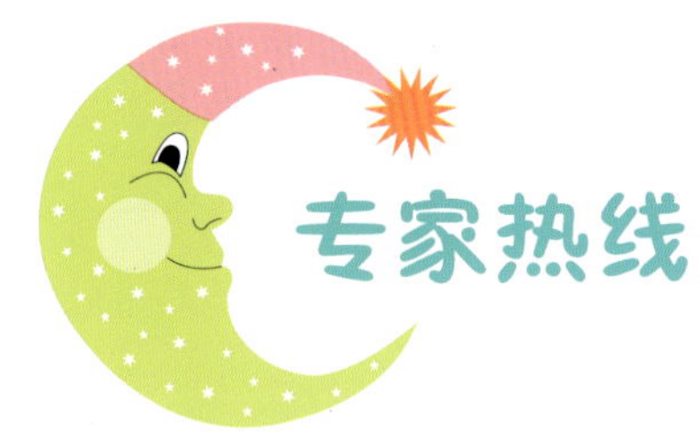

专家热线

宝宝爱咬人怎么办

宝宝到了10个月左右，长出乳牙时，便经常咬一些固体食物来磨牙，并且形成咬物或咬人的习惯。如果是属于这种情况的，你应经常给宝宝一些固体食物吃，以用来磨牙和锻炼咀嚼能力。

在这个时期，宝宝的情感逐渐发展，依恋家里的亲人，离不开妈妈，而且情绪变化大，容易冲动，又不会用语言表达，所以常常是行为表现特殊。比如，不论是高兴还是生气，都有可能在妈妈的胳膊上或肩上咬一口，越让他松口，他越是咬住不放，咬得妈妈特别疼。随着月龄的增长，宝宝咬人的习惯逐渐被手的动作取代，情绪趋向稳定，你不必过于担心。

喝鸡汤对治疗宝宝感冒有好处吗

感冒是由于机体抵抗力下降，呼吸道感染了病毒或细菌所致。鸡汤营养丰富，能给人体提供微量元素和少量的蛋白质，对于恢复宝宝体力和增强肌体抵抗力有帮助。

但是，在宝宝感冒的急性期，尤其是发烧期，消化功能减弱时，如果鸡汤太油腻了容易引起宝宝腹泻，建议妈妈要谨慎给宝宝喝，最好等宝宝病情稍缓解后再喝，喝时要把鸡汤上面的一层油脂除去再喝。

另外，如果宝宝还不到6个月，消化系统不完善，辅食添加也不多，最好暂不给宝宝喝。

给宝宝喝的鸡汤，鸡的来源也要多注意，土生土长的鸡是最好的，现在有些鸡40多天就出圈，其中含有激素，宝宝自我免疫力低，对抵抗疾病好处反而不大。

宝宝10个月了，头发还是很稀少怎么办

刚出生时宝宝的头发稀少，完全可以通过补足营养来进行调节，使宝宝的头发逐渐转变。

宝宝头发稀少多数是正常生理性现象，随着宝宝逐渐长大，在5岁左右，头发都会慢慢地长出来，妈妈应该为宝宝勤洗头、勤梳头，保证宝宝头皮血液循环的畅通。

有些妈妈盲目地在宝宝头皮上涂擦“生发精”、“生发灵”之类的药物，想让宝宝更快地长出浓密的头发。但妈妈却忽略了重要的一点，这类药物并不适用于宝宝稚嫩的头皮，有时可能还会给宝宝带来不良的后果。

宝宝打针后能帮他按摩打针的地方吗

宝宝经常因为打针后的疼痛而哭闹不止，不少家长为了减轻宝宝的疼痛，喜欢用手在打针的局部不时地做按摩动作。

其实，从医学角度来看，这种做法是错的，对宝宝有害无利，正确的方法是在针头拔出皮肤的瞬间，马上用酒精棉球或消毒过的干棉球在皮肤上稍稍压一下，以避免针眼处不断出血，当血液凝固后可马上将棉球拿开。

按摩针头注射部位的皮肤，会促使或加重局部注射组 织皮下的毛细血管出血，形成血肿，从而影响宝宝的健康，尤其是肢体的活动。

另外，如果给宝宝按摩的手没有洗过，可能会存有上万个细菌，当用手来按摩注射部位的针眼时，细菌便可以沿着针眼皮肤处直接进入皮肤内，引起局部组织的炎症感染，甚至可导致败血症。

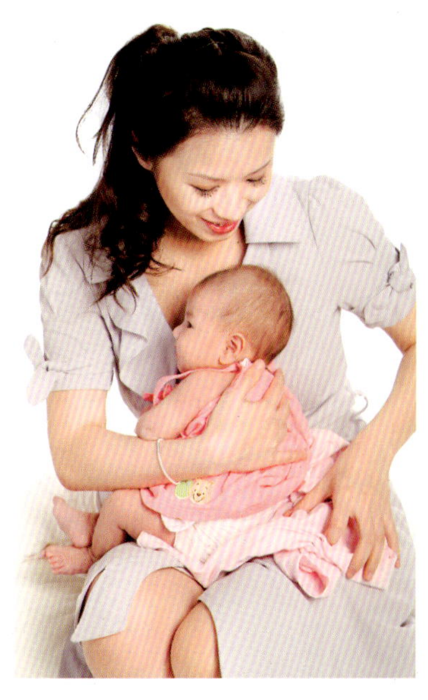

专题页：宝宝断奶计划，在爱与温柔中顺利过渡

随着宝宝逐渐长大，断奶也是必然的事。只是，断奶不像说说那么简单，几个月断奶最好？什么断奶方法对宝宝的心理和身体更有利，宝宝大哭着非要吃奶怎么办？断奶后宝宝不肯吃奶粉怎么办？断奶那几天宝宝是不要会瘦了？妈妈们，关于断奶，你们准备好了吗？

1 断奶的最佳季节

随着宝宝长大，母乳的营养成分和量已经满足不了宝宝生长发育的需要，因此随着宝宝咀嚼、消化功能的成熟，妈妈们就要及时让宝宝断奶了。

断奶的最佳时间应选择在春秋季节。如果按时间推算，宝宝的断奶时间正好赶在夏季的话，可以适当往后推一两个月，另外，宝宝的身体出现不适时，断奶时间也应当适当延后。

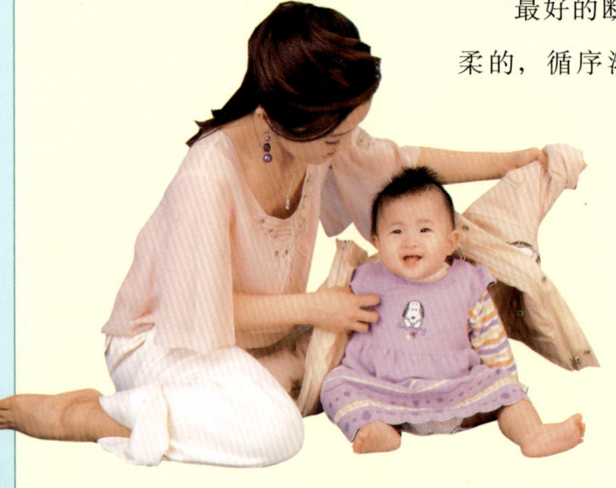

2 断奶的最佳年龄

宝宝自从4个月开始添加辅食逐渐地增加品种，一般6~7个月就可以吃稀饭或面条，先从每天一次加起渐增至2~3次。随着辅食的增加相应地减去1~3次母乳，到10~12个月基本预备充分就可以断奶了。当然时间不一，但最佳的时间是10~12个月，最迟不要超过2岁。

3 断奶应该是有爱的温柔过程

最好的断奶过程应该是温柔的，循序渐进和充满爱的。我们并不赞同有的妈妈采取的“突然断奶”的方法。这样做不但妈妈自己会遭遇乳房胀痛，甚至是乳腺炎，宝宝也要很痛苦地适应从你温暖柔软的乳房到冰冷的塑料瓶子的转变。他会因为失去了“他的”乳房而非常伤心。

妈妈要掌握循序渐进的方法，先考虑取消宝宝最不重要的那一顿母乳。

如果你拿着奶瓶喂他，他不肯接受的话（他一定是因为能闻到你的气息，知道“他的”乳房就在附近），可以尝试由爸爸或者奶奶来喂他。最好是每隔一段时间取消一顿母乳，代之以奶瓶。这“一段时间”可能是几天，也可能需要几个星期。如果你觉得乳房胀得难受，可以适当挤掉一些。注意：只是挤出来一部分，而不是完全挤空。这样可以给你的身体传递一个信号，逐渐减少母乳的“产出”。

4 断奶前的准备工作

断奶前应当做好充分的准备工作。首先，宝宝4~6个月大时，就应当添加米粉了，随后添加1/4蛋黄、肉泥、蔬菜泥、肝泥等辅食，辅食添加应当从少量到多量，从一种到多种，给宝宝的肠胃一个逐步适应的过程，并且能保证宝宝足够的营养摄入。

断奶的过程中，除了应当及时添加丰富多样的辅食，让宝宝吸取更多的营养外，妈妈应当逐渐延长哺乳的间隔时间，逐步改变宝宝吃奶的固定习惯，同时开始训练宝宝用杯子喝水、用勺子吃饭的习惯，从而慢慢让宝宝改变“恋乳”的心理。

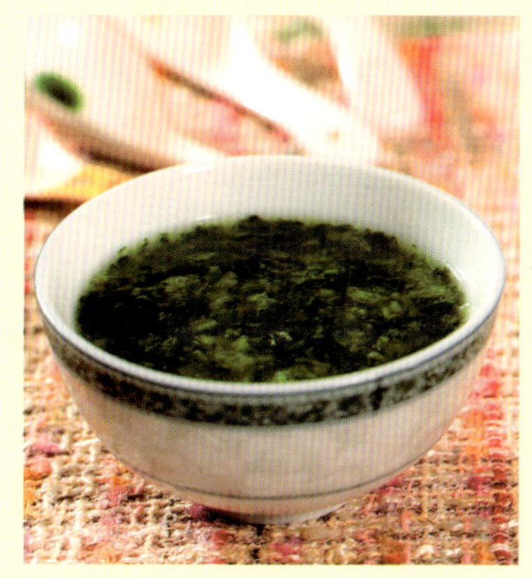

5 三步法让宝宝不再恋乳

首先，减少宝宝吃奶的次数，在宝宝有饥饿表现时，让他吃些粥、烂面条等辅食，把食物做得软些、烂些、味道香、颜色好，以便吸引宝宝。开始时应让宝宝适应稀软的食物，以代替长期习惯了的母乳。每天要坚持，时间一长，宝宝会逐渐喜欢吃些食物，就不会只恋母乳了。

其次，不能用吸吮母乳的方式使宝宝闭目安静下来。宝宝在半岁以后，开始懂得了妈妈是自己最亲近的人，妈妈温暖舒适的怀抱，暖暖的乳汁，使宝宝感到安全，得到温暖，消除寂寞，感情上得到极大的满足。特别当宝宝情绪急躁、哭闹时，妈妈的乳汁是安慰剂。久而久之，宝宝不仅饿了吃奶，在情绪急躁不安时也要寻求母乳，从而加剧了宝宝对母乳的依赖。

最后，依靠妈妈的决心和周围人的协助。例如，训练宝宝到睡眠时间愿意自己躺在床上，不能养成大人抱着入睡或含着妈妈乳头入睡的坏习惯；宝宝入睡时，妈妈可以守候在他的床边，让宝宝不担心与妈妈分离，使宝宝心里更踏实，能安安稳稳地入睡，渐渐淡化宝宝对母乳的依恋。

专家面对面 ▶▶▶

断奶完全没必要分离母子，传统上“分离母子好断奶”的做法并不可取，很可能非但不能成功断奶，还会影响宝宝生理、心理健康。长时间的母子分离，还会使宝宝缺乏安全感，特别是对母乳依赖较强的宝宝，还可能产生强烈的焦虑情绪，不愿吃东西，不愿与人交往，烦躁不安，哭闹剧烈，睡眠不好，甚至还会消瘦、生病。

对宝宝而言，乳头上涂辣椒水、万金油或黄连之类的刺激物，简直是残忍的“酷刑”。黄连、辣椒水都是刺激性食物，对宝宝口腔黏膜有伤害。采取这样的断奶方式，对宝宝无疑是种突然打击，会使幼嫩身心受到伤害。

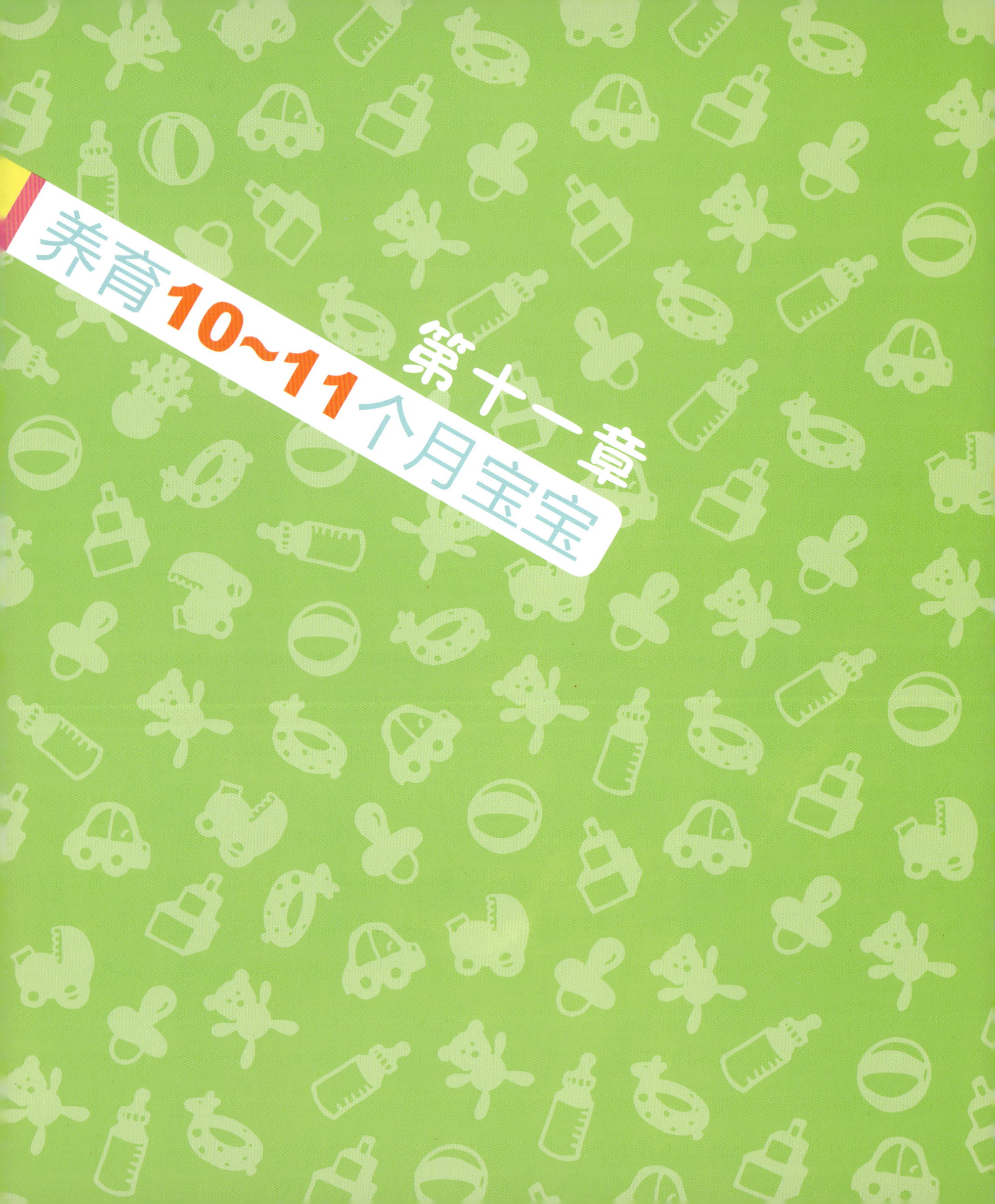

第十一章

养育10~11个月宝宝

宝宝的生长发育

性别	体重（kg）	身高（cm）	坐高（cm）	头围（cm）	胸围（cm）
男宝宝	8.9~11.0	72.2~77.6	47.8	46.3	46.37
女宝宝	8.2~10.3	70.3~75.8	46.7	45.3	45.3

宝宝现在也许已经能扶着东西走路了，虽然他走路的姿势是独特的，甚至有些东倒西歪，没有关系，再过一阵子，他就会走得熟练，不过，这时宝宝的安全就很重要了，爸爸妈妈需要将家里所有的危险因素都消除掉，尤其是桌子的棱角、热水壶等危险因素。

另外，此时的宝宝可能已经长出4~6颗牙齿。

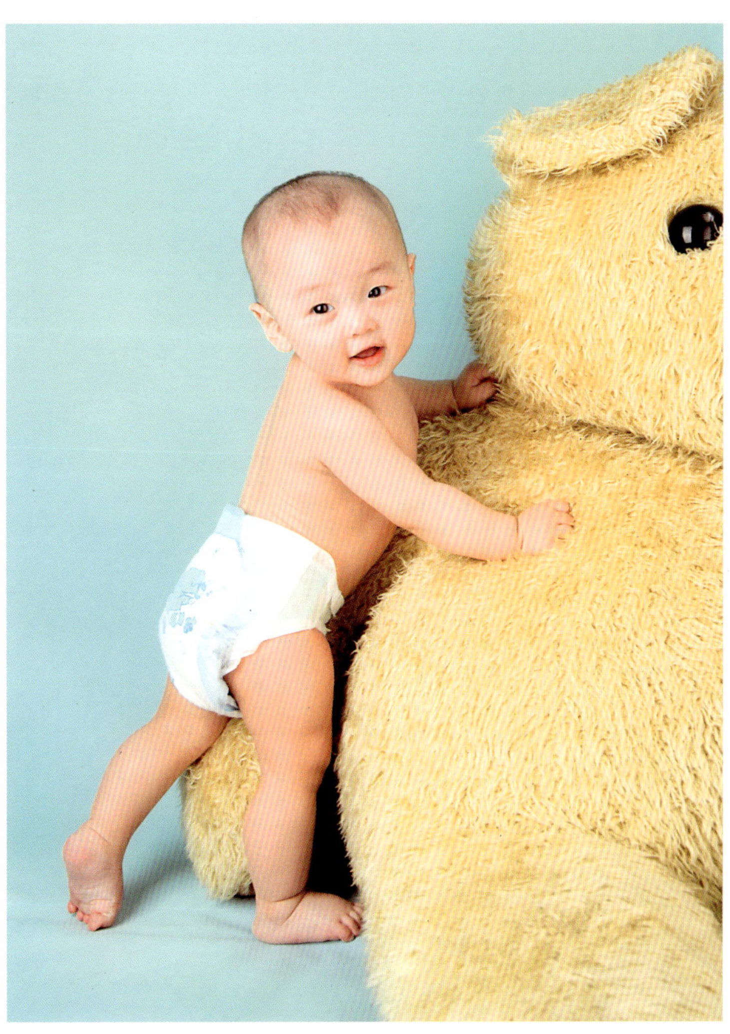

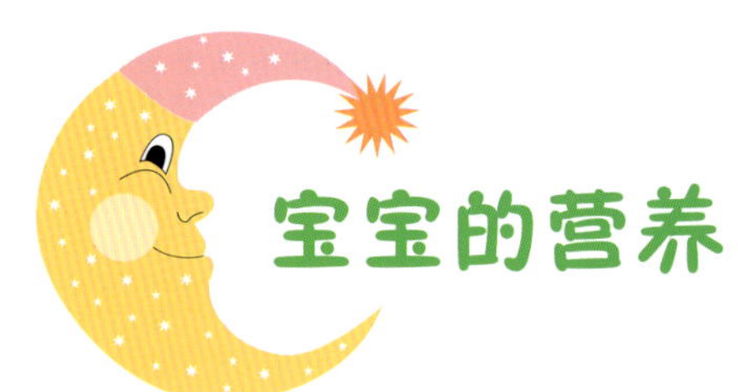

宝宝的营养

宝宝一日饮食安排

10~11个月的宝宝普遍已长出了上下中切牙，能咬下较硬的食物，哺喂也要逐步向幼儿方式过渡，这个月宝宝吃的东西可以接近大人，但还不能吃成人的饭菜。

如果以往辅食一直以粥为主，而且宝宝能吃完一小碗，可以从稠粥转为软饭，烂面条转为包子、饺子、馒头片等固体食物。

水果和蔬菜不需要剁碎或是磨碎，只要切薄片或细丝就

● 10~11 个月宝宝一日饮食安排推荐

主要食物	母乳或母乳 + 配方奶		
辅助食物	温开水、菜水、果水、果泥、菜泥、婴儿米粉、鱼泥、肉泥、蛋黄、烂面条、软饭、面包、面片、稠粥、肝泥、鸡蛋、炒菜、小块水果、豆腐、动物血、鱼肝油（维生素 A、维生素 D 比例为 3:1）、钙片		
餐次	向一日三餐过渡		
哺喂时间	上午	6:00	母乳或配方奶 250 毫升
		9:00	馒头 20 克，菜肉泥 60 克，菜汤 80 克
		10:30	鸡蛋羹 100~150 克，馒头或面包 30 克，果酱 1 小勺
		12:00	饼干两块，豆奶 150 毫升
	下午	2:00	水果 150 克
		6:00	汤面 100 克，肉泥或蔬菜 30 克
	晚上	9:00	母乳或配方奶 200~220 毫升
水	可在白天的两餐之间给宝宝喂水或稀释的果汁和菜汁。每次喂水量在 50~100 毫升		
鱼肝油	每天 1~3 次，每次 1~2 滴，保持在 6 滴左右		
钙片	每天 3 次，每次 1~2 片		

可以；肉和鱼可以撕成小片给宝宝吃。水果可以稍硬一些，蔬菜、肉类、主食还是要软一些，具体硬度以“肉丸子”为标准。

在每次喂餐前的半小时给宝宝喝20毫升的温白开水，有助于增加宝宝的食欲。

如果白天停喂母乳较困难，宝宝不肯吃代乳食品，此时有必要完全断掉母乳，以免影响宝宝的食欲。

宝宝开始表现出对特定食品的好恶，因此还要注意变换烹调方式，引起宝宝对食品的兴趣，以防养成偏食的习惯。

断奶后要怎么保证宝宝的营养

宝宝断母奶后，其食物构成就要发生变化，要注意科学喂养。在照顾消化能力的前提下，膳食构成应做到数量充足、质量高、品种多、营养全。

宝宝在断奶后，妈妈要做到

1 选择食物要得当，食物的营养应全面和充分，除了瘦肉、蛋、鱼、豆浆外，还要有蔬菜和水果。断奶初期最好要保证每天饮用一定量的牛奶。食品应变换花样，巧妙搭配。

2 提高烹调质量，注意食物色、香、味、形，选择多种食物。牛奶、瘦肉、鱼及蛋等优质蛋白应充分供应，新鲜蔬菜及水果不可缺，添加豆浆、豆腐等豆制品食物不能忘，各类食物应适量。

3 注意食物的均衡搭配，各类食物要粗、细粮搭配，动物性蛋白与植物性蛋白的比例应适宜，蔬菜与水果不能互相代替，每天保证吃600毫升牛奶，香油、食盐宜少不宜忘记。多给宝宝吃一些粗纤维含量丰富的食品，但一定要尽量做到细、软、烂等。

4 注意用餐习惯的培养，如宝宝自己用勺吃饭，纠正宝宝偏食、挑食等不良饮食习惯，适量、按时添加些零食。还要注意饮食卫生，食物应清洁、新鲜、卫生、冷热适宜。

5 一日三餐定时进餐。刚断母乳的宝宝，每天要吃5餐，早、中、晚餐时间可与大人统一起来，但在两餐之间应加牛奶、点心和水果。

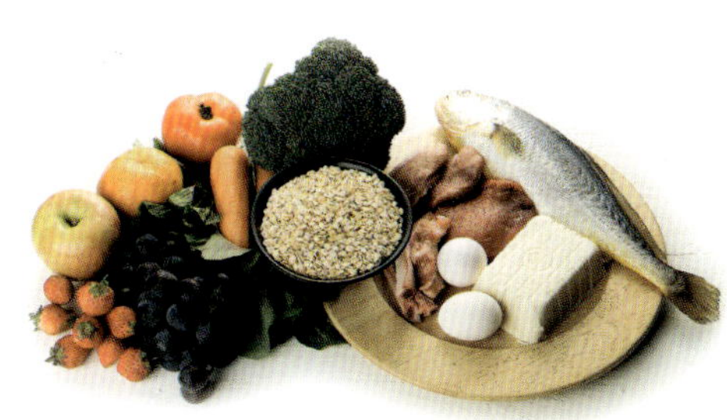

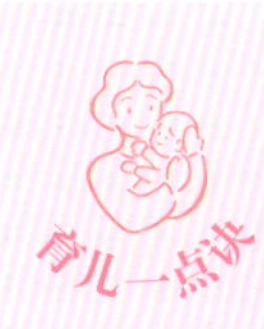

育儿一点诀

断奶有适应期，有些宝宝断奶后可能很不适应，因而喂食要有耐心，让宝宝慢慢咀嚼。

宝宝饮食食谱

鲜茄猪肝

猪肝100克洗净，放在生抽、盐、糖制成的腌料中腌10分钟，去水后切成碎粒；茄子250克连皮洗干净，放在水中煮软，捞起剥皮，压成泥状，加入猪肝粒、面粉50克，搅拌成糊状，用手捏成厚块，放进油锅中煎至两面呈金黄色；番茄洗净，用开水烫一下，剥去外皮，切块，放进锅中略炒，用水淀粉勾芡，淋在肝上即成。

番茄鸡蛋饼

将豆腐20克除去水分并捣碎，放适量盐调味；将鸡蛋1个打入碗中加适量盐搅匀；将番茄50克和柿子椒50克切成小碎块；将鸡蛋糊倒入煎锅煎成蛋饼，半熟时将其余材料放在上面。

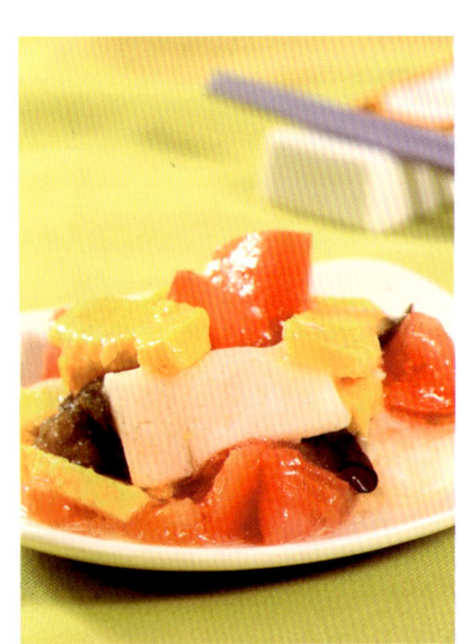

鸡肝肉饼

豆腐20克放入滚水中煮两分钟，捞起沥干水，片去外衣不要，豆腐搓成茸；鸡肝1只洗净，抹干水剁细；猪肉75克洗净，抹干水剁细；猪肉、鸡肝、豆腐同盛大碗内，加入鸡蛋白1个拌匀，加入调味拌匀，放在碟上，做成圆饼形，蒸7分钟至熟。

四喜小丸子

将肉馅100克放入盆内，加入鸡蛋1个、葱姜末少许、精盐、香油、清水各少许，用手搅至上劲，待有黏性时，把肉馅挤成15个丸子待用；将鸡蛋、水淀粉调成较稠的蛋粉糊；将丸子放入小碗内，浇点高汤，加入精盐、料酒、葱姜末，调好味，上笼蒸15分钟即成。

猕猴桃蛋饼

将鸡蛋1个搅好并加入牛奶50克和盐搅匀，倒入煎锅煎成饼；将鸡蛋饼折三折成长条状；将猕猴桃半个去皮切成小块用酸奶100克、白糖少许拌好；将鸡蛋饼盛入盘中，把拌好的猕猴桃放在上面。

排骨汤煮饺子

将煮熟的排骨肉切碎，加入洋白菜末、鸡蛋末，滴入酱油、香油少许拌匀制成馅，用小饺子皮包成饺子5~7个；将锅置火上，放入排骨汤，下入小饺子煮熟后，撒入香菜末、紫菜末、一点盐，使其具有淡淡的咸味即可。

清水煮荷包蛋

将小锅内加入250克水，倒入醋，将水烧开，使开水保持微开而不太翻滚时，将鸡蛋磕开后徐徐倒入水内，煮至蛋清凝固，蛋黄呈溏心儿时，捞入小碗内，稍凉即可以喂食。

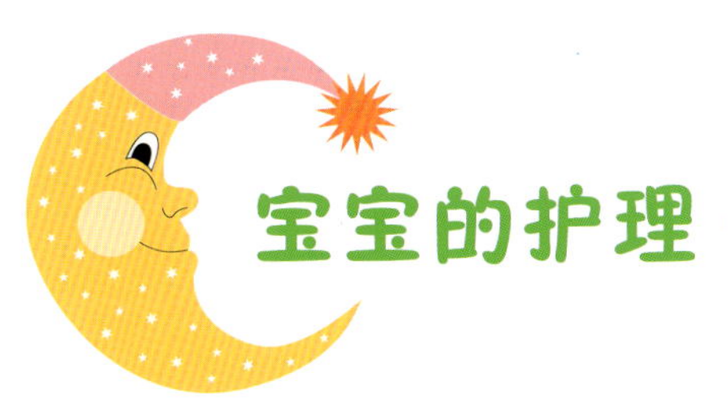

宝宝的护理

如何给宝宝挑选合适的学步鞋

宝宝到了学走路的阶段，脚部骨骼发育尚不成熟，穿着不合适的鞋子会影响走路，还会造成足部损伤，宝宝学走路一定要有一双合适的学步鞋。

一双适合宝宝的学步鞋该怎么挑呢？下面几个因素是必须要考虑的：

尺寸

宝宝的脚趾碰到鞋尖，脚后跟可塞进大人的一个手指为宜，太大与太小都不利于宝宝的脚部肌肉和韧带的发展。

面料

布面、布底制成的鞋既舒适，透气性又好；软牛皮、软羊皮、绒布制作的鞋舒适而且安全。不要用人造革、塑料的鞋，不仅不透气，还易滑倒摔跤。

鞋面

鞋面要柔软，最好是光面，不带装饰物，以免宝宝在行走时被牵绊，以致发生意外。

鞋帮

刚学走路的宝宝，穿的鞋子一定要轻，鞋帮要高一些，最好能护住踝部。宝宝宜穿宽头鞋，以免脚趾在鞋中相互挤影响生长发育。鞋子最好用搭扣，不用鞋带，这样穿脱方便，又不会因鞋带脱落，踩上跌跤。

鞋底

会走的宝宝可以穿硬底鞋，帮助端正走路姿势，但不能太硬（把鞋底弯曲，鞋尖能接触到鞋跟就好），以胶底、布底、牛筋底等行走舒适的鞋为宜。鞋底要富有弹性，用手弯可以弯曲，防滑，稍微带点鞋跟，可以防止宝宝走路后倾，平衡重心，鞋底不要太厚。

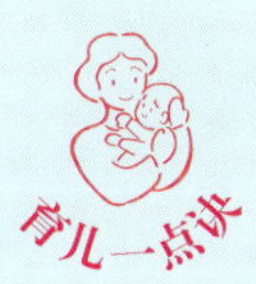

每隔两周应注意检查宝宝的鞋是不是小了，摸摸看大指头离鞋面是否还有0.5~1厘米的距离，因为宝宝的脚生长比较快，鞋子一段时间后就会不合脚，要及时更换。

不要让宝宝长时间待在学步车里

宝宝运动能力发展起来后，可将他放入学步车内，宝宝可以朝着自己想去的方向前进，也可以在车内单独同安装在车上的玩具一起玩。

不过宝宝每次在学步车里待的时间不要超过半小时，有些父母一放进去就不管他，整日让宝宝在学步车里边玩，这样做对宝宝并不好：

1 失去锻炼机会

学步车把宝宝固定在其内，使宝宝失去学习各种动作的机会。如果宝宝处在学爬期，使宝宝得不到爬行的锻炼，如果宝宝处在学站、练走阶段，他不能独站，将来走路也会迟些。这不利于促进身体的全面发展。

2 对心智发育不好

宝宝缺乏同自身周围的各种事物的联系能力，他只会自己一会儿向左猛冲，一会儿向右猛冲；没有人接近他，会使他变成一个冲撞、激进的宝宝；父母忙于自己的事务，不与宝宝说话，也不牵着宝宝的手练习走路，宝宝的学习感觉、思维和语言发展受到限制。

3 安全隐患大

宝宝因父母照顾不到自己而发生事故。因无人靠近宝宝，宝宝在学步车内到处猛冲，可能触着门的边沿、石头、地毯而使车翻倒，或墙边、桌角碰着宝宝的手，致宝宝受伤。

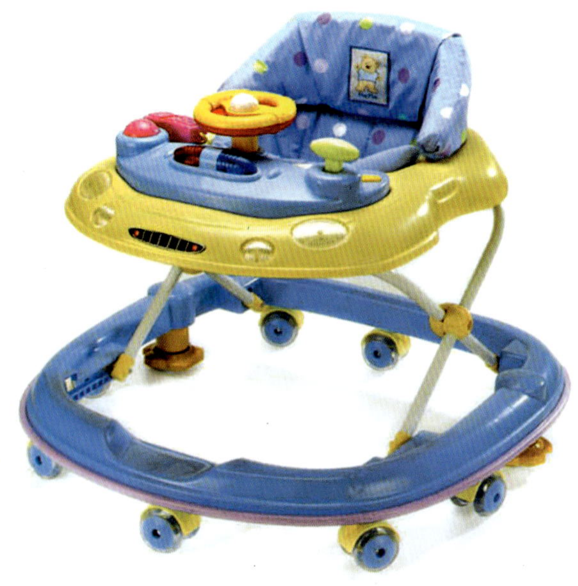

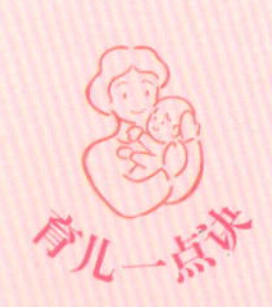

学步车的使用期限非常短，宝宝一般1~2个月就能学会走路，因此，妈妈如果确定要买学步车的话，不妨考虑选用二手产品。当然，无论是全新还是二手的，车子的安全因素都是最重要的，使用时也一定要有大人陪护。

给宝宝睡木板床

宝宝的床采用木板制作为宜，因为人体的脊柱有三个重要弯曲，即颈曲、胸曲和腰曲，在婴儿身体各器官在快速发育的同时，这些弯曲也在成形。

由于宝宝骨骼具有弹性大、柔软、不易骨折的特点，睡木板床可使脊柱处于正常弯曲状态，不会影响宝宝的脊柱正常发育。反之，如果睡弹簧床，无论采用什么体位，都会影响宝宝脊柱处于不正常的弯曲状态，而且不利于宝宝睡觉时翻身，久而久之，可能会形成驼背、漏斗胸等畸形，进而还会使宝宝内脏的发育受到影响。

培养宝宝定时大便的好习惯

大便次数多少，同宝宝的饮食和体质有关。一般吃母乳的宝宝大便次数稍多些，每日3~4次，有的更多，只要大便没有什么异常现象就不必紧张。吃牛奶的宝宝，因大便含钙质较多，容易干燥，次数也少些。

大便前宝宝可能会“吭吭”、脸红、瞪眼、凝神等，如发现这种现象就立即为他把便。妈妈可发出“嗯嗯”的声音。给宝宝把大便与小便不同，最好每天能固定一个时间来做，这样可以逐渐形成条件反射，使宝宝养成定时大便的好习惯，这样对身体健康也很有利。

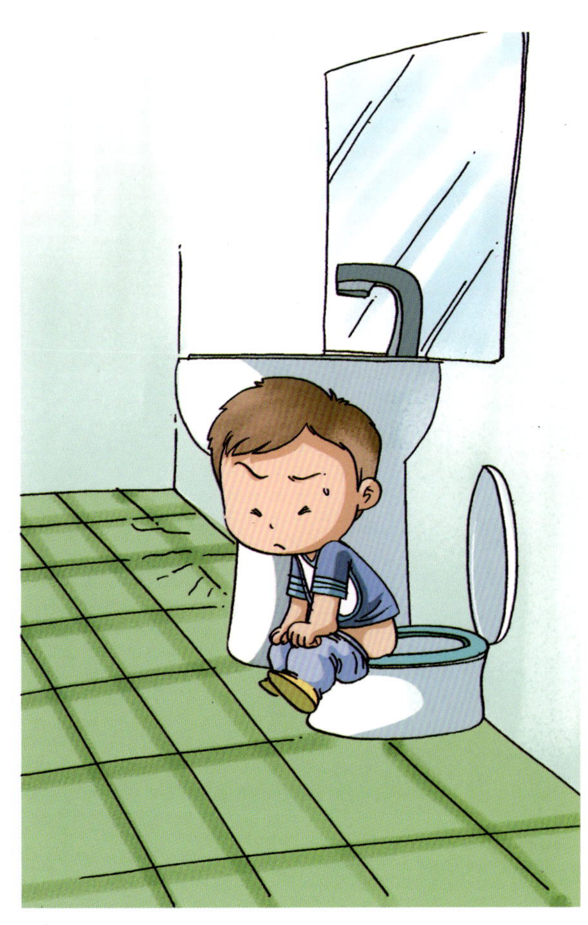

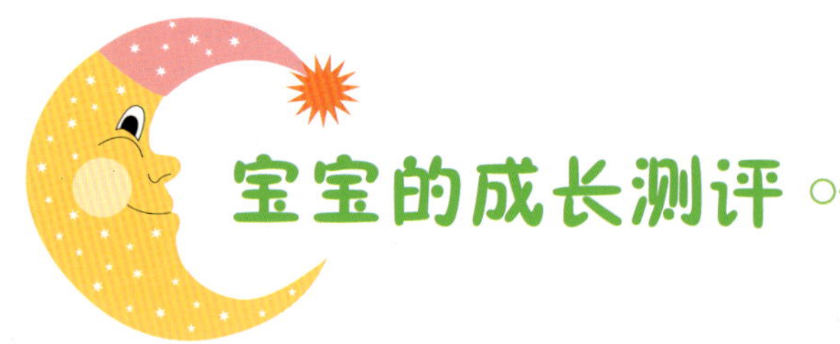

宝宝的成长测评

宝宝能力发展综述

肢体运动

宝宝在11个月时，如果双手拉着大人的两只手，能够慢慢走路了，但平衡性仍然不好，走的时候，会前后左右地摇晃。

语言能力

宝宝的模仿力仍然很强，并且非常喜欢模仿大人说话，开口时，往往会整串整串地发出大量音节，并且试图用语言回答问话或提出要求，当语言不足以表达时，会用动作代替，如他不想吃的时候，会使劲摇头。

情商

宝宝此时的自我意识进一步发展，更加依恋妈妈，也能够更加准确地执行妈妈的指令。他还会绕开或挪开阻碍他的东西，去拿到自己想要的东西。如果在这个过程中，遇到困难，就会大声哭闹，这是表示他遇到了挫折，感到很痛苦，需要妈妈为他排解困难。

宝宝潜能提升方案

大动作能力发展提升

踢球

游戏功效：锻炼了宝宝大脑的平衡能力，促进了眼、足、脑的协调发展，还建立了“球形物体”能滚动的形象思维。

操作方法：宝宝已经能够扶着床栏、凳子、沙发等由蹲着到站稳，你可在距宝宝的脚3~5厘米处放个球让他踢。在踢来踢去的过程中，宝宝会十分开心。

爬越障碍

游戏功效：在爬的过程中，宝宝的四肢得到充分活动，增强小脑的平衡能力，为日后宝宝运动智能的发展奠定良好的基础。

操作方法：11个月的宝宝具有熟练的爬行技能和极强的攀高欲望，一刻不停地“攀上爬下”是这阶段宝宝的特点，应创造条件和宝宝开展“爬大山”、“越障碍”的游戏。

精细动作能力发展提升

乱涂乱画

游戏功效：训练宝宝控制手部肌肉的能力和手指的灵活性。

操作方法：可给宝宝笔和纸，笔以彩色蜡笔为宜，先训练扶着宝宝的手学握笔，比如给一条没有眼睛的鱼在鱼眼睛处点上小点，宝宝看到自己"会画鱼眼睛了"，十分兴奋，以后他会经常练习"作画"，实际上是胡乱涂画。

将书打开又合上

游戏功效：可以在翻书中培养宝宝的专注度，养成喜欢读书、爱学习的性格。

操作方法：听过用书讲故事的宝宝，懂得将书打开又再合上。未听过用书讲故事的宝宝，不懂得翻开书页，只会双手拿书调来调去，不会掀开。

无论是否听过故事书，或是否会开合，只要小儿爱玩弄书本，就有教育效果。

给宝宝翻的书最好画面大一些，字大而少，故事有趣。

语言能力发展提升

用一个音表示要求

游戏功效：加强宝宝的语言能力。

操作方法：宝宝经常是用一个音表示他的各种意思和要求。如"妈妈走"的"走"可以代表"妈妈"、"妈妈走啦"、"去上街"、"自己走"等意思，要鼓励宝宝说出来，并做好翻译员。

还要诱导宝宝联想、比较，比如宝宝说"球"时，你可把各种颜色大小的球一个一个拿出来。告诉宝宝这是"红球"、那是"绿球"等，或这是"大球"、那是"小球"等。

背儿歌、念唐诗

游戏功效：

操作方法：能够激起宝宝对这些朗朗上口的语言的兴趣，建立起韵律感知觉。

根据宝宝的兴趣，给宝宝念押韵的儿歌、唐诗。

生活自理能力发展提升

培养进餐习惯

游戏功效：可以让宝宝养成安静坐着吃饭的好习惯。

操作方法：给宝宝一个固定的座位，只有吃饭的时候才让他坐在那个座位上。

学习用勺子

游戏功效：为以后宝宝自己吃饭打好基础。

操作方法：用一个玩具勺子在玩具碗内学习盛起小球、枣、药丸蜡壳等。有了这种练习，宝宝渐渐懂得用勺子的凹面将枣或小球盛入，放到另一个小碗内，这个时候，妈妈要表扬宝宝"真能干"。

适应能力发展提升

认识大和小

游戏功效：培养宝宝学会观察物体之间的不同并弄清楚大小概念。

操作方法：将宝宝喜欢的大小饼干各一块放在桌上，告诉宝宝"这是大的"，"这是小的"。用口令让他拿大的或小的，拿对了就让他吃，拿错了就不让他吃，宝宝很快就能学会分辨大和小。

再用玩具和日常用品让宝宝复习，以巩固大和小的概念。比如玩大小积木等。

会指图中特点部分

游戏功效：培养宝宝的观察力和记忆力，理解物体的构造、特点。

操作方法：将宝宝带至动物园或用动物画书，说出各种动物的特点，如小白兔的长耳朵、大象的长鼻子、娃娃的大眼睛等。

除了告知图中的物名外，还要让宝宝注意事物的特点。复习几次后，可以问："兔子有什么？"宝宝会指耳朵作答。

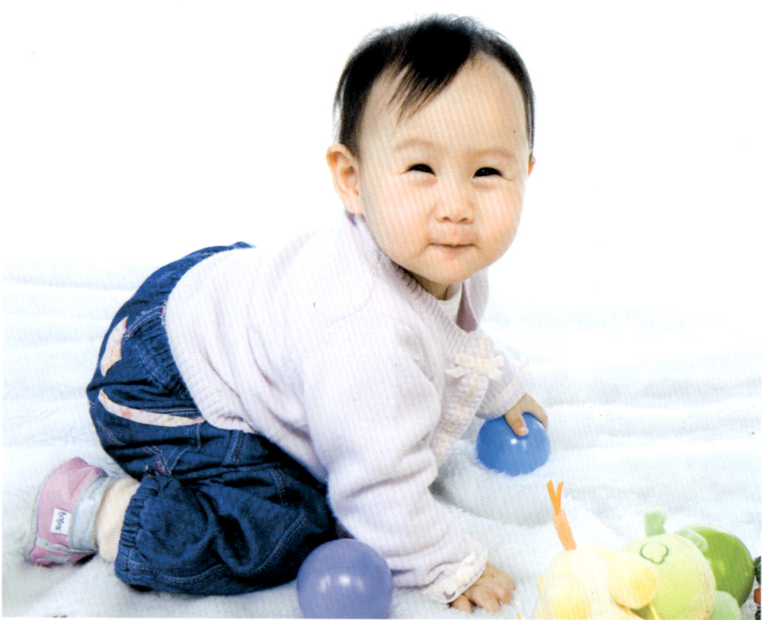

社交行为能力发展提升

随声舞动

游戏功效：多次重复后，宝宝能随音乐的节奏做简单的动作。

操作方法：经常给宝宝听节奏明快的宝宝音乐或给他念押韵的儿歌，让他随声点头、拍手，也可用手扶着宝宝的两只胳膊，左右摇身。

平行游戏

游戏功效：培养宝宝愉快的情绪。学步的宝宝如在一起各拉各的玩具学走，能互相模仿，互不侵犯，加快独走进程。

操作方法：让宝宝与小伙伴、家长一起玩，找出相同玩具同小朋友一块儿玩。开始学步的宝宝会拉着自己的玩具摇晃着走。

宝宝的游戏时间

寻找宝藏

游戏前的准备工作

大毛巾1条，小玩具或独立包装的小食品若干。

游戏技巧

妈妈左手拿着毛巾，右手拿出1块糖，面对宝宝将糖块塞到毛巾里，把毛巾包起来。

妈妈蹲下问宝宝："糖在哪儿呢？"鼓励宝宝打开毛巾，将糖块找出来。

随机在毛巾中塞入另外一件小物品，然后再请宝宝打开毛巾，看看是什么。

宝宝打开毛巾后，妈妈要用惊喜的声调说出物品的名称。

游戏的好处

在游戏中，宝宝有一种假设—期待—验证假设（确认）的过程，而这种过程恰恰是人的高级心理过程的一种表现。通过游戏可以促进宝宝高级心理机能的发展。

好奇心和求知欲是人一生学习的动力，让宝宝在探索中发现，在发现中成长，可以培养学习的积极性和主动性。

专家面对面 ▶▶▶

婴幼儿时期是人的智能发展最迅速时期。要提高宝宝的素质就必须在脑细胞发展最迅速的婴幼儿期开始进行，所谓的脑细胞，包括神经元、神经胶质等，在受了刺激才会长出来。早期教育，就是在脑细胞会长出神经元、神经胶质最快的时期给予刺激，以得到良好的效果。

和爸爸玩滑梯

游戏前的准备工作

较大的活动空间。

游戏技巧

爸爸坐在沙发上，双腿自然垂放，略向前伸，妈妈将宝宝抱放在爸爸的膝盖上。

爸爸用双手扣住宝宝的腰部。

爸爸放松膝盖，慢慢将宝宝往下放，用双臂的力量帮助宝宝向下运动，并对宝宝说："滑滑梯喽。"

妈妈在下面张开怀抱，迎接宝宝，当宝宝滑下的时候，把宝宝抱住。

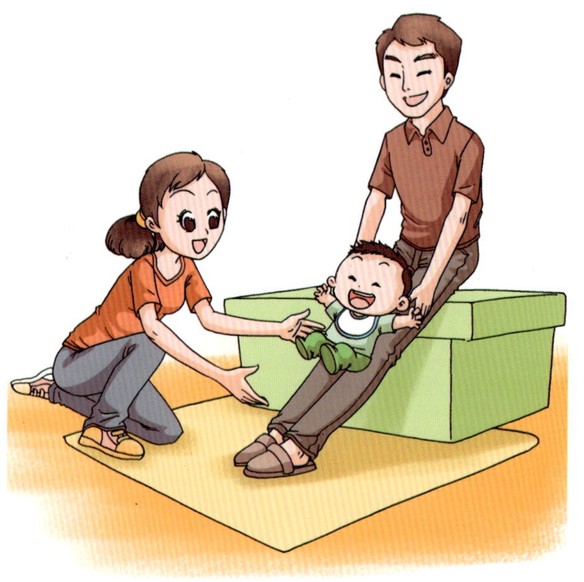

游戏的好处

这个游戏可以大大增进宝宝和家人的身体接触、语言接触的机会，促进身体平衡能力的发展。

宝宝能够积极配合成人的行为，为其日后生活自立能力以及积极的社会交往能力的形成奠定基础。

专家面对面 ▶▶▶

最好在游戏区的地上铺上一层软垫或地毯，以防宝宝意外受伤，有的宝宝比较胆小，开始可能会害怕，爸爸妈妈要鼓励宝宝大胆地向下滑。

对宝宝来说，通过感官的情绪教育非常重要。知识会被遗忘，但是通过感官学习的情绪教育却会受益一生。对这个时期的宝宝而言，最重要的是培育其拥有一颗温暖的心。

小小推车工

游戏前的准备工作

宝宝推车1辆，家中或室外平坦的地面。

游戏技巧

妈妈拉着推车，让宝宝抓住推车的另一端。

妈妈慢慢向后退，引导宝宝跟着自己的脚步慢慢向前走。一边退，一边鼓励宝宝："宝宝真能干！走得真好！"

稍稍改变后退的方向，慢慢拉着推车做弧线运动，提高宝宝运动的灵活性。

游戏的好处

锻炼宝宝的下肢，腿部动作发展对宝宝的成长有着重大意义，在腿部肌肉发展的早期，给予适当的训练，可促进腿部肌肉和骨骼的生长。

让宝宝置身于一个情感丰富、启迪智慧的环境中，将有助于其大脑发育。

专家面对面

妈妈要控制好自己的步伐，速度要慢。在变换运动方向之前，要给宝宝一定的语言提示，以防宝宝突然改变方向而跌倒。

布娃娃坐飞毯

游戏前的准备工作

准备枕巾 1 条，小号的玩具娃娃 1 个。

游戏技巧

将宝宝放在床上，慢慢将枕巾平铺在宝宝面前，让枕巾边缘刚好贴近宝宝手能触及的范围。

妈妈拿起玩具娃娃，展示给宝宝看，然后把玩具娃娃放在枕巾中央，如果宝宝没有要过来拿玩具的意思，妈妈可以再次拿起枕巾上的娃娃，然后再将娃娃放到枕巾中央，吸引宝宝过来拿到娃娃。

宝宝如果伸出手向娃娃的方向爬，妈妈就迅速地将枕巾拽离宝宝一小段距离，重复拽动，直到宝宝意识到枕巾和娃娃的关系后停止。

让宝宝模仿自己拽动枕巾，鼓励他通过拽动枕巾，拿到娃娃。

游戏的好处

这个时期宝宝运动范围比较大了，接触的事物也比较多，宝宝的智慧也在慢慢地成长着。

这个游戏可以锻炼宝宝解决问题的能力，如果宝宝能顺利解决困难，就说明宝宝的问题解决策略在游戏中得到了提高，初步的逻辑思维已经形成了。

专家面对面

这个游戏对于宝宝来说有一点难度，游戏中家长要有耐心，不要急于求成，不要期待宝宝一下子就想到“拽枕巾”这个办法，另外还要特别注意保护宝宝的自信心，游戏时间不能太长，最好不要超过 5 分钟，如果宝宝在预定时间内没有想到拽枕巾，也应中止游戏，以后再玩。

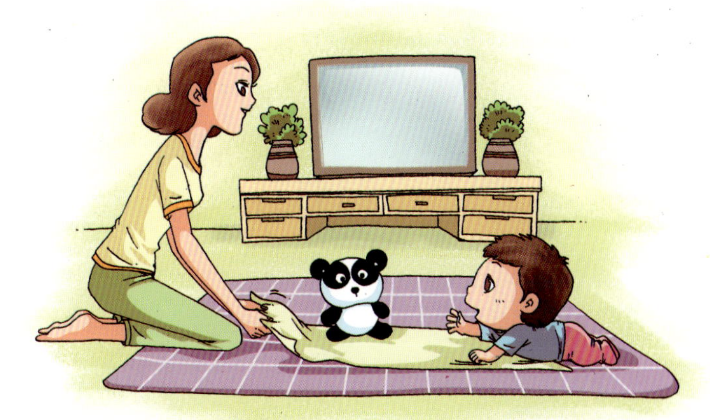

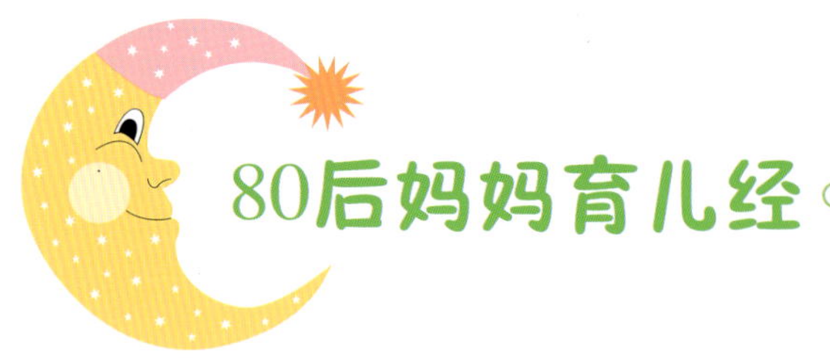

80后妈妈育儿经

让宝宝爱上并学会学习

没有一个宝宝是天生不爱学习的。

学习是生存和发展的需要，而长大的宝宝有很多不再爱学习了，这往往与大人的行为习惯有关。

让宝宝不爱学习的三种行为

1 首先是大人没给宝宝提供足够的机会

比如当宝宝自己能够抬起头时，就特别喜欢被竖着抱起来，以便更好地欣赏漂亮的家饰，但如果因为害怕会伤到宝宝而不敢竖着抱，结果不仅限制了能力的发展，还打击了宝宝求知的欲望。

2 还可能是家长磨灭了宝宝探究的冲动

宝宝能够专注游戏的时间是很短暂的，以后随着各方面能力和自我控制能力的提高而逐渐延长，家长如果能够恰当地进行引导，会大大提高宝宝的学习能力，如果家长频繁地给宝宝变换玩具，这看上去是在哄宝宝高兴，但实际上却涣散了他的专注力，让宝宝感到疲惫和无能，渐渐失去了探究的信心和冲动。

3 最常见的是给宝宝施加了过多的压力

这会令宝宝感到学习是一件烦恼的事。过于追求教育的成功，没有足够方法和技巧的家长，在宝宝眼里是一个笨拙而乏味的老师，不仅难以学到本领，连学习的兴趣都大大减退了。

让宝宝不爱学习的两种心理

1 揠苗助长心理

生活在竞争激烈的环境中，妈妈们压力很大，这种压力自然而然地会转嫁到宝宝身上，父母对宝宝寄予一定的期望是合理的，能促进宝宝的发展，但这种期望若是过度，超出了宝宝的能力范围，则违反了自然规律，不利宝宝的发展。

2 求全心理

父母要求宝宝成为完美的人，经常拿别人的特点和自家宝宝比较，用挑剔的目光审视自己的宝宝，当别人家宝宝某一方面

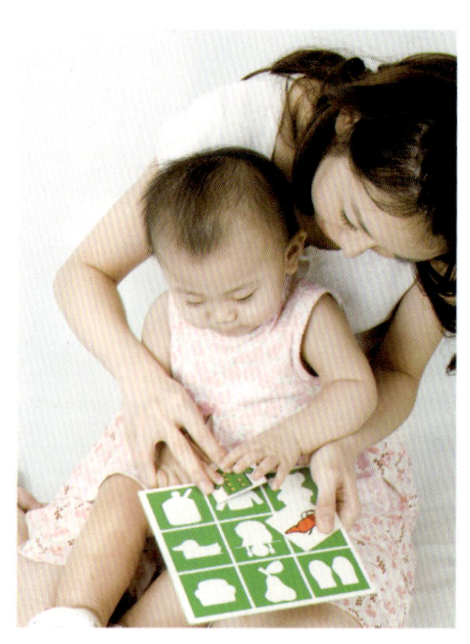

能力强时，也要求自己的宝宝这一方面能力强，而不顾个体间的差异。

让宝宝爱上并学会学习的几点对策

1 了解宝宝

在生长的每一阶段，宝宝会有不同的能力呈现优势，家长要先有所了解，找出宝宝的优势在哪里，再按照宝宝的心理发育特点施以教育，这样才能取得事半功倍的效果。

比如3个月的宝宝一般会翻身了，就让宝宝学学翻身；10个月的宝宝想扶走，可以多扶着他走，1岁左右的宝宝想要学习走路，就培养他走路。

如果宝宝对于你按照的特点所施加的教育不感兴趣，比如这个月他不爱扶走，喜欢玩皮球，那就让他玩好了，玩球能锻炼宝宝的运动能力、协调能力，不也很好吗？

2 尊重宝宝的个性差异

每个宝宝都是不一样的，即使是同月龄，由于环境、教育、自身特点等复杂因素，他们的心理、个性也不一样，有的宝宝活泼好动、有的宝宝安静沉稳，不能硬性地拿别人家的宝宝作为参照，来和自己的宝宝比较。

有的宝宝能认字，而有的宝宝虽字认得慢，但运动能力却比别人强，大人不能一概而论。

3 顺其自然，因势诱导

宝宝与成人一样，都有自己的兴趣爱好，也有各自的心理发展速度和潜能优势。有的喜欢画画、有的喜欢唱歌、有的喜欢体育，不要急于让宝宝按照自己的意志逼孩子去学某种知识及技能，而应当安排多种活动，让宝宝有机会显示自己的优势。

在发现宝宝在某一方面有特长后，因势利导，给宝宝创造条件，让这一长处得到发挥，但切不可过早定调，以免阻碍宝宝潜能的全面开发。

4 寓教于乐

教宝宝学习文化要掌握方法，可以用游戏的形式，让宝宝在玩中学，而不是像成人上课一样，老师在上面教，学生在底下认真听讲。比如，你可以用纸写一个“球”字，然后粘在皮球上。在捡球的过程中，让宝宝看着字，对宝宝说：“宝宝，这个字念球。”反复几次，宝宝很容易就记住了。

总之，家长是宝宝的第一任老师，是人生启蒙的老师，我们不必花更多的精力灌输甲乙丙丁，而应该认真研究如何保护宝宝学习的积极性，如何培养宝宝不断学习的基本能力。

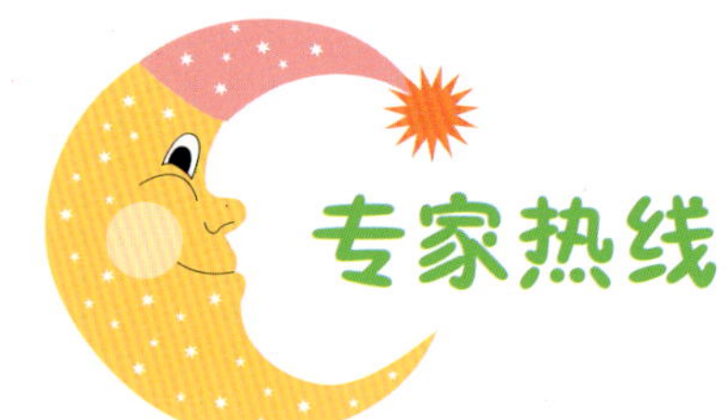

专家热线

能不能用药回乳

可以用药回乳。

1 服用维生素 B_6：断奶前服用，每次 200 毫克，每日 3 次，连服 3 天。

2 对于乳汁较丰富或想快速回奶的妈妈，可上医院打回奶针，吃回奶中、西药等。

服用药物回奶期间，妈妈要注意少喝汤，禁吃炖鸡、炖肉或营养性药膳，以防出现营养过剩，不容易回奶。

宝宝不肯断奶，哭闹怎么办

宝宝哭闹要给予更多的关爱，白天可带到室外活动，分散其注意力，阳光照射也可增强宝宝的抵抗力和免疫力。

在食品制作上要色香味俱全，不断变换花色品种以提高其对主食的兴趣。

对强烈要吸吮的宝宝可选用安抚奶嘴，以满足其吸吮的需要。不要半途而废，否则反复断奶对宝宝生理和心理都不利。

逗宝宝大笑会不会对他有影响

适度逗玩宝宝有利于宝宝智力的开发，但是很多爸妈往往逗玩宝宝时间过长，对宝宝过分的逗乐不仅会影响宝宝的饮食、睡眠，而且可能伤及宝宝的身体。

什么情况下不宜逗乐宝宝

宝宝临睡前不要逗乐

由于宝宝的神经系统尚未发育成熟，兴奋后往往不容易抑制。如果宝宝临睡前被逗乐会引起神经系统的兴奋，因而会迟迟不肯睡觉，即使睡着了，也会表现出睡不稳的情况。

进食时不宜逗乐

宝宝的消化功能不强，如果在进食时把他逗乐，不仅会使宝宝将食物吸进气管，而且严重时可能会引起窒息。如果把奶水吸入气管，则可能会引发吸入性肺炎。

不要抛举宝宝

在日常中，常会看见不少大人为了逗宝宝开心，把宝宝向上抛。殊不知，如果大人一不小心，则会摔伤宝宝，而且这么小的宝宝，心脏能承受的压力不大，把宝宝往上抛，会造成宝宝的离心力很强，这很不利于宝宝心脏的发育。

宝宝能刷牙吗，多大开始刷比较好

当宝宝开始长第一颗牙的时候，也就是大约从6个月开始就要给宝宝“刷牙”了，当然这里所说的刷牙并不使用牙刷。

宝宝萌出第一颗乳牙后，用套在手指上的指套牙刷来为宝宝刷牙是最好的，这种指套大多是用为宝宝专门设计的咬牙胶做成的，不仅能洁齿，而且还能轻轻按摩齿龈，款式和功能多样，有的突出沟槽，有的具有按摩牙龈的作用，有的还会发出奶香味或水果味，能勾起宝宝的兴趣和咬噬欲望。

宝宝乳牙生长期间，可以给宝宝买一种专门给1岁前宝宝用的特制牙刷，每天饭后、睡觉都应给宝宝用淡盐开水刷牙，要每天坚持刷牙，这样宝宝就能形成每天刷牙的意识，等他学会自己刷牙时，也能按照这个习惯每天按时刷牙，能从小培养宝宝的卫生习惯。

宝宝长出8~11颗乳牙后，可以更换一把尖型刷毛的硅质固齿牙刷，帮助更好地清洁牙齿。宝宝长出11个牙后，可用真正的牙刷让宝宝来练习刷牙，但刷头大小要适合宝宝口腔大小，刷毛一定要柔软，不能擦伤宝宝娇嫩的齿龈。

要注意，婴儿期的宝宝不要使用牙膏，含氟牙膏应禁止给宝宝使用，只需要用淡盐水给宝宝刷牙即可。

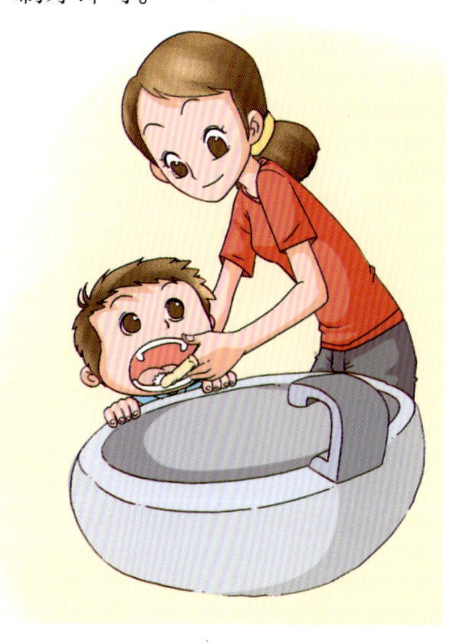

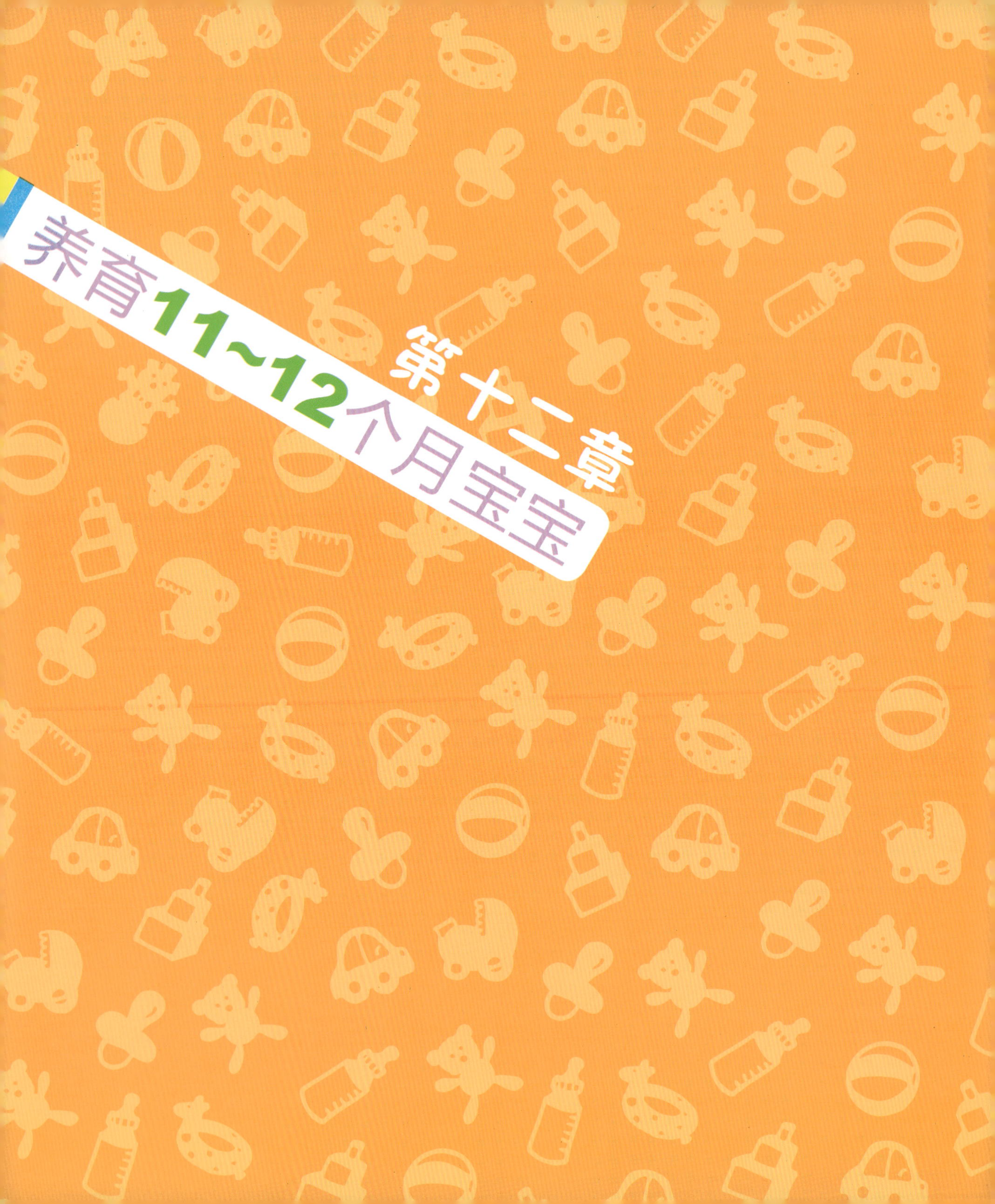
养育11~12个月宝宝
第十二章

宝宝的生长发育

性别	体重（kg）	身高（cm）	坐高（cm）	头围（cm）	胸围（cm）
男宝宝	9.1~11.3	73.4~78.8	48.46	46.5	46.8
女宝宝	8.5~10.6	71.5~77.1	47.41	45.4	45.8

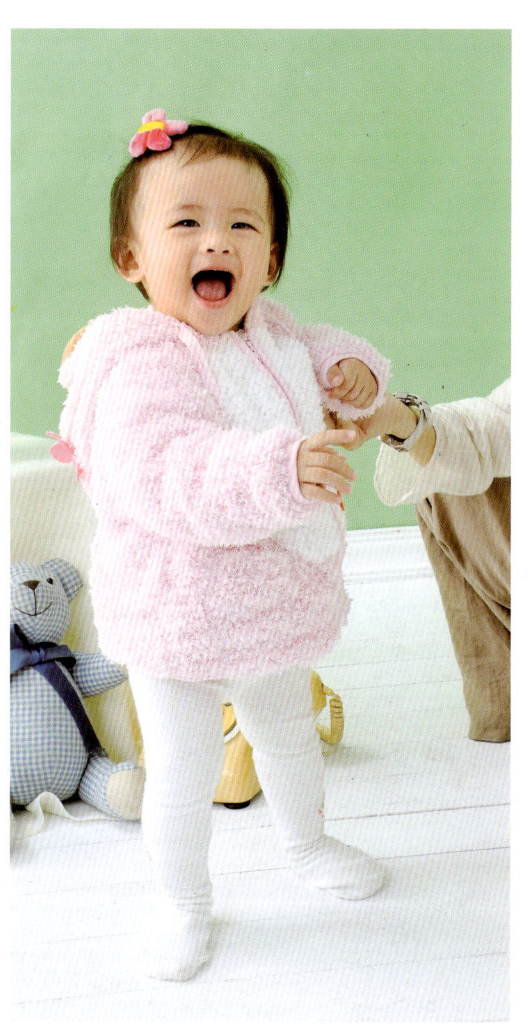

12 个月的宝宝喜欢用蜡笔乱涂，桌子、沙发、纸张、甚至是墙壁都可能成为他的画板，如果你不想为此而苦恼的话，最好给宝宝开辟一块属于他的小天地，让他尽情地发挥，你也许会有惊奇的发现。

宝宝 1 岁了，他长牙数量的多少会因个体而有差异。

宝宝的左撇子与右撇子

人类的“左撇子”现象是一个令人迷惑不解的问题，在婴儿期比较难确定宝宝到底习惯用左手还是用右手，因为大多数宝宝在出生头一两年内都是双手并用的，两手的灵活度相当。宝宝在出生 1~2 年后，会慢慢开始偏向使用哪只手，很少有宝宝在 9 个月前就开始对使用左手有偏好的。

有的爸爸妈妈觉得左撇子更聪明，所以从小有意识地锻炼宝宝用左手，这是不好的，因为人是左撇子还是右撇子是天生的，与家族因素有关，有的家族会出现好几个，而有的家族则一个都不会出现，人群中大约有 10%会习惯用左手，这是改变不了的，也无须改变。

如果强行要求宝宝使用左手或右手，可能会导致宝宝大脑混乱，破坏宝宝的成长规律。

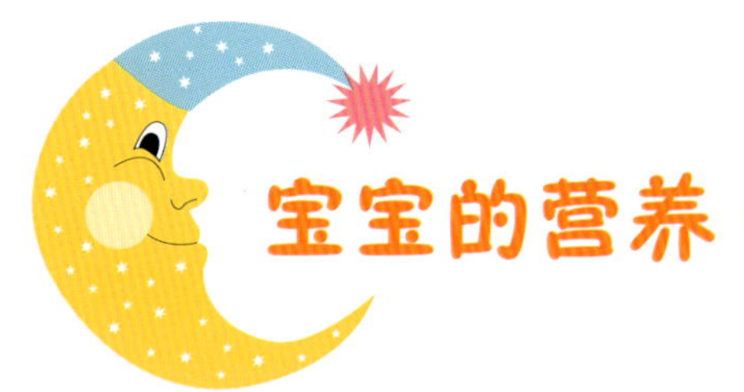

宝宝的营养

宝宝一日饮食安排

11~12个月的宝宝已经或即将断母乳，食品结构有较大的变化。

虽然还在继续喂给乳品，但主要食物变为一日三餐加两顿点心，并提供2/3以上的能量，乳品的补充可以依据鱼、肉、蛋的量来酌情增减。

宝宝基本上可以吃和大人一

11~12个月宝宝一日饮食安排推荐

主要食物	母乳或母乳+配方奶		
辅助食物	温开水、菜水、果水、果泥、菜泥、婴儿米粉、鱼泥、肉泥、蛋黄、烂面条、软饭、面包、面片、稠粥、肝泥、鸡蛋、炒菜、小块水果、豆腐、动物血、鱼肝油（维生素A、维生素D比例为3:1）、钙片		
餐次	向一日三餐过渡		
哺喂时间	上午	6:00	母乳或配方奶250毫升
		9:00	鲜肉小包子一个，豆奶150毫升
		10:30	蛋糕50克
		12:00	软饭35克，肉汤120克，菜泥或碎菜25克
	下午	2:00	水果150克
		6:00	汤面100克，肉类或蔬菜30克，或鸡蛋一个
	晚上	9:00	母乳或配方奶250毫升
水	可在白天的两餐之间给宝宝喂水或稀释的果汁和菜汁。每次喂水量在50~100毫升		
鱼肝油	每天1~3次，每次1~2滴，保持在6滴左右		
钙片	每天3次，每次1~2片		

样的食物，除主食外，还可以吃瘦肉、蛋、鱼、豆制品、蔬菜和水果。

由于还未长出臼齿，宝宝不能把食物咀嚼得很细，饭菜要尽量做得细软一些，以便宝宝咀嚼和消化。

断奶后怎样合理烹调宝宝的膳食

要保证宝宝获得足够的热量和各种营养素，就要在照顾到宝宝的进食和消化能力的前提下，在食物烹调上下工夫。

1 烹调要讲科学

蔬菜要新鲜，做到先洗后切，急火快炒，以避免维生素C的丢失，例如蔬菜烫洗后，可使维生素C损失90%以上；蒸或焖米饭要比捞饭少损失蛋白质5%及维生素$B_1$87%；熬粥时放碱，可以破坏食物中的水溶性维生素；油炸的食物大量破坏其内含的维生素B_1及维生素B_2；肉汤中含有脂溶性维生素，既吃肉而又注意喝汤，才会获得肉食的各种营养素。

2 做宝宝喜欢的食物

宝宝对周围的事物充满了好奇，并对食物的色彩和形状感兴趣，例如，一个外形做得像一只小兔子的糖包就比一个普通的糖包能引起宝宝的食欲。当食物的外形美观、花样翻新、气味诱人时，会通过视觉、嗅觉等感官，传导至宝宝大脑的食物神经中枢，引起反射，从而刺激食欲，促进消化液的分泌，增加消化吸收功能。

3 适合宝宝食用

婴幼儿消化系统的功能尚未发育完善，所吃食物必须做到细、软、烂。面食以发面为好，面条要软、烂，米应做成粥或软饭，肉、菜要斩末切碎，花生、栗子、核桃、瓜子要制成泥、酱，鱼、鸡、鸭要去骨、去刺，切碎后再食用，瓜果类均应去皮、去核后喂。

4 不吃有害食物

不新鲜的瓜果，陈旧发霉的谷类，腐败变质的鱼、肉，不仅失去了原来所含的营养素，还含有各种对人体有害的物质，食后会引起食物中毒。这类食物在宝宝的膳食中，应是绝对禁食的。

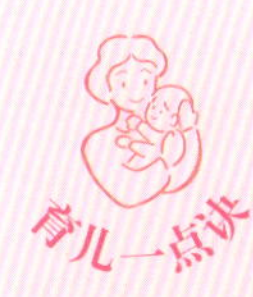

这个阶段的宝宝开始咿呀学语，但是，在喂饭时，不要再逗宝宝说笑。否则，食物颗粒有可能呛入气管，引发危险。同时，也不利于宝宝良好进食习惯的养成。

给断奶后宝宝喂食的小技巧

1 每次喂餐前半小时不妨给宝宝喝 20 毫升温白开水，可以提高宝宝的食欲。

2 这个阶段，宝宝对特定食物会表现出明显的好恶，大人不应该因此而对宝宝格外开恩，让他上顿接下顿地吃，这很容易助长宝宝偏食的毛病。正确的做法应该是，在保证营养足量的基础上，合理安排食谱，多注意变换烹调方式，以引起宝宝对所安排食物的兴趣。

3 防止宝宝肥胖。如果平均每天体重增长超过 30 克，大人要考虑为宝宝适当限制食量，吃饭前先喝些淡果汁。食量大的宝宝要调整饮食结构，主食量可以减少些，多喝水。但要注意保证蛋白质的摄入，所以不要限制乳制品和蛋肉的量。

4 不要把时间都花在厨房，花点时间陪宝宝玩耍。这个阶段，宝宝能吃多种蔬菜和肉蛋鱼虾种类，大部分水果都能吃了，能和大人一起进食一日三餐，喝两次乳制品外不吃点心的宝宝多了起来，宝宝可以有更多的精力做游戏以及其他事情，不妨多带宝宝到户外活动一下，做做游戏，让和宝宝一起玩的时间多起来。

5 要正确理解宝宝的信号。当宝宝看见食物不兴奋时，多是因为不想吃，这时不要逼着他吃，每天吃的食物量不会完全相同，偶尔吃少一点是正常的，尤其是天气炎热时，宝宝食欲下降，食量会减少，当然，宝宝不舒服时食量也会减少，大人一定要留心。

6 要分析和辨别各种信息。身处信息社会，信息量大了难免出现不一致的观点，对于某些应该这样，不应该那样的信息，不要只听一家之言，由于不一定经过验证，因而不一定正确，这个时候大人要学会辨别，有的个别经验并不一定适合自己的宝宝。

宝宝要少吃或者不吃味精

一般说来成人适量食入味精是有益的，而婴幼儿则不宜多食用。

多食味精会使宝宝缺锌。味精的化学成分是谷氨酸钠，大量食入谷氨酸钠，能使血液中的锌从尿中排出，造成急性锌缺乏。

锌是人体内必需的微量元素，宝宝缺锌会引起生长发育不良、弱智、性晚熟，同时，还会出现味觉紊乱，食欲不振。因此，婴幼儿菜肴中不宜多放味精，尤其是对偏食、厌食、胃口不好的宝宝更应注意。而且在平时的膳食中，应给宝宝多吃含锌的食品，如鱼、瘦肉、猪肝、猪心及豆制品，以免缺锌。

此外，分娩3个月内的乳母（完全母乳喂养婴儿）不要多吃味精。母乳中含有过量的味精，也会使谷氨酸钠进入宝宝体内，与宝宝血液中的锌发生特异性结合，随尿排出体外，使宝宝缺锌。

宝宝饮食食谱

番茄酱饭卷

将1/2个鸡蛋调匀后放平锅内摊成薄片；切碎的胡萝卜、葱头各两勺用油炒软，加入番茄酱两勺、软米饭1小碗拌匀；将混合后的米饭平摊在蛋皮上，卷成卷，再切成段，即成。

疙瘩汤

将鸡蛋磕破，取鸡蛋清与面粉和成稍硬的面团，揉匀后擀成薄片，切成黄豆粒大小的丁备用；虾仁切成小丁，菠菜洗净，用开水烫一下，切碎；将高汤放入锅内，下入虾仁丁，开后加入面疙瘩，煮熟，淋入鸡蛋黄，放入菠菜，滴入香油，加点盐，盛入小碗内即可喂食。

清烧鱼

鳕鱼肉150克洗净，用盐、葱、姜浸透；将鱼肉入锅煎片刻，加少量白糖和水，加盖焖烧约15分钟即可。

土豆饼

将土豆1个用擦菜板擦好，西蓝花2朵用开水焯一下；将土豆、西蓝花、面粉50克、牛奶20毫升和在一起搅匀；锅里放食油，把拌好的原料煎成饼。

鱼肉蒸糕

将鱼肉20克切碎，加洋葱末10克、蛋清1个、盐放入搅拌器搅拌好；拌好的材料捏成有趣的动物形状，放在锅里蒸10分钟。

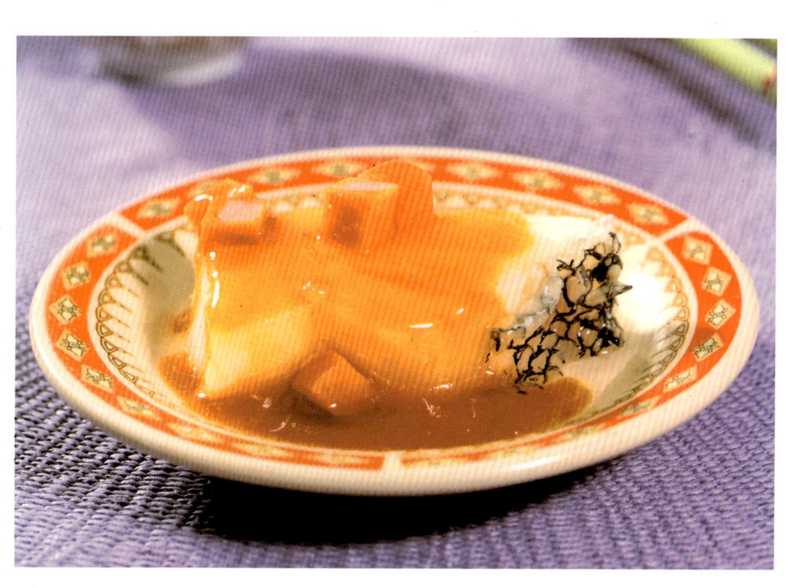

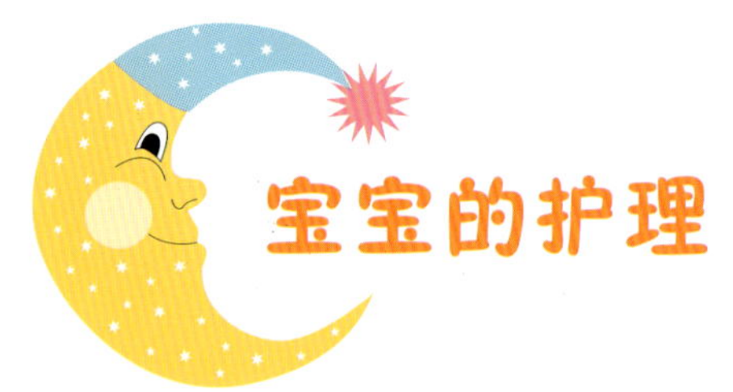

宝宝的护理

宝宝的玩具卫生

玩具是宝宝日常生活中必不可少的好伙伴。但是，宝宝玩耍时常常喜欢把玩具放在地上，这样，玩具就很可能受到细菌、病毒和寄生虫的污染，成为传播疾病的“帮凶”。

可见，玩具的卫生不可忽视，你要定期对玩具进行清洗和消毒。玩具的材料不同，所采取的消毒方式也不一样。

一般情况下，皮毛、棉布制作的玩具，可放在日光下曝晒几小时；木制玩具，可用煮沸的肥皂水烫洗；塑料和橡胶玩具，可用市场上常见的84消毒液浸泡洗涤，然后用水冲洗、晒干。

另外，你要教育宝宝不要把玩具随便乱丢乱放，家里要有一个相对固定的宝宝玩耍的场所，还要教育宝宝不要把玩具放在嘴里咬，因为玩具上沾染的细菌很容易通过宝宝的手进入嘴里，一定要玩完玩具洗干净手才能吃东西。

宝宝能走后要注意他的安全

这个时期宝宝已经能自己扶着行走或脱离家人的手独自行走，其活动范围马上好奇心强烈，你无法预测到宝宝会干出什么事情，往往容易发生一些意外的事故。

在这一阶段最易发生的事故是：摔倒，从楼梯上滚下去、烫伤、吃进异物等。因此，必须将一切可能导致宝宝危险的物品放到高处或放进抽屉锁好，严防宝宝玩弄。特别是香烟、药品、化妆品、刀、剪等。

如果宝宝拿着一些可能会伤害他自身的物件，你不要慌慌张张地逼着宝宝放手，可以用其他玩具转移宝宝的兴趣，若无其事地从他手中将危险品换下来。

假如见宝宝想要用手去摸烫的东西时，你不妨赶快先将自己手指假装触一下后，急忙缩回，装着很疼很烫的样子喊“疼……”“烫……”给宝宝看，宝宝就不会动手去摸了。

宝宝的脚步还不稳，头重脚轻，很容易摔跟头，而且脑袋也容易碰撞桌椅的棱角。因此，如果条件许可，让宝宝在空旷的房间里玩。危险的地方贴上海棉或橡胶皮，也可以达到防止危险的目的。

宝宝的成长测评

宝宝能力发展综述

肢体运动

这时的宝宝站起后，能够独立走几步，并且能在站着的时候弯腰捡拾东西或与人挥手说再见，还可以蹲下再站起。平衡感也有了进步，走路时晃动的幅度变小，大人如果拉着宝宝的一只手，宝宝就可以与大人并排前行，但另一只手会高高举起，这有利于保持他的平衡。

语言能力

宝宝会说的话更多了，除了爸爸妈妈之外，经常教的词，能够说出大概 5 个以上的单词，并在说话的时候有动作或表情配合，如叫妈妈的时候，会用眼睛看着妈妈，把手伸向妈妈所在的位置，说抱抱的时候，把两只手打开做拥抱状。

情商

宝宝害怕的东西越来越多了，尤其对自己没见过、没经历过的事物更加害怕，如果宝宝之前没有玩过会动的玩具，突然间一个玩具动起来，宝宝会表现得非常紧张，有的宝宝会非常害怕绒毛的玩具，妈妈可以引导宝宝逐渐熟悉这些陌生事物，减少他的恐惧情绪。宝宝对妈妈的依恋依旧，另外，还有了一些自己独特依恋的东西，如某个玩具，某件用品，睡觉时，必须有这些东西陪着，才能安心。

温馨提醒：宝宝出牙

宝宝的牙在这一阶段还会陆续萌出，一般需要到 24 个月出齐，有的还会晚 6 个月出齐，在宝宝萌芽的时候，妈妈除了照顾好他的口腔卫生，还要带他检查一下口腔健康，尽早发现隐患，如果出现牙釉质发育不全、龋齿等，可以尽早治疗。

宝宝潜能提升方案

大动作能力发展提升

独走几步

游戏功效：增强宝宝的身体平衡性。

操作方法：训练宝宝能够稳定地独自站立，之后再练习独自行走，开始可在父母间学走，再到独自走几步，以后逐渐增加距离。拖拉玩具可以增加学走的兴趣。

蹦跳

游戏功效：能培养宝宝控制身体的平衡能力并养成宝宝勇敢、坚强的品格。

操作方法：让宝宝双手扶床沿、沙发站稳，你可以喊着口令做双脚轻轻跳的示范动作，宝宝借助双手的支撑力量，模仿着用两脚踮动，你要鼓励并喊着口令。反复几次后，你一喊口令，宝宝就会随声踮动双脚。

精细动作能力发展提升

翻书

游戏功效：训练宝宝精细动作能力，促进宝宝空间知觉的发展。

操作方法：拿专供宝宝阅读的大开本、有彩图、薄而耐用的书，边讲边帮助他自己翻着看，最后让他自己独立翻书。妈妈观察宝宝是否顺着看，从头开始，每次翻一页还是几页。

宝宝开始时可能不分倒顺和次序，要通过认识简单图形逐渐加以纠正。随着空间知觉的发展，宝宝自然会调整过来。

手的动作

游戏功效：加强宝宝手的动作练习，训练宝宝动作的协调性。

操作方法：继续和宝宝玩多种玩具，如用积木接火车，搭高楼，可达2~5个。自己用瓶喝水，用勺吃饭，和同伴相互滚球或扔球玩，打开盒盖或瓶盖从中取东西等。

语言能力发展提升

主动发音

游戏功效：提高宝宝的语言理解力和语言能力。

操作方法：宝宝能有意识地叫“爸爸”、“妈妈”以后，还要引导他有意识地发出一个字音，来表示一个特定的动作或意思，如“走”、“坐”、“拿”、“要”等，从而能表达自己的愿望，与成人进行简单的语言对话。

切不可宝宝一举手，你就把索要物递给他，这样他就会停顿在动作语言期而不开口说话，造成语言发展滞后。

念故事

游戏功效：训练宝宝的记忆能力以及空间想象能力。

操作方法：睡觉前可以给宝宝念一个短小有趣的故事，宝宝常常很快就能记住。他往往是机械的模式记忆，无意识记忆，如果念错了，宝宝会马上睁开眼，盯着你，表示“你念错了”。宝宝会说话时，会立即反驳说：“不对。”

生活自理能力发展提升

脱帽和戴帽

游戏功效：培养宝宝良好的生活习惯以及自己动手的能力。

操作方法：会用手抓掉帽子，也会抓起帽子戴到头上，而且戴稳。宝宝的动作并不精细，半圆形的帽子可以戴好，毛绒帽子就不会拉正，需大人帮助。最好先用稍挺括的布帽练习。

控制排便

游戏功效：培养宝宝良好的大小便习惯。

操作方法：逐渐懂得要求坐盆，如便前自己找便盆坐下。

上桌子同大人一起吃饭

游戏功效：使宝宝快乐，并能和家人分享不同味道的食物，增进食欲。宝宝自我意识随之增强，无意中就学会了独自吃东西。

操作方法：不因为上桌子同大人一起吃饭，能包办代替，只能帮助。

适应能力发展提升

学认颜色

游戏功效：训练宝宝的感觉能力和辨识能力。

操作方法：先认红色，如皮球，告诉他这是红的，下次再问“红色”，他毫不犹豫地指向皮球。再告诉他番茄也是红的，宝宝会睁大眼睛表示怀疑，这时可再取2~3个红色玩具放在一起，肯定地说“红色”。

颜色是较抽象的概念，要给时间让宝宝慢慢理解，学会第一种颜色常需3~4个月。

颜色要慢慢认，千万别着急，千万勿同时介绍两种颜色，否则更易混淆。

社交行为能力发展提升

主动配合

游戏功效：培养宝宝良好的生活习惯。

操作方法：继续训练宝宝能配合大人的日常生活，如吃东西前会伸手让人洗手，吃完后会配合擦手洗脸，收拾干净等。

用动作表达愿望

游戏功效：使宝宝能够用动作表达愿望，加强对动作的理解能力。

操作方法：将玩具和食品放在宝宝面前，训练他会用点头表示同意，用摇头表示不同意。每次给宝宝食物时，先让他点头表示同意，然后再给他。

平行游戏

游戏功效：使宝宝感受有伴侣的快乐。人际关系中的互相帮助和分享玩具的情感会由此而建立。

操作方法：在宝宝和同龄小伙伴玩时，可以让每人手里拿着同样的玩具，在互相看得见处各玩各的玩具，如果玩具不同就会互相抢夺，互相看得见就会引起模仿；而且在小伙伴旁边还会引起表情和动作及表示意义的声音呼应。

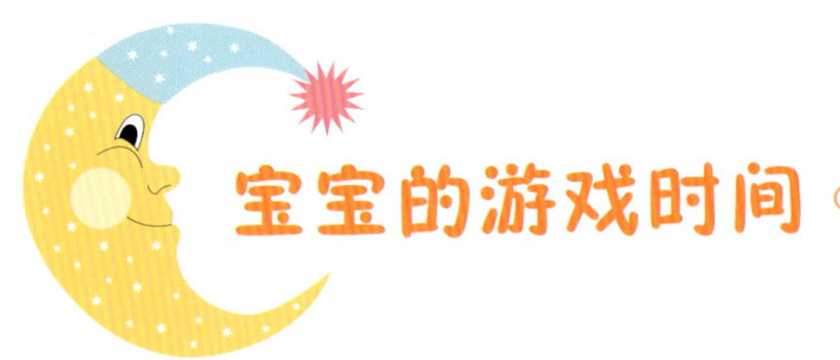

宝宝的游戏时间

给玩具换房子

游戏前的准备工作

各种玩具若干，玩具筐 1 个。

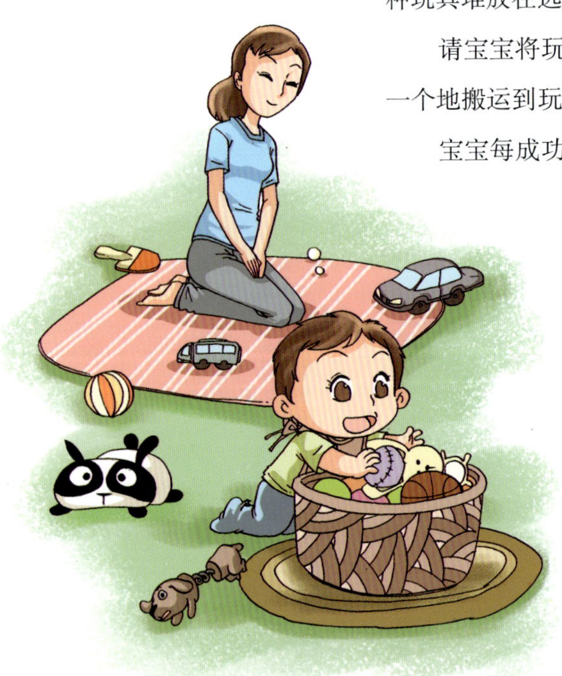

游戏技巧

把玩具筐放在沙发上，把各种玩具堆放在远处地板上。

请宝宝将玩具捡起来，一个一个地搬运到玩具筐里。

宝宝每成功搬运一个玩具放到玩具筐里，妈妈就数一次玩具筐里的玩具数，并告诉宝宝。

让宝宝一次只搬运1个玩具，拿得太多，宝宝掌握不好平衡。

当宝宝全部搬运完毕，妈妈要给予鼓励，并再次将玩具筐里的玩具数一遍。

游戏的好处

这个游戏可以通过弯腰—捡物—站起的动作，帮助宝宝锻炼肢体配合完成动作的能力，进一步发展其独立行走能力。

有意识地培养宝宝收拾物品的习惯，可以有效增加其自我服务的意识和能力，塑造其对自己的行为负责任的良好品格。

专家面对面 ▶▶▶

在这个时期，必须实行一些特别的安全措施，把药品放置到宝宝拿不到的地方，经常检查房间，看看地上是不是有钉子、剃须刀片等危险物品。这个时期的玩具体积必须大一点，以免宝宝把它们放进嘴里，造成危险。

宝宝模仿秀

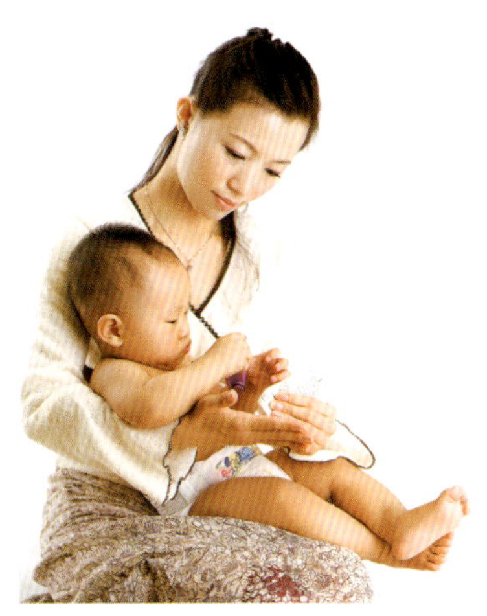

游戏前的准备工作

挑一个安静、合适的空间，和宝宝精神状态好的时间。

游戏技巧

将宝宝抱在怀里，或是让宝宝正对妈妈而坐。

妈妈对着宝宝说“小脑袋摇一摇”，同时做摇头的动作，示范宝宝模仿自己的动作。

妈妈对着宝宝说“小舌头伸一伸”，同时做伸舌头的动作，对宝宝说“宝宝乖，小舌头伸出来，小舌头缩进去”，鼓励宝宝模仿自己的动作。妈妈对宝宝说“小眼睛眨一眨”，同时做眨眼睛的动作，然后鼓励宝宝模仿自己。

妈妈对宝宝说“小手指挠一挠”，同时用手在宝宝面前做抓握的动作，对宝宝说“小手指挠一挠，挠一挠”，一边说，一边握着宝宝的手腕引导宝宝模仿。

游戏的好处

宝宝这时喜欢模仿身边亲近的人的行为和动作，家长可以利用这一点，和宝宝做这种有趣的游戏。

游戏过程可以帮助宝宝认识身体各器官的名称，帮助宝宝提升语言能力和认知能力，还可以锻炼宝宝的注意力、记忆力及模仿能力。

专家面对面 ▶▶▶

所有动作都做对宝宝来说会有难度，家长可以分解游戏，一次游戏只让宝宝玩一种，比如今天玩摇脑袋，明天教伸舌头，分多次来模仿，宝宝的学习能力很强，一般几次就可以领悟了。

当宝宝学会全部动作之后，家长可以用念儿歌的方式来和宝宝游戏，一边念儿歌（小脑袋摇一摇，小舌头伸一伸，小眼睛眨一眨，小手指挠一挠），一边和宝宝一起做动作，这对宝宝动作的连贯性是有帮助的。

妈妈讲故事

游戏前的准备工作

图画书1本，室内、室外适宜的环境。

游戏技巧

妈妈拿出书对宝宝说："宝宝看，妈妈这里有一本很好看的书，书上有小兔子、小草还有大树，宝宝快来看一看。"

把书先给宝宝自己看，观察宝宝对书是否有兴趣，如果宝宝推开或翻了两下就把书扔了，妈妈可以把书拿过来，一页一页地翻给宝宝看。

给宝宝看图画书的封面，告诉宝宝书的名字。

妈妈抱着宝宝边看图书，边把书中的内容将给宝宝听并和宝宝朗读书中的文字。

游戏的好处

讲故事对于提高宝宝的言语听觉能力、倾听习惯以及语言符号识别能力都有非常重要的作用。翻书的练习，还可以刺激宝宝手指精细运动能力的发展。

妈妈在讲故事的过程中自然流露出的情绪情感，对于宝宝的情绪发展、社会交往技能的发展具有很强的影响。

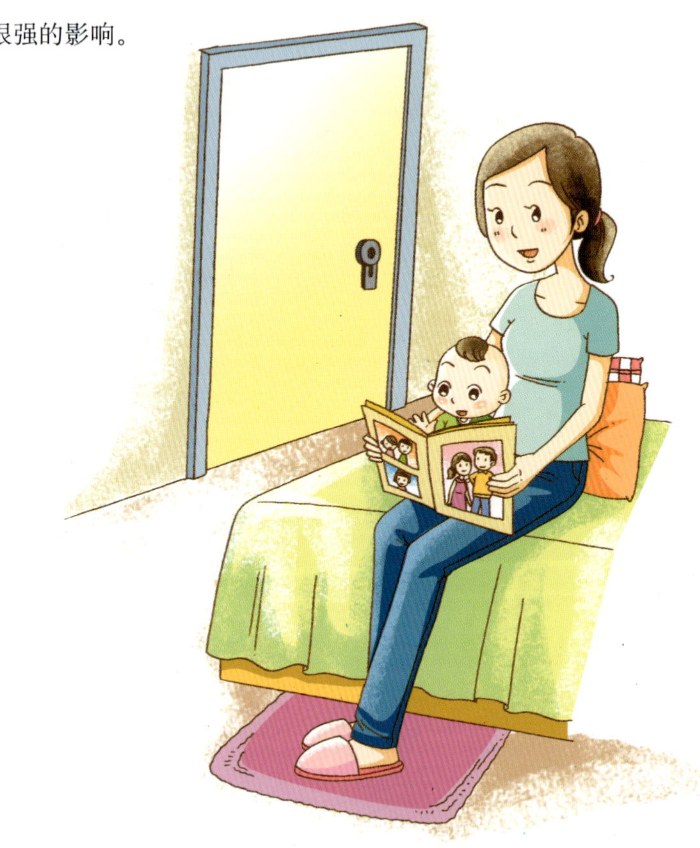

专家面对面 ▶▶▶

选择图画书时要注意纸张不要反光，不要有很硬的书皮。

书的棱角最好是处理过的圆角，一般不要超过15页。

书的画面要大，最好是无字书或者文字非常少的书。

这个时候宝宝不会一页一页地翻书，可能每次会翻3~4页，妈妈不要着急。

妈妈在哪里

游戏前的准备工作

宝宝喜欢的小玩具1个。

游戏技巧

将宝宝抱到沙发旁边的地毯上，旁边放一个小玩具，让宝宝自己玩。

妈妈悄悄离开，躲到沙发后面。

妈妈轻声呼唤宝宝的名字，逗引宝宝起身寻找妈妈。

妈妈不断更换位置，引导宝宝自己扶着沙发站起来，并且扶着沙发慢慢走。

游戏的好处

这个时候的宝宝已经能够自己扶着东西慢慢走了，但是胆子还比较小，这个游戏可以鼓励宝宝大胆地走，锻炼行走能力。

专家面对面 ▶▶▶

游戏前一定要注意清除沙发旁边的障碍物，以防宝宝不小心绊倒或摔伤。

游戏中，不要一味地让宝宝寻找，妈妈应适时地让宝宝"发现"自己，然后再次躲藏。

投篮高手

游戏前的准备工作

塑料纸篓1个，毯子1条，小玩具若干。

游戏技巧

将纸篓放在床下的地面上，紧靠床边，在纸篓下铺上毯子。

妈妈和宝宝趴在纸篓正上方的床边，妈妈拿起一个小玩具，垂直丢进纸篓里。

递给宝宝一个小玩具，让宝宝把玩具垂直丢下去。

让宝宝自己拿起玩具，丢进纸篓。

游戏的好处

锻炼宝宝的视觉和动作的协调性，提高宝宝手部运动的准确性，为宝宝以后参与更多的活动打下基础，有助于宝宝的运动智能和空间智能的提高。

专家面对面 ▶▶▶

纸篓的敞口要尽量大，以提高宝宝投掷的准确性。一定要在纸篓底部铺上1条毯子，以防积木、弹力球等玩具落地后弹起，给宝宝造成伤害。

研究证明，长期处于消极情绪体验中的宝宝，容易在情绪上出现问题，爸爸妈妈要特别注意对宝宝积极情绪的培养。宝宝需要的是爸爸妈妈的抚慰和相伴，爸爸妈妈的存在是宝宝感到安全和快乐的重要原因。

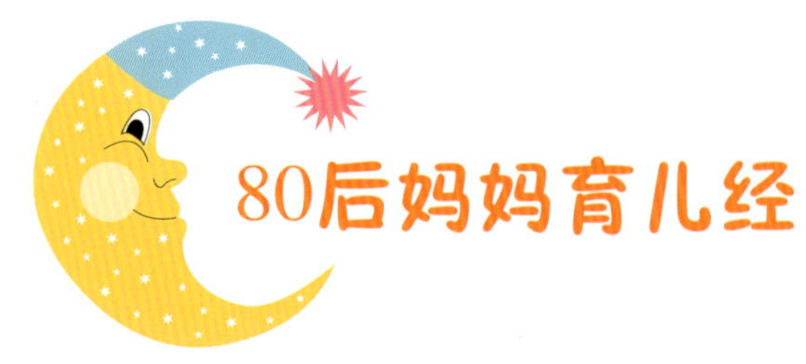

培养宝宝独立意识的经验

也许你会觉得，现在就考虑宝宝的自我意识似乎有点早，但实际上这对奠定宝宝自信心和成就感很重要，因为强烈的自我意识取决于一个人面对成就时的自豪感。

当宝宝会自己拿勺子吃饭，会坐便盆，会配合你给他穿衣服的节奏……他会有强烈的成就感，这能增强他的自信，将来更愿意自己去面对问题，解决问题。

宝宝的自我意识需要父母的帮助，当父母热情地和他一起游戏时，有很多方法可以使宝宝的独立意识得到提升。下面的经验便是其中的一些，妈妈可以参考：

1 妥协

如果宝宝偏爱某种食物，比如爱吃胡萝卜，不爱吃米饭，妈妈可以作出妥协，满足他喜欢吃胡萝卜的爱好而放弃自己让他吃米饭的想法，这有助提升他的自我意识。因为，这时你向他传达了一个信息：他的意愿很重要，你在支持他的选择。不过，与此同时妈妈不能放弃营养，可以将米饭做成其他的形式，让宝宝不知不觉间吃下去。

2 拒绝

知道什么时候不屈从宝宝的要求，这同样重要，因为宝宝变得越来越好动，他会继续试探以搞清楚他能跑多远。不要主动答应他的所有请求，应该让他开始

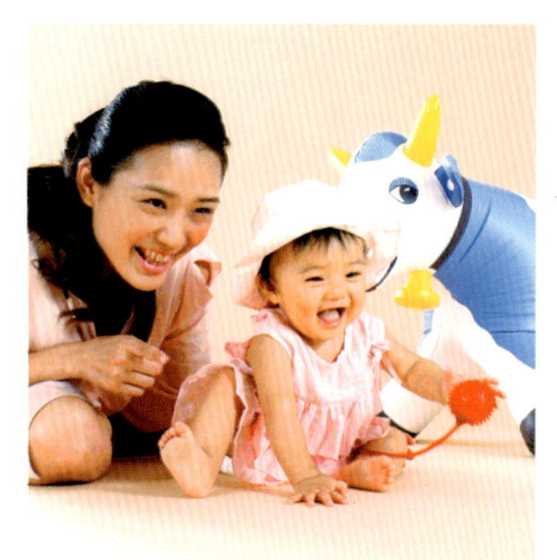

明白“不”的意思，他需要知道限度，你仍然是主宰者（即使他强烈反对）。如果你不确定在特殊情况下该如何应付，试问一下自己是纵容还是严厉更能帮宝宝学习。如果你认为屈从宝宝的愿望对双方都不是最有利的，那就对他说“不”，并坚持原则。

3 鼓励

宝宝需要从你对他的积极回应中获得自我肯定。当宝宝有了任何进步时，比如第一次捡起物品并放好，家长应该表现出赞赏，并轻拍他表示鼓励，很多时候，你应对宝宝说一些鼓励的话，而不是站在一边视而不见。

4 交流

你的宝宝开始意识到自我，这意味着他需要有自己的时间玩或学。培养宝宝独立的最好方法是养成和他交流的习惯，即使自

己在一边干着自己的事时，也应留意宝宝的行为，在他需要交流的时候，及时地跟他说话或进行其他交流。

5 关注

你的热情关注也会反映和增长他的成就感。用这种方法，即使当你没有赞赏他的成功，他也能想象出你的自豪，并能建立起自己内在的自我价值感。你也应该有效地鼓励你的宝宝，发现自己的能力，并让他知道他需要你时你就在他身边。你需要找到培养独立性和保证安全之间的微妙平衡。

6 掌握尺度

当你的宝宝拼命抓一个把手，或者当她努力够一个抓不到的玩具，你该怎么做呢？在这样的情况下，父母应该支持和鼓励他而不要熄灭他们独立的火花。不应该只是简单地把玩具递给他，而应该帮助让她自己独立地达到目标——例如，把玩具向她推近一点。但是，如果这样的挑战让宝宝独立做，会超出宝宝身体或是感情所能承受的范围，就不要勉强他——否则他会因为自己不能完成任务而产生挫败感。

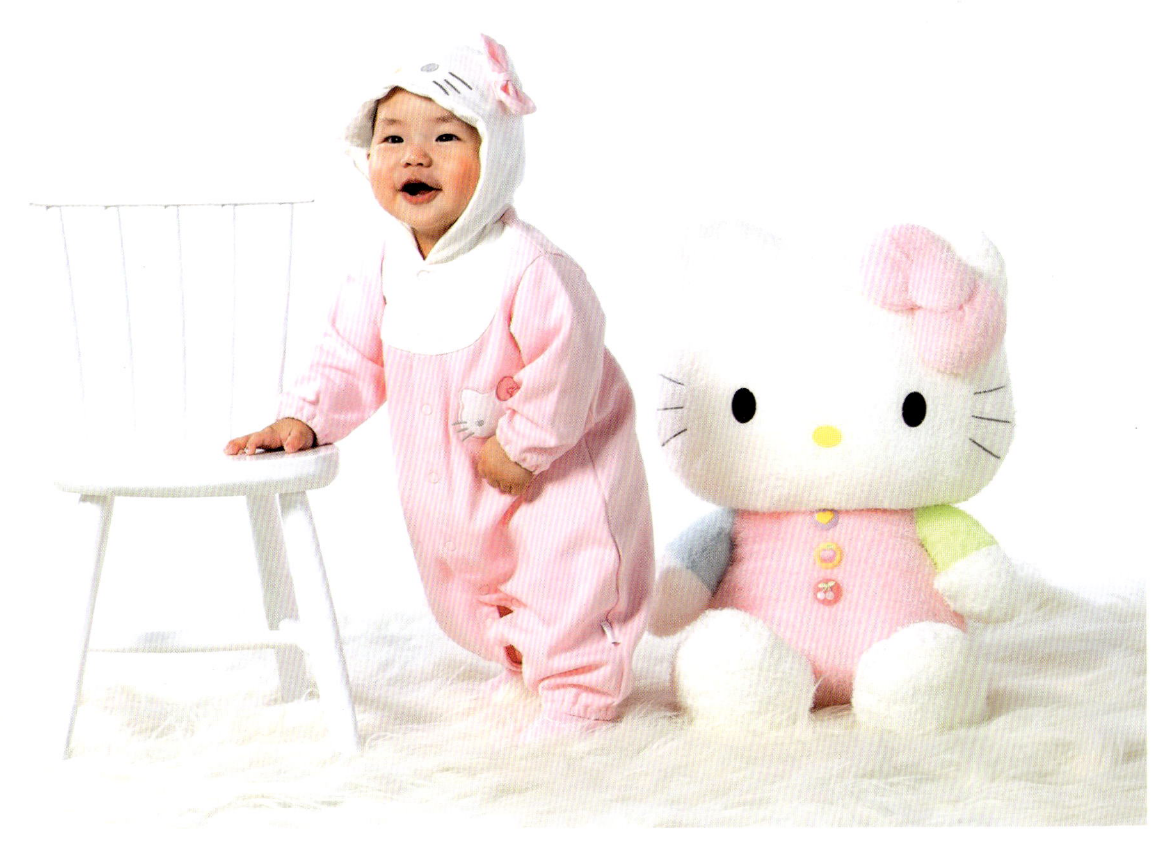

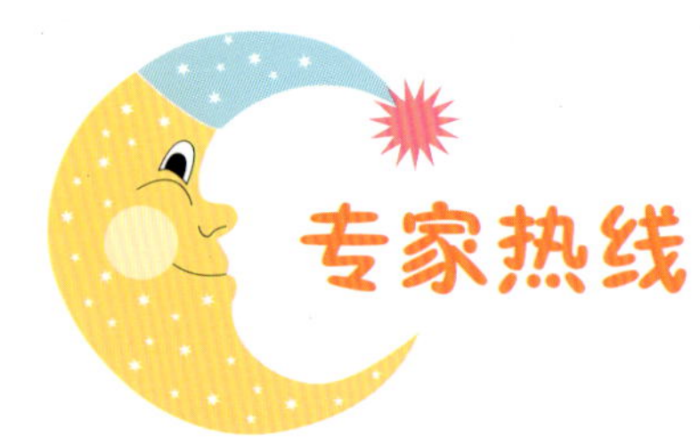

专家热线

宝宝1岁了，为什么还没有长牙呢

乳牙的生长发育与妈妈孕期的健康有关。乳牙在胚胎两个月的时候就开始发育，乳牙的生长发育是一个漫长的过程，孕期的营养摄入决定了乳牙的生长发育。宝宝出生后的营养和全身的健康状态，也直接影响乳牙的生长、钙化和萌出。妈妈孕期健康，宝宝营养充足，生长发育正常，乳牙的萌出一定会正常的。

一般情况下宝宝在4~6个月长出第一颗乳牙，由于宝宝间的个体差异，有的出牙早，有的出牙晚，一般早和晚的差别在半年左右，都属于正常的生理范围，即在1岁以内萌出第一颗牙都属正常。

凡1岁后仍未长出乳牙的宝宝，父母应带宝宝去医院，在全面体检未发现异常之后，应拍摄牙床X光片，排除异常，由专科医生进行治疗。

若通过全面体检找出病因，如营养不良、克汀病、甲状腺功能不足、佝偻病等，应积极针对病因治疗。

宝宝1岁了，还不会走路，要紧吗

宝宝走路与多种因素有关，正常情况下，宝宝满周岁以后便会蹒跚迈步了，但也有一些宝宝到1岁半还不会走，让父母很着急，其实这样的宝宝以后走得很好的例子是很多的，父母不必过分忧虑。

宝宝学走路与各自的身体、神经、精神状态的发育都有关系，如果具备了身体基础，精神状态又好，他便会主动地学走，自然很快就学会了。你只需要保证宝宝身体的健康发育，使宝宝保持良好的精神状态。

不过如果1岁的宝宝腿软，根本站不起来，建议去医院咨询医生。

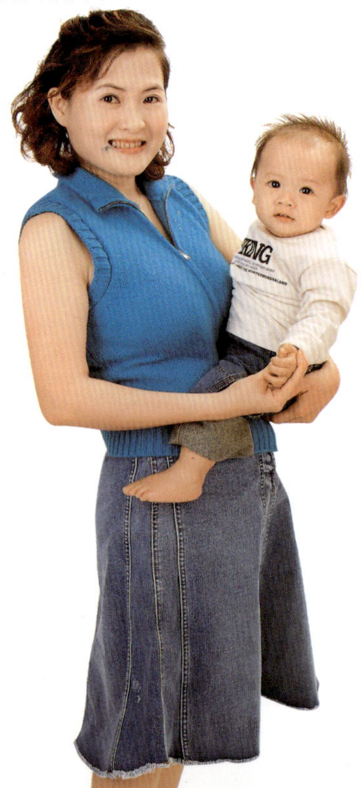

婴儿断奶后能喝豆浆吗

宝宝最好不要经常喝豆浆，也不要一次喝得太多。

豆浆中铝的含量比母乳高出100倍，比牛奶也要高出20倍。成年人喝豆浆后可以由肾脏及时将人体内过多的铝排出体外，但这对宝宝来说却有点难，因为此时宝宝的肾脏往往还不健全，功能尚未成熟，且宝宝正处于骨骼飞速生长时期，此外，大量的铝对大脑生长有明显的损害，而宝宝期又是大脑生长的关键时期，因此若长期给宝宝喝豆浆可能会给宝宝造成不可挽回的伤害。建议宝宝最好不要以豆浆为主要食物。

偶尔食用豆浆时，还需要注意以下禁忌：

1 不要加鸡蛋，鸡蛋中的蛋白容易与豆浆的胰蛋白酶结合，使豆浆失去营养价值。

2 不要加红糖，红糖中的有机酸会和豆浆的蛋白质结合，产生对人体不利的变性的沉淀物。

3 不要喝太多，容易引起过蛋白质消化不良，出现腹胀腹泻的症状。

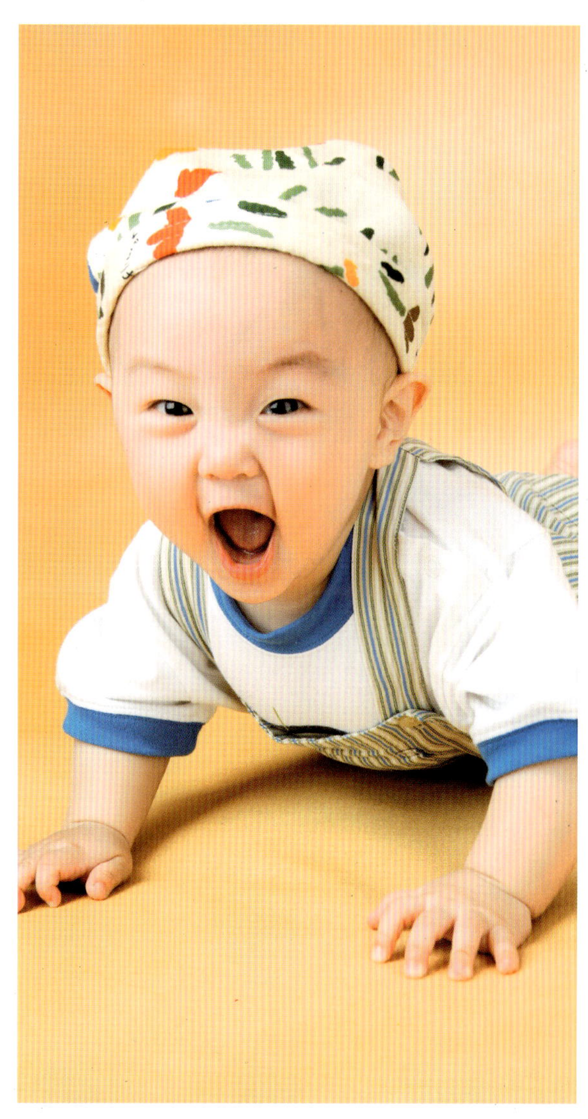

怎么处理宝宝爱吃别人家食物的问题

备存一些必需的食品

现实生活中，有些父母由于一味地强调不给宝宝吃零食，在这方面限制过严，反而增加了别人的食品对宝宝的诱惑力，致使宝宝“眼馋”、“嘴馋”，形成不良习惯。同时，成人要把握住分寸，不能用零食代替主食，不能有求必应，无原则迁就。

平时注意给宝宝讲道理

逐步让宝宝懂得这是“自己”的，那是“别人”的。自己的东西可以自己支配，别人的东西不能随便要、随便吃。即使是在盛情难却的情况下，宝宝也要征得大人的同意才能接受别人的食物。此外，在日常生活中，家长应培养训练宝宝学会控制自己的某些需要。

出门前要先备好一些食物带在身边

如果宝宝讨要别人的东西吃，你可以拿出准备好的食物说：“妈妈这儿有，宝宝不要别人的。”以此满足宝宝的需要。

这个年龄段的宝宝听什么音乐比较好

宝宝对音乐的感受能力比大人强，多听音乐还能促进宝宝的听觉发育。

音乐选择上，可以选择轻柔、明快的音乐，如中外古典音乐、现代轻音乐和描写儿童生活的音乐，都是训练宝宝听觉能力的好素材。

多给宝宝听听各国音乐家为孩子写的器乐曲也不错，比如格里格的《蝴蝶》和《小鸟》，里姆斯基的《野蜂飞舞》，安德森的《跳圆舞曲的小猫》《滑雪撬》和《打字机》，比才的《儿童游戏曲》《进行曲——鼓和号》和《摇篮曲》，德彪西的《玩具盒子》和《月光曲》，贝多芬的《孩子的梦》《土耳奇进行曲》和《献给爱丽丝》等。

除欣赏悦耳、抒情、优美、动听的中外古典外，最好也要多给宝宝听一些喜闻乐见的儿童歌曲，这样的歌曲更富有儿童情趣，很容易学唱。可以买一些少年儿童歌曲、音乐方面的CD，让宝宝一面听一面学唱。

许多歌曲，宝宝一时还掌握不了，父母要及时了解他们，最好自己先学会，在家随时哼着唱，千万不要像教小学生那样，家长唱一句，孩子跟一句，这种枯燥、呆板的形式对宝宝的培养好处不大。

专题页：宝宝的疫苗接种计划

给宝宝实施免疫接种，现在已经被绝大多数父母接受并认可。但是，还有相当一部分父母存在疑问，因为某些接种疫苗项目不是强制性的。多数父母心疼宝宝要挨那么多针，心里会有“不接种行不行”的疑问。那么，宝宝真的需要那些疫苗吗？

宝宝出生后接种的疫苗可分为两大类，一是计划内疫苗，也叫一类疫苗；另一类是计划外疫苗，也叫二类疫苗。

一类疫苗：国家规定纳入计划的免费免疫，是宝宝出生后必须进行接种的。

二类疫苗：自费疫苗。只要经济允许，宝宝没有接种禁忌，应选择接种。

注意：二类疫苗应在不影响一类疫苗情况下进行选择性注射。此外，还要注意接种过活疫苗（麻疹疫苗、乙脑疫苗、脊灰糖丸）要间隔 4 周才能接种死疫苗（百白破、乙肝、流脑及所有二类疫苗）。

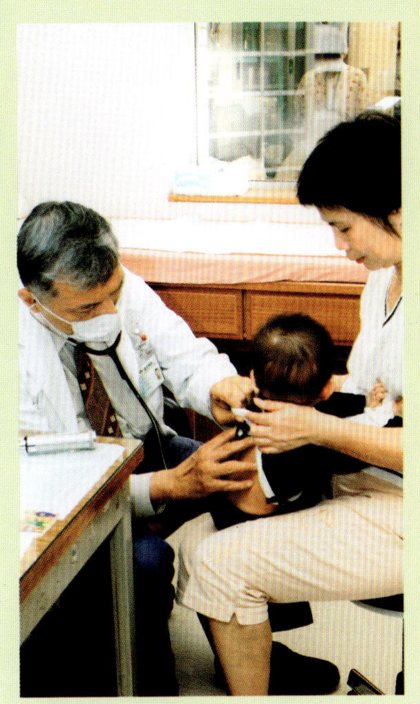

一类疫苗接种计划表

一类疫苗	接种疫苗	预防疾病	注意事项
卡介苗	第 1 次：24 小时内 第 2 次：12 周岁	结核病	早产、难产以及出生体重小于 2.5 千克的宝宝应该慎种。正在发热、腹泻、严重皮肤病的宝宝应缓种。结核病，急性传染病，心、肾疾患，免疫功能不全的宝宝禁种。
乙肝疫苗	第 1 次：24 小时内 第 2 次：1 个足月 第 3 次：6 个足月	乙型病毒性肝炎	肝炎，发热，急窗体底端性感染，慢性严重疾病，过敏体质的宝宝禁用。如果是早产儿，则要在出生一个月后方可注射。

续表

一类疫苗	接种疫苗	预防疾病	注意事项
脊髓灰质炎疫苗	第 1 次：2 个足月 第 2 次：3 个足月 第 3 次：4 个足月 第 4 次：1.5 周岁 第 5 次：4 周岁	脊髓灰质炎（小儿麻痹）	接种前一周有腹泻的宝宝，或一天腹泻超过 4 次者，发热、急性病的宝宝，应该暂缓接种。有免疫缺陷症的宝宝，正在使用免疫抑制剂（如激素）的宝宝禁用。对牛奶过敏的宝宝可服液体疫苗。
百白破疫苗	第 1 次：3 个足月 第 2 次：4 个足月 第 3 次：5 个足月 第 4 次：1.5 周岁	百日咳 白喉 破伤风	发热、急性病或慢性病急性发作期的宝宝应缓种。中枢神经系统疾病（如癫痫），有抽风史的宝宝、严重过敏体质的宝宝禁用。
麻疹疫苗	第 1 次：8 个足月 第 2 次：1.5 周岁 第 3 次：7 周岁	麻疹	患过麻疹的宝宝不必接种。正在发热或有活动性结核的宝宝，有过敏史（特别是对鸡蛋过敏）的宝宝禁用。注射丙种球蛋白的宝宝，间隔一个月后才可接种。
A 群流脑疫苗	第 1 次：6 个足月 第 2 次：9 个足月 第 3 次：3 周岁 第 4 次：7 周岁	流行性脑脊髓膜炎	脑及神经系统疾患（癫痫、癔症、脑炎后遗症、抽搐等），过敏体质，严重心、肾疾病，活动性结核病的宝宝禁用。发热、急性疾病的宝宝可缓种。
乙脑疫苗	第 1 次：1 周岁 第 2 次：1.5~2 周岁 第 3 次：7 周岁	流行性乙型脑炎	发热、急性病或慢性病急性发作期的宝宝应缓种。有脑或神经系统疾患，过敏体质的宝宝禁种。

二类疫苗接种计划表

二类疫苗	接种对象	注意事项
流感疫苗	7 个足月以上，患有哮喘、先天性心脏病、慢性肾炎、糖尿病等抵抗疾病能力差的宝宝可考虑接种。	6 个月以下的宝宝，具有过敏体质（尤其是对鸡蛋过敏）的宝宝，患有先天性疾病的宝宝，不易接种；患感冒、发烧、发热等或急性病发作时，则应等身体恢复后再接种。

续表

二类疫苗	接种对象	注意事项
肺炎疫苗	一般健康的宝宝不主张选用。但体弱多病的宝宝，应该考虑选用。	处于高热或急性传染病发病期的宝宝和对破伤风蛋白过敏的宝宝慎用。
轮状病毒疫苗	2~6 个月大的宝宝可以考虑。该疫苗能避免宝宝严重腹泻。	疫苗使用后 4 周内，在给宝宝换尿布后应多洗手，以免排泄出的活病毒引起粪口传播。
HIB 疫苗	也叫嗜血流感杆菌疫苗。 5 岁以下宝宝可考虑选用。 该疫苗能避免宝宝感染 B 型流感嗜血杆菌。	世界上已有 20 多个国家将 HIB 疫苗列入常规计划免疫。 处于高热或急性传染病发病期的宝宝，以及对破伤风蛋白过敏的宝宝慎用。
狂犬病疫苗	即将要上幼儿园的宝宝考虑接种。	有严重疾病史、过敏史、免疫缺陷病者禁用。 一般疾病治疗期、发热期的宝宝要缓用。接种过程中应忌食油、可乐、咖啡、浓茶、刺激性食物，以免导致接种失败。
水痘疫苗	抵抗力差的宝宝可以选用。	发热、急性病或慢性病发作期的宝宝应缓种。 免疫缺陷，正在接受免疫抑制剂治疗的宝宝，过敏体质的宝宝禁用。
甲肝疫苗	1 岁以上未患过甲型肝炎但与甲型肝炎病人有密切接触的宝宝应该接种。	发热、急性病或慢性病发作期的宝宝应缓种。 免疫缺陷，正在接受免疫抑制剂治疗的宝宝，过敏体质的宝宝禁用。

专家面对面

接种疫苗后，宝宝会出现发热和周身不适等全身反应。一般发热在 38.5 ℃以下，持续 1~2 天均属正常反应，不需要特殊处理，只要注意多喂水、让宝宝多休息即可。如果宝宝高热，可服用退烧药，也可以作物理降温。

同时要注意区分接种反应与疾病症状，以免延误宝宝的疾病的治疗时间。

如果宝宝在接种后出现局部感染、无菌性脓肿，晕针、癔病，皮疹、血管神经性水肿、过敏性休克等异常反应，则应在医生的指导下对宝宝进行相应的治疗。

图书在版编目（CIP）数据

80后育儿新经／付娟娟编著．—北京：中国人口出版社，2011.1

ISBN 978-7-5101-0622-4

Ⅰ．①8… Ⅱ．①付… Ⅲ．①婴幼儿—哺育—基本知识

Ⅳ．①TS976.31

中国版本图书馆CIP数据核字（2010）第232442号

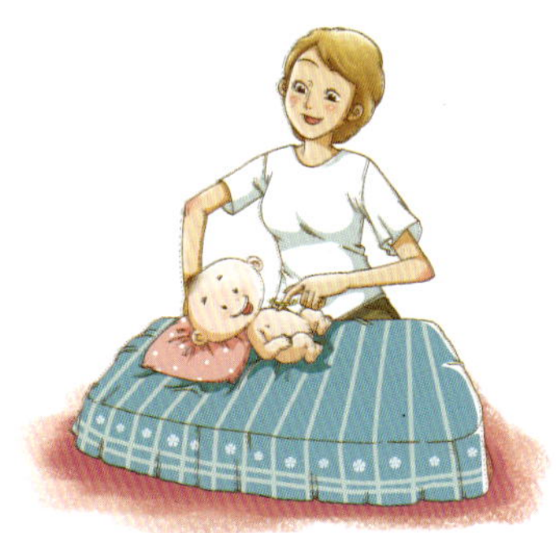

80后育儿新经

付娟娟 编著

出版发行	中国人口出版社
印　　刷	天津市蓟县宏图印务有限公司
开　　本	820×950　1/16
印　　张	18
字　　数	200千
版　　次	2011年1月第1版
印　　次	2012年7月第4次印刷
书　　号	ISBN 978-7-5101-0622-4
定　　价	38.80元

社　　长	陶庆军
网　　址	www.rkcbs.net
电子信箱	rkcbs@126.com
电　　话	(010) 83519390
传　　真	(010) 83519401
地　　址	北京市宣武区广安门南街80号中加大厦
邮政编码	100054

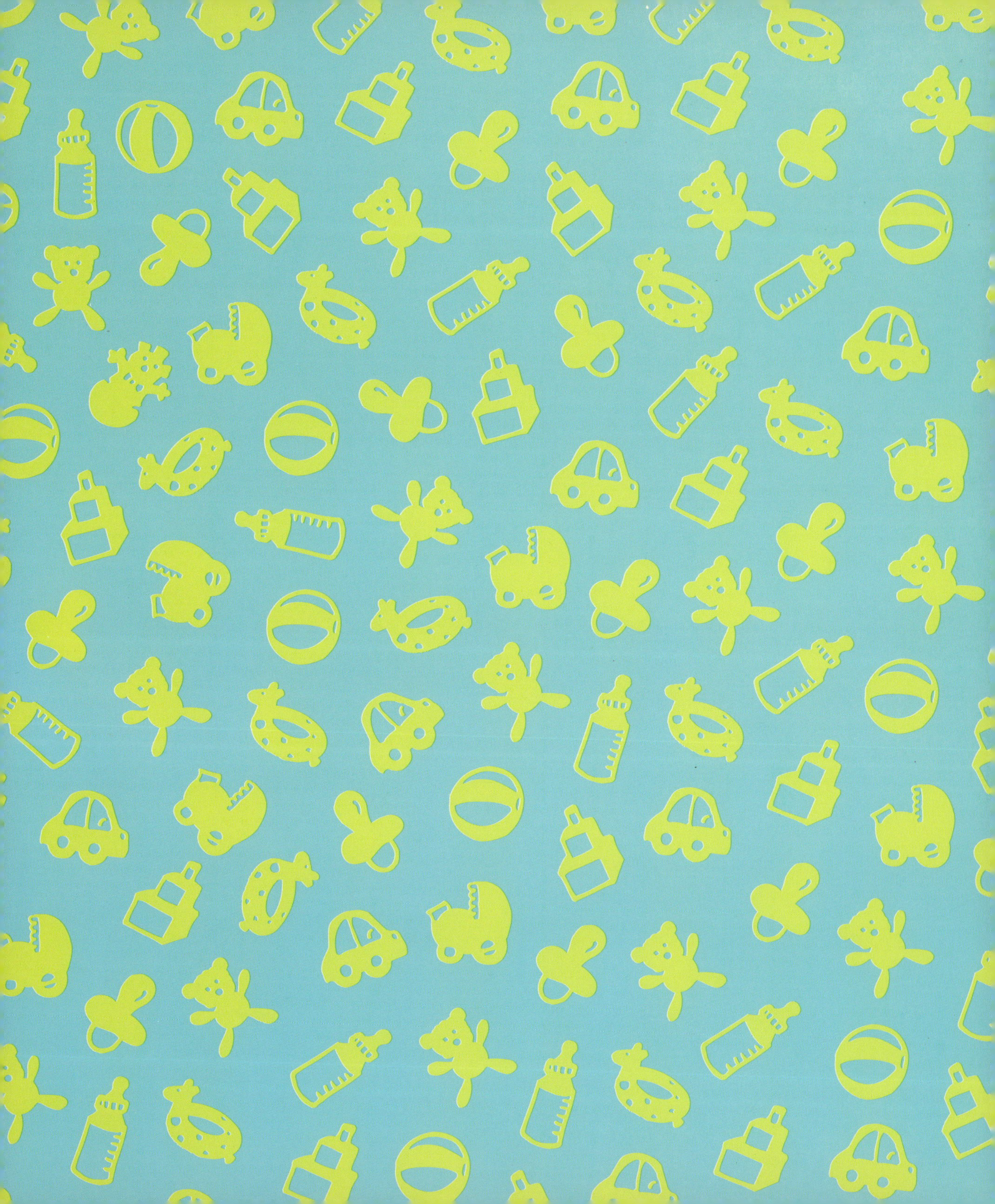

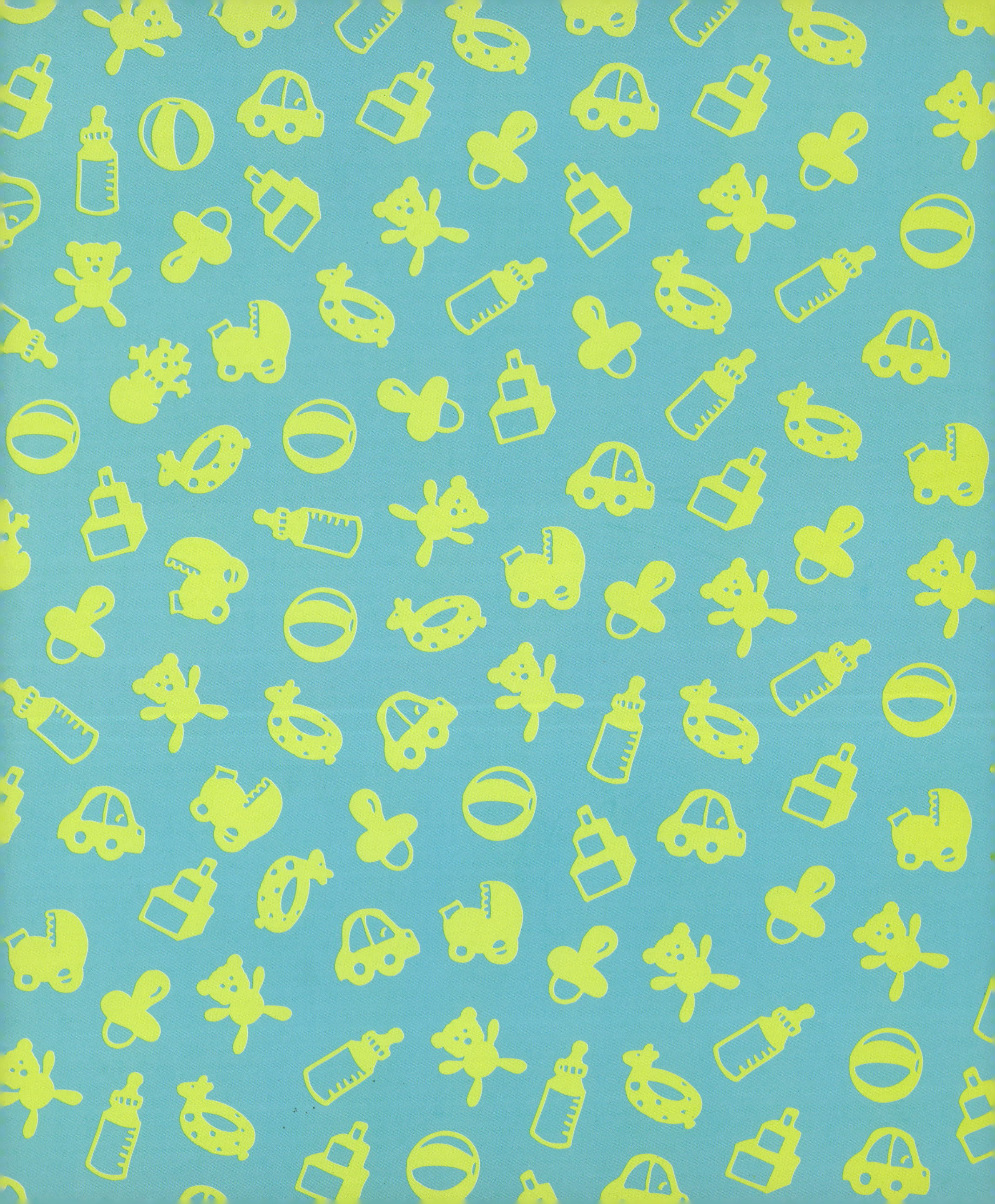